中医经典古籍集成（影印本）

幼幼集成（上）

清·陈复正 编撰
李剑 张晓红 选编

SPM 南方出版传媒
广东科技出版社
·广州·

图书在版编目（CIP）数据

幼幼集成：全3册 / （清）陈复正编撰. —影印本. —广州：广东科技出版社，2018.4
（中医经典古籍集成）
ISBN 978-7-5359-6884-5

Ⅰ. ①幼… Ⅱ. ①陈… Ⅲ. ①中医儿科学—中国—清代 Ⅳ. ①R272

中国版本图书馆CIP数据核字（2018）第045232号

幼幼集成（上）

YOUYOU JICHENG（SAHNG）

责任编辑：曾永琳　吕　健
封面设计：林少娟
责任校对：黄慧怡
责任印制：彭海波
出版发行：广东科技出版社
（广州市环市东路水荫路11号　邮政编码：510075）
http：//www.gdstp.com.cn
E-mail：gdkjyxb@gdstp.com.cn（营销）
E-mail：gdkjzbb@gdstp.com.cn（编务室）
经　　销：广东新华发行集团股份有限公司
印　　刷：广州一龙印刷有限公司
（广州市增城区荔新九路43号1幢自编101房　邮政编码：511340）
规　　格：889mm×1 194mm　1/32　印张14　字数280千
版　　次：2018年4月第1版
2018年4月第1次印刷
定　　价：288.00元（上、中、下）

目录

上

中

下

清·陈复正 编撰

幼幼集成

（卷一至卷二）

据广州中医药大学图书馆馆藏清乾隆十六年（一七五一年）广州登云阁刻本影印广东省立中山图书馆配补

裘叔度梁荆來二先生鑒定

羅浮陳飛霞道人輯訂

幼幼集成

集成者幼幼全書也其中闢驚風之悖謬晰指紋之精微與乎秘傳神火之功驗莫不有本有標有表裏陰陽有寒熱虛實條分縷晰界限井然俾後之業醫者無誤治之虞保赤者荷生全之德先生之仁心仁術可以不朽矣豈尋常淺陋之士所能勞贊一辭哉夫先生之學上溯軒岐下逮秦漢以來唐宋元明大家之書廣搜博覽皆有以剖其真偽別其醇疵而擷其精華故能聚千腋以成裘綴萬花而成錦命曰集成不亦宜乎

周虞中識

廬陵劉宷孟先生校正

廣州市登雲閣藏板

序

余讀太史公書、而歎越人之善乎方也、邯鄲貴婦人則治婦人、周貴老人則治老人、秦人愛小兒亦即治小兒、其施屢變、然其所奏亦益效、何哉、蓋古者卜筮醫藥皆有專官、世授其業、不遷而為良、苟能專其傳精其意、通知其理、而無所惑、則婦人孺子老幼之各得其治、吾以為雖不必越人可也後世專業既失、凡其治方術者、又不能精而多通、由此婦人丈夫之與小兒、始各爲科分、而小兒之中又有所爲疹者、瘄者、驚風者、疕瘍者、與夫他疾多端之分部、莊子所云、道爲天下裂者非耶、然世之爲小兒醫者、雖習其書用其方、往往無所效、豈其傳於古者、法猶有未備、而道或猶有所未至也乎、嶺南陳君飛霞自少知醫、以治小兒者多所乖誤、而弊實中於驚風家言、不憚大聲疾呼、以瀾其謬、乃取前代之說、存其精要、辨其是非、訂為一書、名之曰幼幼集成、其間以搐字易驚字、標出誤搐類搐非搐三條、既可使天下習驚風之教者廢然自返、而又俾滿書中所載病因證治、循塗守轍、以庶幾於動無不當、援無不宜、君之心勤而語懇如此、此蒼欲舉天下之幼者、扶持而安全之、令一無夭扎、而後快也、君學仙好道瓢笠涵然、吾聞道家者流以老氏為宗、老氏言三寶、其一曰慈、夫慈之為道大矣、固不獨幼幼、然幼幼則所以為慈、君本此意行之而將託是書以為嬰兒孺之福、豈非仁人長者所樂與哉、乃因其請而為之序

云、

賜進士出身通奉大夫

日講起居注官内閣學士兼禮部侍郎加二級西昌裘曰修撰

幼幼集成序

醫之爲言意也、神存心手之間、心可得解、口不可得言、然則方劑之著無益乎、而非也、觀乎靈樞素問肇自軒皇、嗣是而醫家者流著書立説不一、其人家相祖述、代有師承、於呂稽舊聞、諦診視、救其偏敗、而濟乎殀尩、厥功偉焉、則不事方書、乃神於醫者之深造自得、而非可以槩天下也、故醫者濟人之術、而方書之作、則以得諸心者、傳諸世以濟人於無窮也、獨是專憑臆見、既虞師心之滯於偏墨守成規、又嫌膠柱而不知變、蓋觀一言之誤、

貽害匪輕、而歎方書之難
言也、雖然爲方書難、爲方
書而及幼科則尤難、何則
呱呱襁褓、啼笑無端、疾痛
疴癢不能自白、其藏府未
充、則藥物不能多受、其筋

骨尚脆、則針砭尤非易施、誤用刀圭、便傷生理、此鍊師陳君飛霞三折肱於斯道、有幼幼集成之作也、君少慕冲舉、學道羅浮、龍虎功純、洞然有得於性命之際、乃瓢笠雲遊、借醫藥以濟世、謂世之醫小兒者、因前人以傷寒病痙、稱爲驚風、訛謬相沿、無論外感內傷、遇發熱者、率以驚風爲名、而妄用其法、致扎傷者

多、心甚憫焉、乃取在昔幼
科諸書、參互考訂按之、臨
證之所心得、判其合離、析
其同異、以搐字易驚字、槩
曰搐、將急驚慢驚慢脾三
則、易爲誤搐類搐非搐、分

門別類、詳其審切之訣、附以經驗之方、自胎孕乳哺、及痘麻瘡瘍諸證、胥辨晰而條貫焉、將授梓、徵敘於余、余循覽之下、歎其宅心之良厚、而殫精之不辭其

瘁也、君已疾多奇效、有他
醫治之垂絶、君至曰可生、
服其藥無不活、遇窶人療
之不受謝、有急需補劑者、
或更以參术相資、意所不
合、雖貴富人招之不可致、

蓋天眞踈放、不隨俗俯仰、故游情方外、而有隐病讓夸之思也、是編也本長生之妙道、作保赤之金丹、其斯爲明六度而除四魔、以自利利他乎、其斯爲父天地而毋神明、憫幼稺之顛連、而弘煦嫗於吾胞乎、後之業幼科者、習於斯而有得將千載榛蕪一朝盡闢、以治嬰孩、自足以辨析毫芒、隨氣用巧、而利賴靡涯

矣、余既重君之行高而意厚、又信此書之足以傳世而行遠、而揆諸我夫子懷少之志、暨

聖天子恤幼之仁、均有合焉、爰浣筆以叙其端、

禮部進士文林郎候選縣
尹龍泉梁玉撰

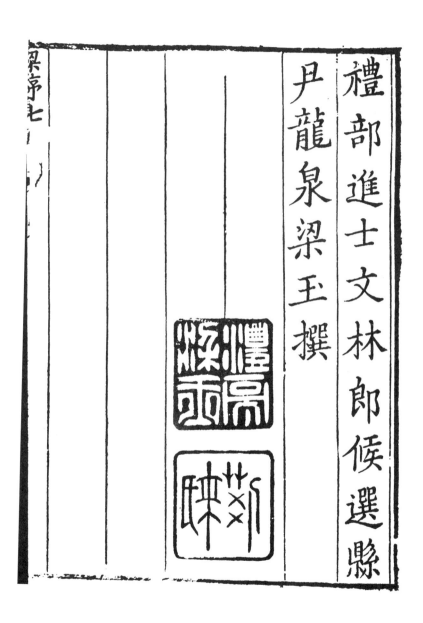

凡例

一幼科之書、幾於汗牛、其驚風之傳、誠多謬誤、喻嘉言陳遠公程鳳雛、業已闢之、指出病痓、惜未申明病痓之由、與治痓之法、仍無著落、不足服人、予茲徹底揭破、以傷寒病痓、雜病致搐、併竭絕脫證、分爲三則、以搐字槩之、曰誤搐、曰類搐、曰非搐、條分縷晰、證治判然、名目既正、庶治療不惑、周慮中日、開此三大法門、可濟無窮夭扎、

一幼科論證、悉以陽有餘陰不足立說、乖誤相承、流

禍千古、後人誤以嬰兒為一團陽火、肆用寒涼傷脾敗胃、古初稟受較薄、貽害猶淺、今非昔比、怯弱者衆古方今病每多齟齬、是故聊為刪訂、非敢輕前人而執已見蓋亦因時制宜之用也、

一胎嬰柔嫩之姿、乍離母腹、如水上漚、風前燭、防護稍疎、立見殤夭、而幼科所用、毒劣之方、令其暗損真元、陰傷榮衛、即僥倖得生、而精神已耗、一生虛怯、莫可補救、況復不生者多、茲於刼奪之方、毒劣之味、概行刪去、而易以反正逆從之治、無辜赤子、

或可免含冤於九地、

一顱顖肇於東漢衛沈、而成於宋人錢仲陽、其能用仲景地黃湯治賦稟不足、以七味白朮散治瀉利作渴、皆不卓然有見、迨門人某、（隱其名存厚也）假托其名、輙用霸方劫奪、致人夭枉、遂致貽譏後世、茲爲用其所長、去其所短、非敢好爲節畧、實所以成仲陽之初志、

一幼科惟從驚風摹擬、而傷寒門類全然遺棄、故學者但知有驚風、不知有傷寒、毫芒千里、害豈勝言

獨程鳳雛能見及此、茲併纂入、以備酌用、

一痘疹爲幼科切要、諸家多不經意、或另立一門、學人以爲源流各別、不復留心討論、今併纂入、使知痘實幼科本有、不敢不經心體察、

一痘科之書、如馮氏陳氏聶氏翟氏萬氏雖皆不爲無見、而實繁簡不倫、又惟萬氏明顯、可以濟急、惜原板燬於明末、康熙二年復梓者、則亥豕盈篇、魯魚過半、詩歌黏韻全亡、證論先後重複、識者鄙之予甚惜焉、因爲詳悉刪潤、彙纂入以成全璧、

一火功爲幼科第一要務濟急無捷於此余從前所傳悉犯鬪門逐盜之戒不惟無濟而反有害今以異授神火繪圖作歌公諸同志急迫之濟可以回春頃刻

一治療自有正方其未盡者復以經驗簡方併外治之法附於方後內有起死回生之訣若能留心記覽隨宜酌用其利無窮

一是書不但爲知醫者設卽不知醫者亦能用之益理路通暢用方簡切並無幽渺難明之說家置一

冊可以對證調治、自利利人、不無小補、

一是書雖云編輯、而幼科家言、又未敢盡信以爲確、其理明義暢有裨實用者取之、浮泛不切者去之、間有未妥之處、即參以鄙見、併素所經驗者成全之、故難分某段爲何人之言、非敢掩人之功爲己有也、蓋幼科非方脈之比、以其病因疾苦莫能告人、一匕下咽、死生立判、故不敢不爲詳慎、是書斟酌去取、頗爲得宜、

一是書文義荒疎、由予幼時未嘗學問、祗以無辜天

札不慈坐視所以忘其固陋不禁率意言之語雖

不倫理或非誣

明府幸毋以是見薄萬原其忠愛之心而賜之規正

是亦芻蕘之幸也

復正再識

凡例終

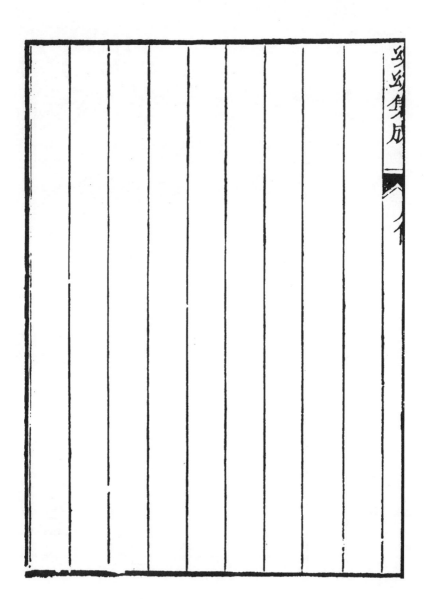

鼎鍥幼幼集成總目

第一卷目錄

第二卷目錄

第三卷目錄

第四卷目錄

第五卷目錄

見形證治歌一十八首 一十八方

起發證治歌二十六首 共五十方

第六卷目錄

成實證治歌二十一首 二十六方

收靨證治歌一十六首 一十六方

落痂證治歌五首 三方

餘毒證治歌三十一首 四十六方

婦女痘疹證治歌一十二首 一十一方

麻疹骨髓賦 四段

曉明按音恐眚字

集成小引

稽自三墳啟秘，神聖迭興，本草內經，昭垂星日。恭聖人繼天立極，位育爲功，念天壤之間，陰陽代謝，運氣推遷，至之先後，已無成規，應之早遲，靡有定律，其間六淫勝復，釀爲災青，哀此蒼黎，能無因是而夭札者，此岐演十世之傳，帝啟九章之問，而有醫氏之學也。伏讀黃帝之謂岐伯曰：至哉聖人之道，天地大化，非夫子孰能通之，請藏之靈蘭之室，非齋戒不敢示。夫聖如軒皇而於醫事崇尚若此、豈非痌瘝一體、胞與爲懷、欲登萬世斯人於仁壽者歟、素問而下、如伊尹湯液、皇甫謐甲乙、秦越人問難、張仲景金匱、王叔和脉經、陶弘景肘後、此數公者、雖曰祖述靈素其實以作爲述、自茲而往、醫事寥寥、雖著作者代不乏人、求其無偏無陂、實難多覯、惟明末李時珍張景岳喻嘉言迭出、闡明金匱發洩內經、掃蕪穢而返清純、有功於醫事者不小、然數人雖産明代、而其書始盛行於康熙初年、大爲世

用、發由

聖天子臨御、德孚中外、仁協萬方、近纂醫宗金鑑、遍
周海宇、將見民無疵癘、物遂生成、故頑產明良
以勷位育之功、非偶然矣、惟幼科一門、不無遺
憾、雖散言微發其端、而其言未竟、予每讀驚風
之書、未嘗不三歎而流涕也、予幼稟虧多病、於
醫家色脈之要、頗嘗究心、長際仙師、授金匱火
符性命之秘、嗣是遨遊海嶽、冀遇同儔、竹杖芒
鞵、行蹤幾半宇內、凡紳衿士庶名公鉅卿、以及

至賤至微者，盡嘗隨緣而方便之其臨證救治之多、有非筆楮所能罄、第念驚風之說、在在訛傳、莫獲辟而正之、坐使無辜嬰稚枉受貽殃、前後相仍、迄無底止、茲將驚風之說概爲刪訂、而附以一得之愚、自稟乎胎元火功爍艾以及雜證、麻痘、湯火、瘡瘍、無不周備、彙爲六卷、計數十萬言、書成付梓、顏曰幼幼集成、其中診治權衡、一遵經旨、罔或偏枯、務期有當於理、無害於人、而後已、非敢妄議前人、遂其一隅之見、第念保赤、

誠求不中不遠此書不無萬一之助勿忍終默
而息不辭狂瞽呈政
大方豈曰井海蠡天立言啟後亦聊體
古聖仁民愛物之心欲自效其負暄之悃云爾
昔維
大清乾隆十五年歲次庚午孟春月羅浮陳復正飛
霞氏書於澻陽之種杏草堂

陳復正印

飛霞氏

鼎鍥幼幼集成卷之一

羅浮陳復正飛霞氏　輯訂
廬陵劉　勷宋孟氏　校正
遂陽周宗頤虛中氏　參定

○賦禀

夫人之生也，秉兩大以成形，藉陰陽而賦命，是故頭圓象天，足方象地，五行運於內，二曜明於外，乃至精神魂魄，知覺靈明，何者非陰陽之造就，與氣化相盛衰，然天地之氣化有古今，斯賦禀由之分厚薄上古元氣渾龐太和洋溢八風正而寒暑調六氣匀而雨暘若人情敦茂物類昌明當是之時有情無情悉歸於厚非物之厚由氣厚也及開闢既久人物繁植發洩過傷攫竊天元雕殘太樸世風漸下人性澆漓故水旱有不時之擾流災有比戶之侵生物不蕃民用日促値此之際有知無知咸歸於薄非物之薄由氣薄也然則今之受氣於父母者其不能不薄也可知矣况有膏藜異養貴賤殊形醫術稱仁顧可視爲不經之務夫膏粱者形

樂氣散心蕩神浮口厭甘肥身安華屋頤養過厚體質嬌柔而且珠翠盈前姬妾列侍縱態熊羆之叶夢難桂栢以叅天復有癡由貪起利令志昏者有雪案螢牕刳心嘔血者有粟陳貫朽握筭持籌不覺形衰氣瘵者有志高命蹇安念鎖營以致心倦神疲者凡此耗本傷元脈胎之梳安保其深根固帶也乃若藜藿之家形勞志一願足心安守盎廪瓶倉對荆釵裙布乃其神志無傷反得胎嬰自固以此較彼得失判然矣若夫怒傷元氣勞役形骸

迅雷烈風巖寒酷暑日月薄蝕病體初安醉飽傷神洛紅未淨胎孕之由斯愈薄實又成於人所不覺者故今之稟受十有九虛究其所因多半率由於是業斯道者當知氣化厚薄人事澆醇因以察其胎元之受於父母者之盛衰堅脆庶幾近焉若但以上古成方而治今時薄弱膠柱鼓瑟究歸無當泥而不通未可以言達於理也

○護胎

易曰天地氤氳萬物化醇男女媾精萬物化生蓋天

地生生之道，終古爲然矣。顱顖經曰：成胎之後，一月爲胞胎，精氣凝也；二月爲胎形，始成胚也；三月陽神爲三魂，四月陰靈爲七魄，五月應五行，分五臟也；六月應六律，定六腑也；七月精開竅，通光明也；八月元神具，降真靈也；九月宫室羅布，以與外侮；十月受氣足，萬象成也。此胎元長養，造化自然，非人力也。葢妊母臟氣護胎，仍若四時之有序。足厥陰脈足少陽膽屬木，王春，養胎在一月二月；手心主包絡手少陽三焦屬火，旺夏，養胎在三月四月足太陰脾足陽明胃屬土旺長夏養胎在五月六月手太陰肺手陽明大腸屬金旺秋養胎在七月八月足少陰腎屬水旺冬養胎在九月至十月兒氣已足待時而生惟手少陰心君主之官神明之臟雖不主月而無月不在其胎元長養臟氣護持可謂至矣而人事恣縱敗壞能保其衡任有恒乎蓄德錄曰世人無不急於生子要知生子之道精氣交媾鎔液成胎故少慾之人恒多子且易育氣固而精凝也多慾之人常艱子且易夭氣洩而

精薄也譬之釀酒然斗米下斗水則醲釅且耐久其質全也斗米倍下水則淡三倍四倍則酒非酒水非水矣其真元少也今人夜夜淫縱精氣妄洩邪火上升真陽愈憊安能成胎即僥倖生子又安能必其有成所以年少生子者或多羸弱慾勤而精薄也老年生子者反見强盛慾少而精全也且凡嗜於飲者酒亂其性精半非真無非濕熱勤於慾者孕後不節盜洩母陰耗其胎氣所謂淫縱敗壞者殆以是歟然父天母地古人嘗言之矣父主

陽施猶天雨露，母生陰受若地資生，胎成之後，陽精之凝，尤仗陰氣護養，故胎嬰在腹，與母同呼吸，共安危，而母之饑飽勞逸，喜怒憂驚，食飲寒溫，起居慎肆，莫不相爲休戚，古人胎教，今實難言，但願妊娠之母，能節飲食，適寒暑，戒嗔恚，寡嗜慾，則善矣，此尤切於胞胎之急務，奉母視爲泛常而忽之，

○指紋晰義

幼科指紋，總無正論，且游移不定，莫可稽攷，有謂不必用者，有用而至於怪誕不經，誣民惑世者，是皆

曉明按下恐後字

未明紋中之理所以有用不用之殊議請以一得之愚聊發其要蓋此指紋與寸關尺同一脈也按內經十二經絡始於手太陰即肺脈也其支者從腕從出次指之端而交於手陽明支者即旁支也從手腕後出食指之端而交通榮衛於手陽明大腸之經即此指紋是也明如景岳猶謂此紋爲手陽明浮絡不知手太陰經起於中府而終於大拇之少商手陽明經起於食指之商陽兩不相値若無此旁支交通榮衛不幾令太陰陽明表裏斷絕乎況此脈可診人所不知其遲數代促與

太淵一毫無異，但脈體差小，由旁支也。指紋之法起於宋人錢仲陽，以食指分為三關，寅曰風關，卯曰氣關，辰曰命關，其訣謂風輕氣重命危，雖未必其言悉驗，而其義可取。蓋位則自下而上，邪則自淺而深，證則自輕而重，人皆可信，祗恨復出詭異之說，謬撰驚風門類，致後賢多岐亡羊，反成疑案。予意仲陽宋之明人，以孝見稱，豈肯為此誤世，大抵後之俗子假托其名而為之者，惟有識者知其語言鄙俚，論證荒唐，便能棄置不用。如張景岳夏禹鑄輩皆謂可不必用蓋非不用實惡其妄誕不經而無可用耳近世醫家不知眞僞不辨是非習而行之乃致惑世誣民禍害嬰幼夫醫事動關生命乃聽無稽之言流傳貽殃是豈其可予雖不敏麄知經脈每見幼科指紋之說不勝髮豎欲爲覘正恨非其人知而不言此心未慊今幸餘閒請言其要蓋此指紋即太淵脈之旁支也則紋之變易亦即太淵之變易不必另立異說眩人心目但當以浮沉分表裏紅紫辨寒熱淡滯定虛實則用之

不盡矣。倘舍此不圖，妄執僞說以爲是，臨證不察病源，謬指爲人驚、畜驚，誑惑愚昧，予恐盲人瞎馬，終墮重淵，莫之能出矣。

周虛中曰：指紋晰義之精，自仲陽以來七百餘年，無人道及。今讀至此，如夢初覺，如醉初醒，足以快人神智，眞千古特識也。

世人乍聞此言，未能深信，姑就其舛謬之傳，攄其大要以正之。其畧曰：指上辨青紋，認是四足驚，虎口脈青色，是猪犬馬驚，黑色因水撲，赤色火人驚，

紫色多成瀉黃卽是雷驚又曰青驚白是痛黃卽
因脾疏青色大小曲人驚併四足云云凡此等之
言斷非錢氏所出實齊東野語正人君子所不屑掛
於齒頰者然不明指其非人或以予言不實令騐
其最無理者以博一笑其曰指上辨青紋認是四
足驚虎口脈青色是猪犬馬驚黑色因水撲赤色
火人驚紫色多成瀉黃卽是雷驚是指紋之青黃
赤黑一皆驚之所致然則小兒之賦禀厚薄胎元
寒熱以及內傷外感雜證麻痘數百之證悉當以

驚風稱之以驚風治之矣不然除去青黄赤黑之
紋又將何者辨其非驚風乎謬誤之傳莫此爲最
既云黄即困脾端矣是謂指紋黄色脾土受傷不
足之證又曰黄即是雷驚似謂聞雷致驚有餘之
候假令小兒指紋見黄不知此時應斷爲脾困乎
抑應斷爲雷驚乎治之者不知應治脾乎應治其
雷乎或將合一爲治乎抑亦分晰其方乎且脾困
爲虚雷驚爲實治虚遺實治實礙虚兼治不能分
治不可乎亦莫知何所適從乎至謂青色大小曲

人驚並四足夫人與四足靈蠢天淵淸濁水炭氣
化純雜不侔斷無並列之理今旣曰人驚並四足
矣則是臨證時凡指紋靑者謂之人驚可也即謂
之四足驚亦可也是人與四足竟可以通稱而四
足與人不幾同類耶即以紋曲之大小別之原其
意必謂大曲爲人驚小曲四足驚又安知人驚不
爲小曲畜驚不爲大曲乎何所據而確知其人驚
之曲必應大畜驚之曲必應小設使大曲之中仍
有小曲小曲之旁兼見大曲得無曰此人驚中之

畜驚畜驚中之人驚耶無稽之談不堪寓目再究其治療更無是處若謂人驚畜驚總爲一驚不必論證不須異治則今之分大分小指人指畜者得非謬妄乎若謂人驚畜驚各爲一驚未可同論正不知人驚爲何病畜驚爲何證宜以何物治人驚何物治四足驚既有已上之驚名應立已上之證治何以竝無一法而徒設此無稽虚言以誑俗在庸妄固不足責而立言諸公不之規正反爲編次於書遺悞後世吾恐有目者未必不爲之眥裂也

再曰青驚曰是疳，青驚即已前諸說，不必瑣贅。至於白是疳，誠爲妄誕。夫疳證即方脈之虛勞，在幼稚謂之疳積，本脾胃兩傷之候，久之五臟俱損，中氣敗極，則面目肌膚俱見晃白，形如枯骨之象，故曰白是疳，此以形色言也。今以指紋當之，謬之甚矣。蓋氣血兩傷，精神大虧之證，其紋必淡，凡虛證皆然，不特疳證已也。然止可言其色淡，不可謂之色白。蓋指上從無白紋，予臨證四十餘載，未嘗一遇，後人勿謂古人之言，一定不易，必俟其指紋白色，

始可稱之爲痳若然則痧證之兒無者矣故知按圖索驥終非解人神而明之始稱匠手指紋辨證詳列於左

○指紋切要

小兒自彌月而至於三歲猶未可以診切非無脈可診蓋診之難而虛實不易定也小兒每怯生人初見不無啼叫呼吸先亂神志倉忙而遲數大小已失本來之象矣診之何益不若以指紋之可見者與面色病候相印證此亦醫中望切兩兼之意也

指紋三關圖

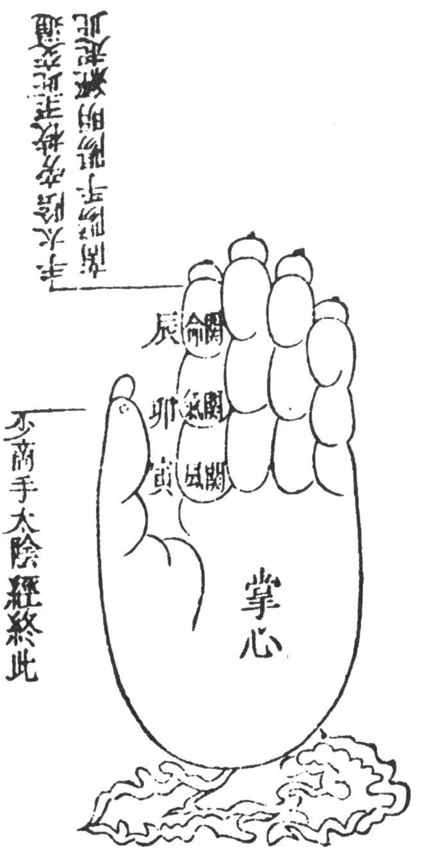

令人抱兒對立於向光之處、以左手握兒食指、以我右手將指推兒三關、察其形色、細心體認、亦惟辨其表裏寒熱虛實足之矣、世人好異、不從實地用功、以此爲淺近之談、不屑留意、不知臨證能辨此六者、便爲至高之手、蓋表裏清、則知病之在經在府、而汗下無悞、寒熱明、則知用寒遠熱、用熱遠寒、或寒因寒用、熱因熱用、因事制宜、用無不當、虛實辨、則知大虛有盛候、大實有羸狀、不爲假證眩惑、

凡真虛真實易知、假虛假實難辨、真假既明、則無

虛虛實實之患於此切要關頭不知體會但以不經之言欺世誑俗謂何者爲人驚何者爲畜驚不特欺人而且自欺不特無益治療而且誤人生命是誰之咎哉

○三關部位歌 部位未可以定輕重安危由古有三關之說姑存之耳

初起風關證未央氣關紋現急須防乍臨命位誠危急射甲通關病勢彰 紋見風關爲病邪初入之象證尚輕微體亦未困治之誠易。○紋現氣關邪氣正盛病已沉重治之宜速。○倘三關通度紋出命關則邪氣瀰漫充塞經絡爲至重之候設透關射甲則邪氣無所容高而不能降爲亢龍有悔之象治之者切宜留心慎毋輕視

○浮沉分表裏歌

指紋何故乍然浮，邪在皮膚未足愁，腠理不通名表證，急行疏解汗之投。此紋與太淵脈相通，凡有外邪，太淵脈浮，此紋亦浮，益邪在皮毛腠理之間，故指紋亦顯露於外，謂之表證，速宜疏散，啟其皮毛，開其腠理，使邪隨微汗而解，一七成功，何嫌而不投哉。

忽爾關紋漸漸沉，已知入裏病方深，莫將風藥輕相試，須內陽明裏證尋。指紋見沉，知邪入裏，但有淺深之別，若往來寒熱，指紋半沉，尚在陽明胃經，治宜解肌；若外證壯熱不已，指紋極沉，已入陽明胃府，速宜攻下。庸安見其身熱，猶以風藥治之，蓋病在內，治其外，非其治也，不特病邪不服，適足以燥其陰血，愈增其困耳。

○紅紫辨寒熱歌

身安定見紅黃色，紅艷多從寒裏得，淡紅隱隱本虛寒，黃待深紅化爲熱。神氣泰寧，榮衛靜謐，定見太平景象，盎黃爲中和之氣，紅乃文明之色，紅黃隱隱，其物熙熙，焉有不安之理。○寒邪初入皮毛，經絡乍滯，所以紋見紅鮮，由血滯也。無論內寒外寒，初病久病，一見此紋，總皆寒證。○凡人中氣怯弱，榮衛不充，紋必淡瑩，淡而兼紅，虛寒之應。○至謂深紅化熱，其理安在。紅本寒因，豈能化熱。由其寒閉皮毛，腠理不通，蓋人身內臟之氣，將與皮毛之氣相通貫，無一息之暫停，今寒閉汗孔，內出之氣無所洩，鬱於皮毛之間，漸積漸厚而化爲熱矣。此內出之氣爲熱，非外受之寒能變熱也。

關紋見紫熱之徵，青色爲風古所稱，傷食紫青痰氣

逆三關青黑禍難勝、榮行脈中、衛行脈外、熱壅經絡、阻其陰榮之道、所以紋紫、紫為熱熾、十有定評也。○少陽甲木、其色本青、肝膽受邪、紋見青色、此傷風候也、但可以風熱稱之、不可稱驚風以慣也、大青者木之色、內經有在天為風、在地為木之言、所以風木同氣、肝受風邪、紋必見青、此理最明最顯、而幼科偏不言青為風、偏言青為驚、據幼科所論、驚出於心、然青非心之色、何以青為驚乎、此等牽強之說、最為謬誤、予有驚風闢妄、詳列二卷。○紫而兼青、食傷之候、蓋食飲有形之物、阻抑中焦、壅遏脾氣、不能宣布、故風木乘其困而侮之、所以痰氣上逆也、疏通壅滯、介其流利可也。○倘抑鬱既久、脾氣愈不運、榮衛愈見滯、則風痰食熱、固結中焦、所以青而兼黑、此抑鬱之至也、急宜攻下、庶有生機、誤認驚風、百無一救、

○淡滯定虛實歌

指紋淡淡亦堪驚，總為先天賦稟輕，脾胃本虛中氣弱，切防攻伐損胎嬰。小兒稟受陽虛，肌膚晃白，唇舌淡瑩者，指紋四時皆淡，雖有病亦止淡紅、淡青、淡紫而已。蓋淡紅虛寒，淡青虛風，淡紫虛熱，此等之兒，根本不堅，中氣怯弱，無論新病久病，總歸於虛，一毫攻伐不敢輕用，倘悞投尅削，覆水難收，悔之遲矣。

關紋澀滯甚因由，邪遏陰榮衛氣留，食鬱中焦風熱熾，不行推蕩更何求。病邪阻鬱，榮衛運行遲滯，升降壅留，所以指紋推之轉澀，全無活潑流利之象，由食飲風熱相搏，是為實證，急宜推蕩，去其菀莝，其愈亦易，若三關純黑，推之不動，死證也，不治。

○紋形主病歌

腹疼紋入掌中心、彎內風寒次第侵、紋向外彎痰食

熱、水形、脾肺兩傷陰、掌心包絡所主、紋入掌中、邪侵內臟、由中氣寒也、故爲腹痛。○紋若彎弓、內外有別、其紋之兩頭彎向中指爲內、爲順證、爲外感風寒、治之猶易、其紋彎向大指爲外、爲逆證、爲內傷飲食、治之稍難。○形如水字、脾肺不足、食塞太陰、中氣怯弱、脾不運化故也、或問指紋惟止一線、安能有水字之形、曰不觀太淵之脈、亦止一線、何以陽維陰維、陽蹻陰蹻、皆左右彈石、豈非水字之形乎、脈有左右、安知紋無左右、但能觸類旁通、無往非理、豈特指紋爲然哉

凡看指紋、以我之大拇指側面、推兒食指三關、切不可覆指而推、蓋螺紋有火、剋制肺金、紋必變色、又只可從命關推上風關、切不可從風關推出命關、

此紋愈推愈出，其紋在先，原未透闢，今誤推而出之，大損肺氣，慎之戒之。

以上表裏、寒熱、虚實，鑿鑿有據，但能於臨證時認得此六字分明，胸中自有主宰，雖不中，不遠矣。若但以驚證塞責，何難應對？第晨鐘自問，未免懷慚。凡我同人，互爲砥礪幸矣。

○小兒脈法

小兒三五歲，可以診視，第手腕短促，三部莫分，惟以一指候之，誠非易易。内經診視小兒，以大小緩急

四脈爲準乎不避僭越體其意竟易爲浮沉遲數而以有力無力定其虛實似比大小緩急更爲明悉後賢其體認之、

○內經脈要

黃帝曰、乳子而病熱脈懸小者何如、夫乳子病熱脈見懸小者陽證見陰脈、本爲大忌、但小而緩者邪之微、其愈易、小而急者邪之甚、爲可慮故以爲問岐伯曰、手足溫則生、寒則死、夫小兒以稚陽之體、而加病熱脈不當小、若脈體雖小手足溫者以四肢爲諸陽之本、陽猶在也、若四肢寒冷者、則邪勝其正、元陽去矣故曰死也、

帝曰、乳子中風熱喘鳴肩息者脈何如、岐伯曰、喘鳴

肩息者，脈實大也，緩則生，急則死。此言小兒之外感也，風熱中於陽分而喘鳴肩息者，脈當實大，但大而緩則胃氣存，邪漸退，故生；實而急則真藏見，病日進，故死也。此内經之旨，聖人立言簡切而總括無餘，世人不悟，視爲汎常，能於此等處着眼，則診視之要思過半矣。予之臨證診視，每論吉凶，而多中者，亦不外此第意之所至，口莫能宣，竊詳經所謂大小緩急者，亦發而不露之意。蓋大即浮洪類也，小即沉細類也，急即數也，緩即遲也，何若竟易以浮沉遲數之爲得乎。再以節庵之有力無力，辨其表裏虛實，誠診視小兒天然不易之妙訣、夫節庵亦一常人而能以有力無力、辨其陰陽表裏寒熱虛實、雖至顯淺至平易、都至確當、孰謂古今人不相及耶、

〇四脈主病

浮脈主表病在外

沉脈主裏病在內

遲脈主臟病爲寒

數脈主腑病爲熱

五至四至爲遲、爲寒、爲不足、浮遲外寒、沉遲內寒、有力實寒、無力虛寒、

七至八至爲數爲熱爲太過浮數表熱、沉數裏熱有力實熱、無力虛熱

○主證

浮而有力風熱　無力陰虛

沉而有力痰食　無力氣滯

遲而有力爲痛　無力虛寒

數而有力實熱　無力瘡瘍

○總括脈要歌

太淵一指定安危，六至中和五至虧，七八熱多三四寒，浮沉遲數貴詳推，有力爲陽爲實熱，虛寒無力

裏何疑若能留意於中取何致亡洋泣遠岐

浮而有力熱兼風風熱皆陽表之實也無力陰虛汗雨濛陰榮妄洩表之虛也有力而沉痰食害痰凝食滯結於裏也沉沉無力氣凝胸氣滯於中不運化也遲而有力多為痛浮遲外痛沉遲內痛無力虛寒氣血窮氣弱血衰至虛之候數脈熱多終有力數而有力實熱何疑痿瘦無力熱虛攻陰血受傷虛熱所致

○脈證宜忌歌

脈浮身熱汗之鬆陽邪居表應從汗解沉細身涼莫強攻無論表裏不堪攻伐咳嗽正嫌浮帶數浮緩為宜浮數大忌細沉腫脹定知

凶、脾胃虛寒、愈不運化、沉遲下痢方爲吉氣血俱傷、最嫌洪數、洪大偏宜痘疹逢、陰陽充足、毒不能留、腹痛不堪浮有力三陰受病、浮則反常、浮洪吐衄總無功陽火太盛、陰血愈傷、

陶節庵曰、診脈之要、無論浮沉遲數、但於有力無力中分、有力者爲陽爲實爲熱、無力者爲陰爲虛爲寒、至哉斯言也、後賢無忽、

○保産論

生産一道、天地自然之理、不待勉强而無難者也、然今之世、往往以難産聞者、得無以人事之失而損

其天耶、保産之術、可不詳乎、世風不古、胎教人廢、爲母者既不能保於平時、而徒臨産措置、猶覺其遲、謹將難産之由、詳列於左、庶知預爲調攝也、

〇難産七因

一因安逸、蓋婦人懷胎、血以養之、氣以護之、宜常時微勞、令氣血周流、胞胎活動、如久坐久臥、以致氣不運行、血不流順、胎亦沉滯、不活動、故令難産、常見田野勞苦之婦、忽然途中腹痛、立便生産可知、

二因奉養、蓋胎之肥瘦、氣通於母、母之所嗜、胎之所

養如慾食厚味、不知撙節、故致胎肥而難產、常見藜藿之家容易生產可知、

三因淫慾古者婦人懷孕、即居側室、與夫異寢、以淫慾最所當禁、蓋胎在胞中、全賴氣血育養、靜則神藏、若情慾一動、火擾於中、血氣沸騰、三月已前犯之則易動胎小產、三月已後犯之、一則胞衣太厚而難產、一則胎元漏洩、子多肥白而不壽、且不觀諸物乎、人與物均稟血氣以生、然人之生子、不能胎胎順、個個存、而牛馬犬豕胎胎俱易、個個無損、

何也。蓋牛馬犬豕，一受胎後，則牝牡絕不相交，而人受孕不能禁絕，頻有縱而無度者乎。

四因憂疑。今人求子之心雖切，保胎之計甚疏，或問卜禱神，或聞適有產變者，常懷憂懼，心懸意怯，因之產亦艱難。

五因軟怯。如少婦初產，神氣怯弱，子戶未舒，更腰曲不伸，展轉傾側，兒不得出。又中年婦人，生育既多，氣虛血少，產亦艱難。

六因倉皇。有等愚蠢穩婆，不審正產弄產，但見腹痛，

遽令努力產婦無主、只得聽從、以致橫生倒生、子母不保、

七因虛乏、孕婦當產時兒未欲生、用力太早、及兒欲出、母力已乏、令兒停住、因而產戶乾濇、產亦艱難、惟大補氣血助之可也

○產要

產婦臨盆、必須聽其自然、勿宜催逼、安其神志、勿使驚慌、直待瓜熟蒂圓、自當落矣、所以凡用穩婆、必擇老成忠厚者、預先囑之、及至臨盆、務令從容鎮

靜不得用法催逼嘗見有穩婆忙冗性急者恐顧此失彼強勉試湯分之掐之逼之使下多致頭身未順而手足先出或橫或倒爲害不小故未有緊陣不可令其動手切記要緊又嘗見奸詭之婦故爲哼訝之聲或輕事報重以顯已能以圖酬謝因致產婦驚疑害尤非細極當慎也

一孕婦將產不可占卜問神如巫覡之徒哄嚇謀利妄言吉凶產婦聞之倍生疑懼因令氣血結滯多致難產所宜戒也

懷孕六七個月或八九個月偶略曲身胎忽亂動三二日間或痛或止或有水下惟腰不甚痛胎未離經名曰弄產又有臨產一月前忽然腰痛却又不產此是轉胞名曰試月胎水有無俱不妨但宜直身坐卧行立自然無事又有伸手高處取物忽然于嗚腰未但令鞠躬片時即安

臨產陣痛有二三日或有五七日者原非正產驚動太早子未出胞非難產也但聽其坐卧任意不得扶坐努力而令其憂疑氣餒惟勸其飲食以藥餌滋

補之

臨產有七候臍腹急痛腰間重墜眼中出火糞門迸急產戶腫滿手中指筋脉跳動胞水或血俱下方是子出胞時始可用力如數證未備即一二日切不可使其努掙又有胞水已下見頭已至產門三四日仍不下者因母氣先餒此時惟人參爲專功力不能者大劑八珍湯補其元氣調其飲食時至自生

臨產時飲食減少最爲可慮即宜以獨參湯常服不

可使其精力衰乏若交骨不開由血氣衰不能運
達宜十全大補助之自開加味芎歸湯亦可
臨産時驚動太早血先下而胎元乾涸殭死腹中不
必驚惶惟令産母上牀穩卧切勿用力努掙徒傷
神氣莿宜勉進飲食勿令氣乏尋治極多十可全
十惟以脫花煎加芒硝三五錢水煎熱服其胎化
水而下矣古方以平胃散加芒硝下死胎下胞衣
功雖最捷而暗中有損予見數人用此者胞胎雖
下而産婦過一二年皆殀無一免者大都平胃散

尅伐胃氣，而芒硝鹹寒傷血，所以臟腑暗中受損，今易用脫花煎，藥味甘溫，而歸芎生血活血，肉桂暖血，更加附子一二錢，雖芒硝之寒，不能爲害矣。此等之事，非臨證人者，莫知其弊也。予嘗治一少婦，年二十四，原係初產，總由慌忙急促，產不如法，乃至人不能下，延予至，而胎已死矣。問產婦腹內動否，曰不動，小腹陰冷，知其胎死無疑。欲用前藥，慮其初產，門戶未舒，因與主家商酌，肯聽予言，則萬無一失。今死胎殭硬，以藥下之，恐交骨未開，必損其母莫若以十全大補倍參桂一以扶產母精力二可以煖其下元使胎自爛始能保全無恙主家以予言爲是依此行之以十全大補倍參桂服一劑後腹中溫煖不痛不急予曰得之矣所慮者腹痛作墜令不痛不墜可以耐之更幸產婦年力本强脾胃素健每食乾飯三盂肥雞半隻予見更喜以其中氣不衰自堪承任仍每日如是調理至五日而死胎自下糜爛臭穢不堪產母精神如舊毫無傷損可見死胎不忙不亂何能保全況生胎

乎、夫人不肯安靜、必欲強為、奈之何哉、

產時子有出戶之勢、轉身差緩、母力一逼、或手或足或橫或倒、又有生路未順、兒頭偏拄左右腿畔、名曰偏產、又有兒頭偏拄穀道、名曰棖後、此等數證穩婆精巧者、則不須服藥、若穩婆無用者、急扶產母上牀、正身仰臥、厚被覆之、令老成穩婆徐徐往上推之、內服補中益氣湯升提之、須臾提上、重新轉身、兒頭已對產門、急扶即下、

產時門戶俱正、兒已露頂、而不下、此轉身時、臍帶絆

其肩也扶母正身仰卧輕輕推兒向上以手指撫

按兒肩去其臍帶然後用力送下

胎衣來遲氣虛弱也急服脫花煎若血流入衣中脹

悶疼痛脫花煎加芒硝下之或有能事穩婆以手

循臍帶而上以中指頂其衣輕覆衣中之血從容

俟之亦下此良法也

產時用力太早水衣先破被風所吹產戶腫脹乾澁

狹小者以紫蘇煎湯熏洗以香油和蜜潤之從容

俟之無不下者

產時腸先出，用淨盆盛溫水，少入香油養潤，待兒與胞衣下時，母略仰臥，自已吸氣上升，穩婆以香油塗手，徐徐送入，或濃煎黃芪湯浸之，內服補中益氣湯即上。又有兒併胞衣下後膀胱墜出產戶者，用前法送入，仍服補中益氣湯。若穩婆不謹，膀胱扯破者，八珍湯加豬脬為引，服之可復。

產畢產門不閉，血氣大虛，十全大補湯。若因胎大而擦傷產門者，蘄艾、益母草煎湯洗之。

產時胞胎既下，氣血俱去，忽爾眼黑頭眩，神昏口禁

昏不知人古人多云惡露乘虛上攻故致血暈不知此證有二一曰血暈一曰氣脫若以氣脫作血暈而用辛香逐血化痰之劑則立刻斃矣不可不慎

一氣脫證產時血既大下則血去氣亦去故昏暈不省微虛者少刻即甦大虛者竭脫即死但察其面目如眼閉口開手撒手冷六脈微細之甚或浮而散亂此即氣脫證也速用人參多則五七錢少則三二錢加入炒米煨薑紅棗煎湯徐徐灌之但得

下咽即可救活若少遲延則無及矣無力備參者以大劑當歸補血湯加炒米煨薑紅棗煎湯灌下亦能救之。

〇附氣脱案

州左遂陽雲軒高君夫人梁氏膏粱之稟其質晁怯産育亦多戊午分娩未見過艱産下精神猶健雲翁不以爲意與予閑話中庭殊因一時下血過多忽報倒仆於地急視之則口張手撒面唇俱黑呼吸已寂然矣幸人參有便煎之不及即以一枝碎

嚼納產婦口中，以滾湯灌之，方得下咽，一吐傾囊而出，蓋胃氣已不納受矣。又嚼又灌，連嚼五枚，雖吐而未盡出，良久噯氣一聲，而呼吸漸回，仍大進參术而愈。自後分娩不復為難，客歲復娠，偶患微痔，予曰：孕中患痔，難於用藥，姑緩圖之。雲翁深以為是，而夫人必欲速愈，予知其不可，不敢承任，嗣其更醫，連易數手，分毫無效，復延外科，妄用毒劑，胎雖未墮，而瘡愈墜，而不收，以致晝夜呼號，窘迫萬狀，精神形質，困憊已極，及至臨月，見其面唇晃自聲息至微，六脈空浮而無根，當夜用參三錢，服十全大補一劑，次早胞水以下，煎參七錢以鷄湯冲服，登時即產一男。產婦精神勝舊，不意三朝偶沾外感，頭疼身痛，惡寒發熱，投以熟料五積散而愈。未數日忽因惱怒，陡然上氣喘急，咳嗽連聲，胸前脹痛，喉內痰鳴，水米不入，略啜茶湯，則上下阻截，氣不相續，數人扶坐，莫能伏枕，不時昏絕，舉室惶惶。因診其脈，則細數無倫，將近十至，予知為無根脫氣上衝，乃以八味地黄湯，冀納其氣。一劑毫不爲動、予曰此等之證非大補真元莫能、挽也乃以六味回陽飲參、附桂薑歸地各三錢加鹿茸五錢、一劑下咽而氣平能臥、四劑全安、蓋之大臟乾枯、業已滋潤、而痔瘡痛苦亦不復言矣此等脉證在常俗之輩、必疑臨產服參過多、并用寬胸下氣不可、清降一投下咽即斃仍歸罪於從前之參、必群起而吹之矣不知臨產之日非猛進參朮、則已脫於當產之際何能至今、今之氣喘實由參力已過、虛證復現子午不交、竭絶立至、非大力之方安

可挽回、此證得生、實由雲翁學識超邁、胸中有主、惟予言是聽、所以效捷桴鼓、稍循俗見者、萬無生理矣、

凡閉脫二證、不特產後宜辨、即中風中痰、氣厥暑風及卒然倒仆、昏暈不省、咸宜辨之、如牙關緊閉、兩手握拳、謂之閉證、有餘之候、即疎風化痰、亦可用之、如口張手撒、眼閉、遺尿鼾聲、謂之脫證、若口張心絕、手撒脾絕、眼閉肝絕、遺尿腎絕、鼾聲肺絕、皆元氣竭絕之候、惟大進參附、或可十中救一、

予見產後脫證，不敢服參而斃者，不知其幾，嘗聞人曰，某產後無病，忽爾眼暗一暈而絕者，又某產後忽一呵欠，即口張氣絕者，即此脫證是也，復有妄人不知脫證爲何事，不識人參爲何物，而從中阻撓，不令服參而斃者，亦不知凡幾，死者有知，能無抱九原之慟乎。

一血暈證本由氣虛，一時昏暈，然血壅痰盛者，亦或有之，如果形氣脉氣俱有餘，胸腹脹痛氣粗，外證兩手握拳，牙關緊閉，此血逆證也，黑神散、無脹無

痛者、悉屬氣虛、大劑芎歸湯加肉桂、
卒然暈倒、藥有未及者、燒紅秤錘、用瓦盆盛至床前、
以醋沃之、令酸氣入鼻、收神即醒、
產後百脈空虛、洗拭太早、令中風、口噤、手足搐搦、角弓反張、或因怒氣發熱、迷悶、用荊芥穗酒炒至黑大、當歸各三錢、用水半杯、酒半杯、童便半杯、煎至一杯灌之、牙關緊、以簪抉開灌之、仍搐其鼻、以手摩其喉、使得下咽、即活矣、 此即產後病痙、而幼科稱為驚風者是也

孕時觸損臟氣，胞蒂裂斷，忽然胎墜，名曰小產，墮敗子宮，較大產為尤甚。然治此亦不同大產，惟以滋補為上計。

獨楚瞻曰：小產不可輕視，將養宜十倍於正產。大產如栗熟自脫，小產如生採之，破其皮殼，斷其根蒂也。忽略成病者不少，因而致死者恒多。然此證始因歛血以成胎，繼因精血以長養，終因精血不足而姿墮，故瘀血甚少，倘有腹痛成塊，有形，多屬血虛氣逆，惟大用溫補，則新者生而瘀者去。若行消

導破滯則逆氣愈攻而愈升多致不救更有血虛腹痛復有陰虧不能納氣以致瘕疝爲患者當以八味地黄丸加牛膝五味早晚服之自愈

張景岳曰凡小產有遠近其在二三月者謂之近五月六月謂之遠新受而產者其勢輕懷人而產者其勢重此皆人之所知也至若尤有近者則隨孕隨產矣凡今艱嗣之家犯此者十居五六其爲故也總由縱慾而然第自來人所不知亦所不信茲謹以筆代燈用指迷者倘濟後人實深願也請詳

言之蓋胎元始肇一月如露珠二月如桃花三月四月而後血脈形體具五月六月而後筋骨毛髮生方其初受不過一滴之玄津耳此其橐籥正無依根荄尚無地鞏之則固决之則流故凡受胎之後極宜節慾以防泛溢而少年縱情罔知忌憚雖胎固慾輕者保全亦多其有兼人之勇者或恃强而不敗或既敗而復戰當此時也主方欲靜客不肯休狂徒敲門撞戶顧彼水性熱腸有不啟扉而從隨流而逝者乎斯時也落花與粉蝶齊飛火裹

其交梨並逸合污同流、已莫知其昨日孕而今日產矣、朔日孕而望日產矣、隨孕隨產、本無形迹、在明產者、胎已成形、小產必覺、暗產者胎仍似水、直溜何知、故凡今之衏衏家、多無大產、以小產之多也、娶娼妓者、多少子息、以其子宮滑而慣於小產也、又嘗見艱嗣之人而求方者、問其陽事、則曰能戰、問其功夫、則曰儘逼、問其意況、則怨嘆曰、人皆有子、我獨無、亦豈知人之明產而爾之暗產耶、此外如受胎三月五月、而每有墮者、雖衰薄之婦常有之然必由縱慾不節致傷母氣而墮者為尤多也故凡恃强過勇者多無子以强弱之自相殘也縱肆不節者多不育以盜損胎元之氣也豈悉由婦人之罪哉

此景岳見道之言古人每日寡慾多男此即其註脚也世人每恨不孕孰知既受而暗損之屢受而屢損之終身無子不亦宜乎第有婦人由於衰弱或陰陽偏勝墮胎至於數次而醫者竟無一策以保固之亦可哀矣予有至神至聖保孕之方屢經效

驗但信而行之斷不相悞

○集成三合保胎丸

此爲素慣墮胎者設也蓋胎孕之屢墮雖由於衝任虧脾腎弱若德性幽閑內臟無火者決不墮也能清心節慾起居有恒者決不墮也凡屢墮者皆偏陂之性暴怒之人以致於肝氣有餘肝血不足血虛生熱火爍于宮又或恣縱不節其胎必漏而墮矣而世之安胎者無非執泥古法以香砂芎艾爲保孕良圖不知熱藥安胎猶抱薪救火不惟無濟

而反速之尋甚不慊因以古之内補丸杜仲丸白朮散三方合湊名三合保胎丸以條芩清肝火而凉血白朮扶中氣以健脾當歸養血寧心熟地滋陰補腎續斷填損傷而堅胞繫杜仲益腰膝而暖子宫至怯者加以人參力不能者不用亦可藥雖平易功勝神丹誠所謂鍼芥相投捷如影響凡屢墮者服之無不保全實亦婦科保孕安胎之聖藥也再有叮嚀凡屢墮者受娠一月即製此丸服之蓋墮胎必在三月五月七月之間此三月内切忌

房勞憹怒犯之必墮七月已過萬無一失、

○方

大懷地一十二兩用砂仁三兩老薑三兩同地黃入砂鍋內、先以淨水煮兩晝夜、俟地黃將爛始入好酒煮之、總以地黃糜爛爲度、將酒煮乾、取起、揀去砂仁薑片不用、將地黃搗膏聽候、

大當歸去頭尾、取身切片、一十二兩以好酒洗過曬乾聽用

漂白术取淨乾片一十二兩、以黃土研碎拌炒極黃、取起篩去土、孕婦肥白者氣虛、加二兩、

實條芩枯飄者不用、取小實者切片六兩酒炒三次、孕婦黑瘦者加一兩、性燥者二兩、

棉杜仲切片一十二兩、鹽水拌炒、以絲斷爲度、

川續斷切片一十二兩酒炒、

右將後五味和爲一處火焙乾燥石磨磨爲細末
篩過以前地黃膏和勻少加煉蜜入石臼內搗千
餘杵爲丸菉豆大每早鹽湯送三錢晚臨臥酒送
三錢每日如此不可間斷孕婦素怯者須預料方
可自一月服起過七個月方保無虞此方至神至
聖幸勿輕視
凡臨產時亟齋有六字真言一日睡二日忍痛三日
慢臨盆予復有三字詳日未離經較六字真言更
爲親切蓋六字真言出於常人之口產婦未能深

信三字實爲醫者之言不容不信誠保產金丹回
生上藥予以此法救人莫可勝紀凡臨產家診視
無論脈之滑濇痛之緊緩但曰未離經仍囑產婦
曰脈未離經尚非正產且脈氣舒徐定然安吉惟
宜加食穩卧俟其時至可也此何意蓋產育全賴
母氣爲主產婦聞其脈未離經知時未到不敢望
其速下惟安心耐之而已產婦一安舉室皆安庶
無倉皇擾攘之患天下原無難產之事凡難產而
致死者總由時候未至倉皇逼迫害之也始則家

長驚張不能鎮定繼則產婦嬌怯不肯忍痛或弄產或轉胞稍有腹痛隨即聲揚無知穩婆便稱是產而試水坐草一任胡爲豈知七候未臨胎氣未足子在胞中安然不動欲令其產焉可得乎因其入而不下產婦則驚懼憂疑飲食不納漸至氣怯神昏常有未產而斃者矣予臨是證但日未離經惟以大劑甘溫之藥與之如八珍十全之類助其產母之元氣若爲正產則腹痛陣緊一陣痛急自下倘非正產則腹痛漸減漸緩胎元得暖而安矣

予之所經、穩婆謂頭已平門、予診得脈未離經、用固胎暖藥而安之、有遲至一月半月十日而產者、已經十數人矣、豈有頭已平門、而能倒懸一月半月之理、即此可知穩婆之不足信、不觀亟齋有曰、凡邪淫之婦私胎並無難產、總因胎起於私、怕人知覺、只得極力忍痛、痛到極熟之時、則脫然而出、此豈有穩婆分拆、妙藥催生乎、凡產育能耐心忍痛、聽其自然、則萬舉萬全、若謂藥能催生、予則未敢許也、至催生之法、謂產時胞漿已下一二時辰不生方可用之、蓋漿乃養兒之物、漿乾不産、必胎元無力、愈遲則愈乾、力必愈乏、不得不以大補氣血之藥助其母力、又惟人參爲至聖、其次則脫花煎芎歸湯皆可、然亦須子已出胞、交骨既開門戶已正方爲有益、若止憑産婦腹痛之言、穩婆頭至之說、妄用催生方藥、不惟無濟、反速其斃、慎之戒之、

○入方

十全大補湯

揀人參　炒白术　白茯苓　懷熟地　當歸身
正川芎　杭白芍　炙黃耆　上肉桂　炙甘草
生薑紅棗爲引、

八珍湯

揀人參　炒白术　白茯苓　大當歸　正川芎
白芍藥　懷熟地　生薑大棗爲引、

加味芎歸湯　治新產交骨不開、

全當歸　正川芎　油髮灰　敗龜板炙
水煎熱服

局處中日陽開而陰主闔自然之理也今交骨不開陰極矣必加肉桂以宣佈陽和厥爲有濟若龜板髮灰之純陰僅可爲通任脉之嚮導耳

脫花煎　凡生産臨盆此方最隹并治産難經日不下并死胎胞衣不下俱妙

全當歸一錢　正川芎三錢　上青桂二錢　淮牛膝二錢

淨車前錢五　水煎加酒對服若胎死不下及胞衣不來併加芒硝五錢氣虚困劇者加人參二三錢更加附子二錢無不下者此方比平胃散加芒硝

功勝百倍，以其藥味甘溫，不傷元氣故也

補中益氣湯

揀人參　炒白术　炙黄耆　黑升麻　北柴胡

全當歸　廣陳皮　炙甘草　生薑大棗引

當歸補血湯　治產時去血過多，心內怔忡，頭暈眼黑昏沉不醒，

炙黄耆一兩　當歸身五錢　加炒米一兩　生薑五片

大棗五枚，水煎服

黑神散　治產後血暈，肚腹脹痛，氣粗，牙關緊閉，兩

手握拳血逆之證、

上青桂　全當歸　杭白芍　黑炮薑　懷熟地

大黑豆炒五錢　水煎酒對服、

生化湯　此方去舊生新凡產後無論有病無病能服數劑使惡露盡去新血速生誠產後之要藥也世俗每以紅糖下瘀反致損胃戒之、

大歸身五錢　正川芎二錢五　光桃仁二十一粒

黑炮薑一錢　炙甘草一錢　每日一劑水煎熱服四五劑爲度、

清魂散　治産後瘀血攻心數日神昏不醒瘀化爲膿流出臭穢而不知者神效

白當歸三錢　正川芎二錢　鮮澤蘭三錢　荆芥穗一錢

鮮益母二錢　揀人參一錢　炙甘草五分

生薑大棗水煎服

加味芎歸湯　催生及産後此爲穩當功亦鉅

當歸身一兩　大川芎五錢　上青桂二錢　催生但用此三味水煎酒對服立下　預防血暈以本方加酒炒荆芥二錢先將此藥煎好俟胞衣已下隨即

服之永無血暈之患，效經千百，斷不悞人。

八味地黃湯　産後氣浮喘促，不甚虚者，以此納氣歸元，至虚者不能。

懷熟地五錢　正懷山四錢　淨棗皮三錢　白茯苓三錢
宣澤瀉一錢　粉丹皮一錢　川附片二錢　上青桂二錢

水煎極濃，空心服。

六味回陽飲　凡真元已敗，氣血既亡，陰陽將脫，非此莫能挽回，誠回天贊化第一之功，此景岳新方，知者尚少。

大熟地五錢　大當歸三錢　黑炮薑二錢　熟附子二錢

青化桂二錢　上揀參三五錢　加鹿茸數錢功更捷生薑大棗爲引水煎溫服此方不剛不猛能回散失之元陽能歛亂離之陰血濟急扶傾無出其右者

催生簡便方

人能鎮定耐痛待時必無難產之患或因倉皇急廹不幸遇此而催生之法不可不知又或窮鄉僻壤醫藥不便誠爲困苦故附單方於此以備急需

一治橫生逆產胞衣不下併落死胎　用蓖麻子四

十九粒，去殼研爛，於產婦頭頂心剃去少髮，以蓖麻膏塗之，須臾覺腹中提上，即宜除下，却急於足心塗之，自然順生。生下即速去藥，遲則恐防腸出。如胞衣不下，貼足心即下。

一鄉村僻壤無藥之處，不幸遇此，即覓花椒葉、香圓葉、柚子葉、茱萸葉、生薑、生葱、紫蘇，濃煎湯一盆，俟可下手，即令產婦以小櫈坐盆上，澆湯淋洗其臍腹陰戶，久久淋洗，氣溫血行，登時即產。已上諸葉少一二味亦不妨。

一治死胎不下及胞衣來遲、用黑豆一升、炒香熟入醋一大碗、煎至六七分、去豆取湯、分三次服之以熱手順摩小腹、其胞胎俱下

又方、用冬蜜一大杯、以百沸湯調服之立下、如胞衣來遲、再服一碗、即下

一治產難及橫生逆產、或血海乾枯、以致胎死不下、惶惶無措、死在須臾、急用皮硝五錢、熟附子一錢五分、好酒半杯、童便半杯、同煎三沸、溫服立下百發百中、

一方治產婦元氣弱極胞衣來遲者用真青化桂三錢當歸川芎各錢半酒煎熱服立下

一下死胎　用麥芽半觔搗碎水二大碗煎至一碗服之即下

又方　天花粉四錢酒炒　上肉桂　淮牛膝　淡豆豉各三錢　用水二碗煎至一碗熱服即下

熱料五積散

此方專治婦人產後外感內傷瘀血不行痰凝氣滯頭疼身痛惡寒發熱心腹疼痛寒熱往來似瘧

虎明按瘅之痺字

非痹、小腹脹滿、傷風咳嗽、嘔吐痰水、不思飲食、胸膈氣悶、手足搐搦、狀類中風、四肢酸疼、渾身麻痹。

凡產後一切無名怪證、並皆治之。

夫產後百節俱開、氣血兩敗、外則腠理不密、易感風寒、內則臟腑空虛、易傷飲食、稍有不慎、諸證叢生。古書有產後以大補氣血為主、雜病以末治之之戒、後世莫不遵之、惟事滋補、不知風寒未去、食飲未消、滋補一投、反成大害、昧者猶以為藥力未到、愈補愈深、死而後已、天下之通弊、莫此為甚。晉於潭州遇師指授此方按法治之往輒袼如不敢自秘遂入口授併會刊板印送於茲四十餘載活人莫可勝紀但慮世人不悟以爲淺近之方安能神應若是故古人謂千金易得一訣難求予今訣彼痃癖狐疑頓釋方名五積者謂此方能去寒積血積氣積痰積食積也今產後之病怯正犯此五積以五積之證投五積之方豈非藥病相值乎猶慮藥味辛散而以醋水拌炒名熟料五積散俾藥性和緩表而不發消而不攻方内所用肉桂解表逐

寒，白芍和榮諸衛，蒼术厚樸走陽明而散滿，陳皮半夏疏逆氣以除痰，芎歸薑芷入血分而祛寒濕，枳殼桔梗寬胸膈而利咽喉，茯苓去飲寧心，甘草和中補土。大虛大怯者加人參，微虛者可不用。共爲温中散寒之妙劑，用於產後，無往非宜。五積散本方原有人參，因世人不敢輕用，故方中未載。

香白芷一錢　上青桂一錢　此二味不必炒　川厚樸

正川芎　芽桔梗　陳枳殼　白雲苓　炒蒼术

杭白芍　法半夏　黑炮薑　炙甘草　廣陳皮

已上各一錢　全當歸二錢　虛加人參一錢

右藥味皆宜秤過、除白芷肉桂在外不炒、餘藥合爲一劑、用好醋小半杯、淨水一杯、與醋和勻、將藥潤濕、入鍋內炒、至黃色爲度、取起攤地上去火毒、候冷入白芷肉桂在內、生薑三片、紅棗三枚、淨水二碗、煎至一碗、熱服、此方至平穩見效之後、依前服之、不拘劑數、以愈爲度、惟產後大汗泄瀉、或虛脫之證忌之、葢此方但能去病、不能補虛、虛證有方在前、並宜參攷、

產後簡便方

產時母腸先出、然後兒生、產後其腸不收、甚為危廹、用醋半杯、新汲水半杯、調勻、噀產婦面、每噀一縮、三噀收盡、真良法也、

又方　以蓖麻子四十九粒、去殼研爛、塗產婦頭頂心、腸即收入、急去藥、以溫水洗淨、倘其腸乾燥難收、用磨刀水溫潤其腸、再以礶磁石煎湯服之、其腸自收、

一產婦及平居、偶因用力太過、努傷、致子腸不收、用

艾丸菉豆大灸頭頂心百會穴三五壯即收、

又方　先以鹽湯洗淨後用五靈脂燒煙於桶內合患者坐桶上、熏之、自上、

又方　用清油五觔煉熟、以瓮盛之、候溫凉令產婦坐油瓮內、約一頓飯久、仍以皂角爲細末、微以一釐吹入鼻中合作嚏立上、

產後玉門腫痛、　用蛇牀子三兩、煎湯頻洗即愈、又以葱白和乳香、搗成膏貼腫上效、

產後乳汁不通、　用天花粉炒黃爲細末每用二錢

以紅飯豆煎濃湯調服、每日服二次其乳流溢、
產婦氣血大虛無乳者、用　全當歸三錢　正川芎二錢
穿山甲炙　王不留各錢五　川木通五分　猪蹄一
隻煮藥以猪蹄爛為度、去藥服湯並蹄、立通、
產後陽氣虛寒、玉門不閉用　石硫黃　海螵蛸
北五味　等分共為末、摻患處日三易
產後玉門不閉、陰戶突出、　石硫黃三錢　兎絲子
吳茱萸各二錢　蛇床子一錢五　水一大碗煎至半碗
頻洗自收

產後擦破膀胱，不能小便而淋瀝。黃絲絹一尺（剪碎）　牡丹皮　鮮白芨（各一錢）　將丹皮、白芨研爲末，同黃絹用水一碗煮至絹爛，空心服之。服時不可作聲，作聲則不效。

○初誕救護

小兒初生或不能發聲，謂之夢生，多不知救，深爲可憫。切勿斷臍帶，速用明火將胞衣炙煖，使煖氣入兒腹，更以熱湯盪洗臍帶，卻取貓一隻，以布袋裹其頭足，使伶俐婦人拿住貓頭，向兒耳邊以口嚙貓耳猫必大叫一聲，兒即醒而開聲，方可燒斷臍帶。

又有因難產或冒風寒，舉之遲，兒氣欲絶不能啼者，亦以前法溫暖之，令暖氣入腹，氣回即甦，更令父母之真氣呵而接之。

凡斷臍帶，世俗皆以刀剪斷之，最爲不妥。但以大紙撚蘸香油，燃火於臍帶上燒之，令斷，蓋所以補接其陽氣，不但爲回生起死之良法，且後日無傷寒泄瀉之患。

初生腎縮，乃受寒氣所致，用硫黄、呉茱萸各三錢，研極細末，搗取葱汁調藥塗臍腹，另以蛇床子燒煙熏之即伸。

悶臍生者，兒糞門有一膜悶住，兒氣故不能出聲，拍之則膜破而叫矣。又有用輕巧婦人以銀簪輕輕挑破，爲甚便。或不能挑，急以暖衣緊包，勿令散放，以熱水浸其胞衣，寒天則以火炙之，久則熱氣入腹，而氣內鼓，其膜自破，聲自出。

又有生下無穀道者，乃肺熱閉於肛門，急以金銀或

曉明按字典無攙字本艸綱目蜜陀僧附方攙作擻

玉簪看其端的刺穿之或以火針刺穿但不可深

以油紙撚套住免其再合

兒初生下遍身如魚脬或如水晶破則流水以蜜它

參研細末攙之

初生遍身無皮俱是紅肉急以早米粉乾撲之候其

皮生則止

初生大小便不通腹脹危急者急令婦人口含熱水

吮兒之前後心并臍下手足心共七處每一處吮

吸七口以肉色紅赤爲止須臾即通 又方以葱

曉明按：挖者，與烏八切，挑探也。

汁人乳各半，調勻，抹兒口中，須臾即通。

初生不尿，以葱一根切碎，人乳半杯同煎，去葱取乳，分作四次服，即尿。不吮乳者服此，即吮乳。

○調燮

小兒初生，飲食未開，胃氣未動，廓然清虛之府，宜乘此時加意調燮，於兒未啼之時，令精巧婦女輕指探兒口，挖去污血，隨以甘草湯用軟帛裹指，蘸音贊湯拭去口中涎沫，然後看兒面色，若身面俱紅，唇舌紫赤，知其必有胎毒，每日用鹽茶，但不可太鹹以帛蘸洗其口、去其粘涎、日須五六次、此法至神至異、世所不知、蓋兒之胎毒藏於脾胃、口中多有粘涎、其馬牙鵝口、重舌木舌皆從此起、每日洗拭則毒隨涎去、病從何來、而且至簡至易、何忽視而不為、倘胎毒重者須洗過週歲方得、此有毒者之調燮也、倘兒面唇淡禜、此為胎寒、不可用茶、惟以淡薑湯洗拭、每日一二次足矣、蓋薑能開胃、而且和中、最切於時用者、至於古方之川黃連大黃朱砂輕粉開口之法、此時斷不可用、今時稟受十有九虛苦寒、尅削最不相宜。況嬰兒初誕，如蟄蟲出戸，草木萌芽，卒遇暴雪嚴霜，未有不爲其殭折者。以苦寒、而入初誕之口、亦若是也、每見三朝七日、必有肚疼哯乳、泄瀉夜啼之證、是皆苦寒、傷胃之害、其孰能知之、

或曰子言苦寒、不可用於初誕之口何以後之流瀊丹、及瀉青丸、有三黄大黄得無矛盾乎、曰彼胎毒已現、外證可憑有病病當、何大黄、之足畏、今初誕開口、未辨毒之有無、即使有毒、尚然未發深藏

囫字與戶忽切

潛伏聲臭俱泯。程鳳雛有言。正如閭閻無事時。未可執平人而誅之曰。爾將為寇也。以苦寒而開口。是誅平人也。毒發而畏苦寒。是有寇不誅。鄉原之仁。烏乎可也。

○臍風論證

臍為百風總竅。五臟寒門。道家謂之下丹田。為人身之命蒂。兒在胎時。口鼻未通呼吸。惟臍間真息隨母之呼吸為呼吸。及其下地。囫底一聲。氣通口鼻而胎元之一息。不復為用矣。遂寄於臍內一寸三分中虛一穴，左青右白，上赤下黑，中央黃色，八脈九竅經絡聯絡，爲眞息往來之路，坎離交會之鄉，凡脩鍊仙胎皆從此處立基，所以謂之命蔕，故小兒初生，惟臍之一係最重，斷臍之時，不可不慎，或剪臍帶太短，或結束不緊，致外風侵入臍中，或浴兒時牽動臍帶，水入生瘡，客風乘虛而入，內傷於腎，腎傳肝，肝傳心，心傳脾，脾傳肺，蘊蓄其毒，發爲臍風，其證面赤啼叫者心病，手足微搐者肝病，脣青口撮，痰涎壅塞者脾病，牙關緊急者腎病，啼哭

不止者肺病、五臟之證略見一二者猶可治、悉見者不治、

小兒初生、惟臍風爲惡候、其證有三、曰臍風、曰噤口、曰鎖肚、雖皆臍證、而寒熱自別、治者宜詳

一曰臍風、由斷臍後爲水濕風寒所乘、入於臍而流於心脾、令肚腹脹滿、吮乳口鬆、多啼不乳、此初起之時、速用火攻散之、若至氣息喘急、啼聲不出、或肚上青筋、吊疝作痛、此胎毒夾風邪入臟、外用火功、內服指迷七氣湯、方見二卷胎毒門　若肚臍青腫、撮口

不開、牙關緊閉、口吐白沫、爪甲青黑者皆不治、

一日噤口、其證眼閉口噤、啼聲漸小、舌上聚肉如粟米狀、吮乳不得、口吐白沫、大小便不通、遇此先看其上腭有點子、即以指甲輕輕刮破、以木香白蔻仁各五分、煎湯化下沆瀣丹、利動臟腑、氣順自愈

一日鎖肚、由胎中熱毒壅盛、結於肛門、大便不通、急令婦女溫水漱口、吮兒之前後心、併臍下及手足心共七處、凡四五次、外以輕粉五分研末、蜂蜜少許溫水調服、以通為度、如更不通、以葱白三四寸長

用油抹潤輕透穀道納入二寸許以通爲快若至七日不通者死

古人之論臍風皆謂由於水濕風冷所致予則以爲古論猶未盡也蓋臍風有內外二因有可治不可治之别外因者風濕所傷內因者稟父之眞陽不足也予嘗見一士産育十數胎皆男盡殤於七日內之臍風無一存者若謂外邪所傷何以獨傷此家之兒又豈無一兒能避之者此內因之顯而易見也凡男子之命門眞陽不足者右尺脈必細澁

無神生子必有臍風此予察之詳見之確非耳聞者比也其外因者病發於二三四五日之間病生於六腑故可治內因者必發於六七日之間病生於五臟故不可治曩者夏禹鑄有預防臍風之訣謂三朝一七看兒兩眼角黃必有臍風不知禀受厚者生下即滿面紅黃乃爲吉色誤認臍風其害不小此法不確惟令乳母每日摸兒兩乳乳內有一小核是其候也然乳內有核發臍風者固多而復有不發臍風者此法十有七八亦有一二三分不

確，但看小兒不時噴嚏更多啼哭吮乳口鬆，是真候也急宜治之蓋臍風之治，無一成法可遵雖有疎風攻下之法莫能濟急獨予異授燈火，無論臍風痙搐以及凶危險證，用藥不能挽回者，此火可以生之，人經效驗，未肯輕傳因見幼科不知火穴往往錯誤用之反致引動風邪，蔽固火毒，致兒身熱不退火毒內攻每多不救故不忍隱秘，盡行吐露以公諸世世之幼科治病輒曰剪風曰截風夫剪者邀遏之謂也截者堵塞之謂也以火功用於中宮任脈所行之地豈非堵遏其邪而犯闕門逐盜之戒乎不知風邪之在人身善行數變無形無聲欲除其害無如疏散條達而去之不使久羈於榮衛經絡則善矣如仲景之治傷寒而立汗吐下三法邪之在表者汗而散之邪之在上者吐而越之邪之深入者下而奪之總欲其邪盡而後已未聞有邀截之爲也今幼科不但不爲逐邪而反閉闔絶險阻其去路使邪氣進不可退不能猖狂躑躅欲其不倒刃相攻斬關逆犯者不可得也此皆

爲治者釀成之禍於邪何尤凡邪之傷人未有不從三陽而入驅除之法亦必使其從三陽而出故此火穴亦惟三陽有之蓋欲引其出表斷不使之入裏也敬爲圖說

請政

大方

○用火口訣

夫嬰兒全身燈火誠幼科第一捷法實有起死回生之功火共六十四燋陰符易數能疏風散表行氣

利痰、解鬱開胸、醒昏定搐、一切凶危之候、火到病除、用火之時、倘值寒冬、必於房中燃燒明火、使見不致受寒、燈草大小適中、以麻油染用、令老練婦人抱兒解衣去帽、從左耳角燃起、總依後之歌訣用之、凡用火不可姑息、勿謂火數太多、憫其難受蓋小兒受病、由其經絡凝滯、臟氣不舒、以火散之、正欲使其大叫大哭、方得臟氣流通、渾身得汗、榮衛宣暢、立時見功、此火暗合周天、不可減少、少則不效、若救臍風、非此不可、火穴圖歌並列於後、

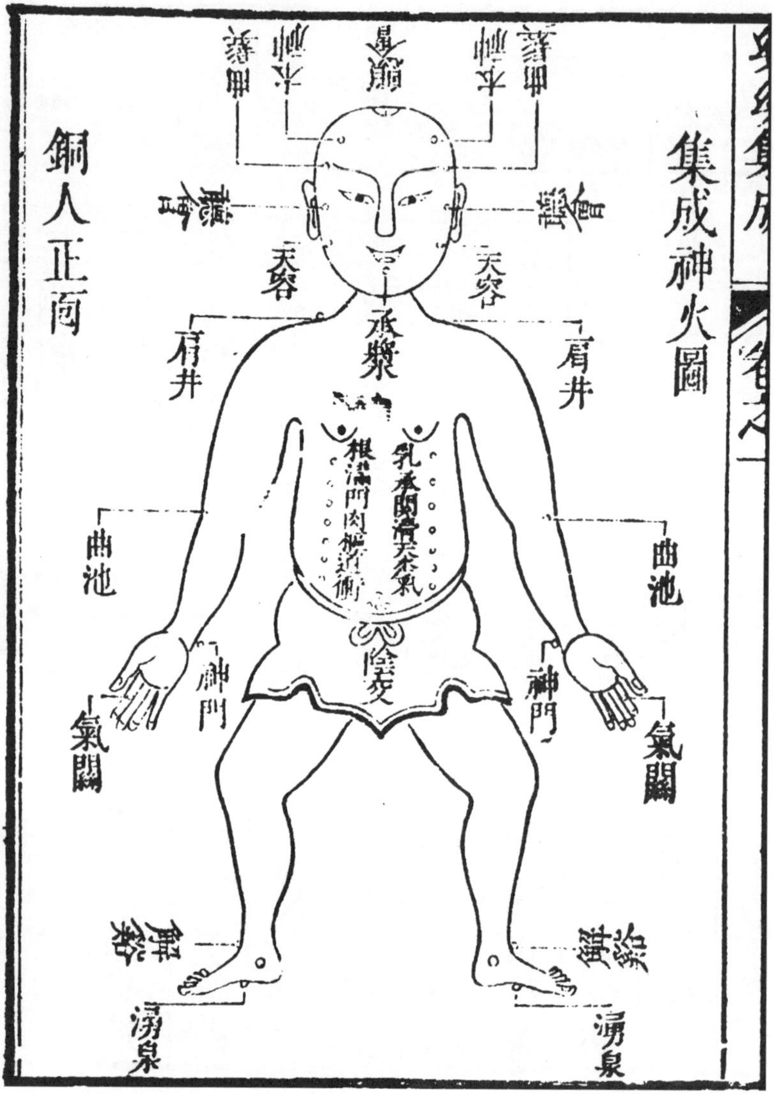

集成神火圖
銅人正面
天容
天容
承漿
肩井
肩井
曲池
曲池
神門
神門
陰交
氣關
氣關
解谿
湧泉
湧泉

銅人背面

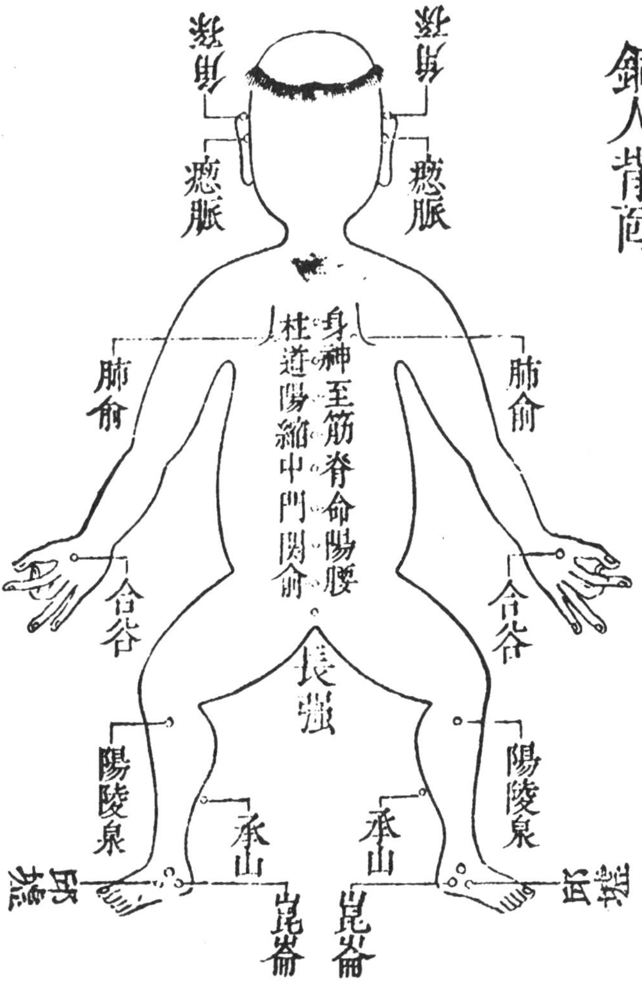

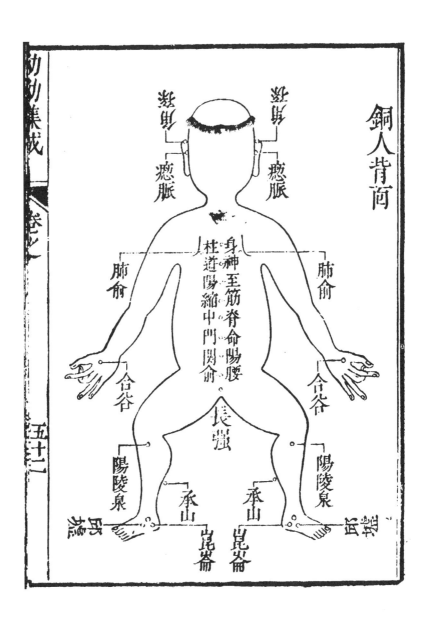

○集成神火歌

仙傳神火天然理、始自角孫瘛脈起、聽宮曲鬢本神旁次及天容仍右取、顖會承漿左肩井、曲池合谷諸邪屏氣關已過至神門、右亦如之皆可醒左乳根中七燋始、右亦如之何待商、臍下陰交續命關平平三點凶危止、脊中身柱至長強、肺俞陽陵承山崑崙解谿邱墟穴、湧泉右亦效之良

俞音怒

指明火穴

仙傳神火天然理，始自角孫懸脈起凡用燈火，無論男嬰女嬰，皆從左邊用起。角孫在耳尖上，懸脈在耳後根。聽宮曲鬢本神穴、次及天容仍右取聽宮在耳門前，曲鬢在鬢腳旁，本神在額角，天容在耳輪根下。左邊已完，右亦如此。顱會承漿左肩井，曲池合谷諸邪屏顱會即顖門，承漿在下唇。究究中有井，在肩上究究中，從左起，故曰左肩井。曲池在肘灣上廉屈縫處，合谷在虎口近叉骨處。氣關已過至神門，右亦如之昏可醒氣關在食指第二節，神門在掌後下廉銳骨之端，左完右亦如之。左乳根中七燋始，右亦如之何待臍、自左乳根下起，從上至下七燋止，右乳根亦如之。臍下陰交續命關，平平三點囟危止陰交在肚臍下半寸，用火三燋。脊中身柱至長强脾俞陽陵承山常身柱在項骨三節下從上至下九燋至長强穴止脾俞在兩飯匙骨縫中陽陵泉在膝外邊下三寸承山在脚肚盡處崑崙解谿邱墟穴湧泉右亦效之艮崑崙在外踝骨後解谿在繫鞋帶處邱墟在外踝骨前湧泉在脚底中心左脚焠完右亦如之

○宜用火者

一平素產子有臍風則胎胎不爽於產下第二日勿待其發先以此火散之百不失一

一胎嬰生下多啼不乳噴嚏呵欠吮乳口鬆是卽臍風作矣急以此火散之

一凡兒病面青面黑、扭項搖頭、仰身擦面、或眼青怒視、或左右斜視、或上下竄視、或兩目連劄、或頭項牽強、蹺舌露筋、噓風撮口、啼哭咬人、或手如數物、或兩手牽引、或兩足跳掣、忽擾忽亂、失張失志、但覺神情與常有異者、由從前表裏不清、將欲作痙、此火至妙

一傷寒已痙、角弓反張、眼目斜視、左右搐搦、并中惡客忤、癇證、與食填太陰、及一切風閉、火閉、痰閉、氣閉、乍然卒死者、此火最神、

一食傷脾胃，肚大青筋，於端午日午時用全身燈火，復於青筋開叉處以火截之，三叉一點，其肚自消。

一風寒、痰氣閉塞之證，此火實有神功。凡用燈火既完，候兒啼哭已定，即用金粟丹半丸，薑湯化服。服後以衣裹之，蒙其頭面，令之安卧片時，以復其神志，其病如失。

切忌火者

一小兒四時傷風感冒，身熱自汗，大小便調，唇舌如常，口不作渴，此表病輕證也，疎解之則愈。愚人妄

用是謂輕病重治反爲不祥
一小兒邪已入裏身熱面赤口渴大小便秘唇焦舌
紫眼紅或手足心熱夜熱焦煩舌上黃胎揚手擲
足撳衣揭覆此裏證內熱也清利之自愈不可用
火强用之不特不能使熱邪從裏以達表適足以
助熱而耗陰致身熱不退在夏秋燥令尤爲大忌
一小兒大病久病身體怯弱面目青黃唇舌白瑩搖
頭斜視昏睡露眼形骸消瘦聲息輕微自汗盜汗
或一切嘔吐瀉利痘麻瘡癰久瘧久嗽失血之後

精神疲倦、乳食減少、指紋沉細、六脈無神、此皆虛極之證、切忌火攻、慮其升散故也、

一切火熱消渴疳證、形骸黑瘦、毛髮焦枯、由陰虧血弱、虛熱所爲、誤用燈火、愈增其燥、慎之、

一燈火爲兒科切要、今醫家不特不明火穴、而併不辨寒熱虛實、不當用而用之、反爲大害、惟依以前辨法、則用之無不當矣、

附夏禹鑄臍風火圖

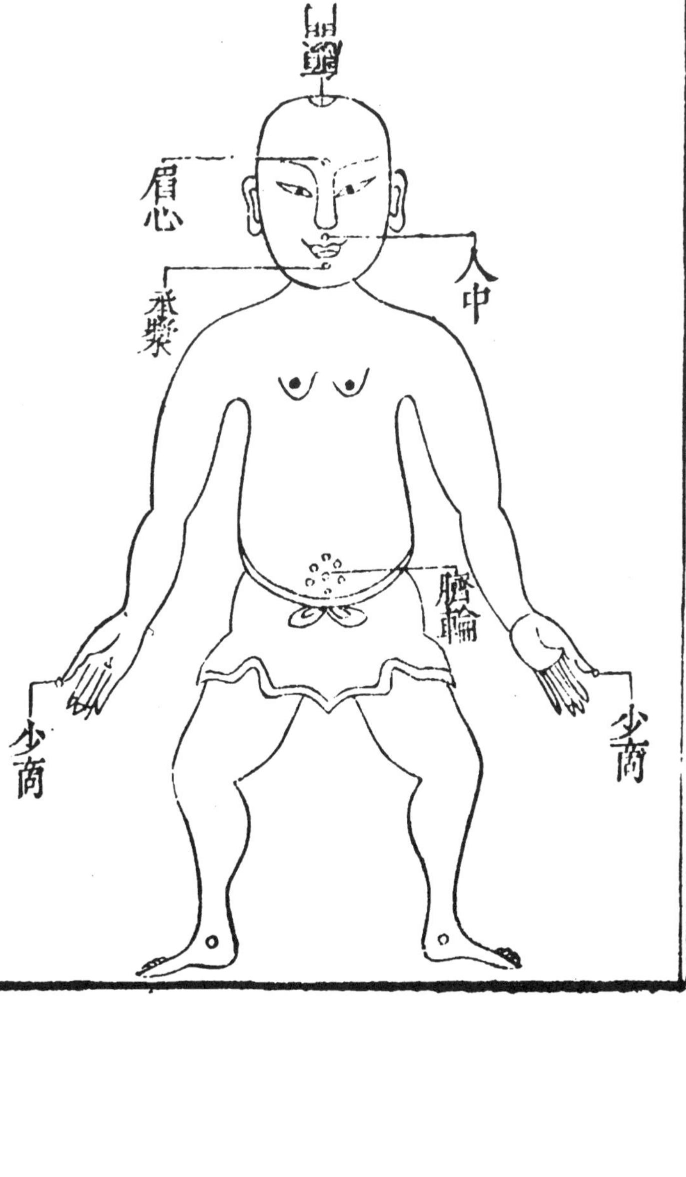

夏禹鑄曰、臍風初發、吮乳必口鬆、兩眼角挨眉心處
忽有黃色、宜急治之、治之最易、黃色到鼻、治之仍
易、到人中承漿、治之稍難、口不撮、微有吹噓、猶可
治也、至唇口收束鎖緊、舌頭强直、不必治矣、一見
眉心鼻準有黃色、即用燈火於顖門一燋、人中承
漿、兩手大拇指端少商各一燋、臍輪遶臍六燋、臍
帶未落、於帶口一燋、既落、於落處一燋、共一十三
燋、風便止而黃即退矣、
予按古今燈火、惟上全身火、有經有脈、有理有法

無有出其右者。第火穴多恐倉卒之際，在嫻熟者
不難，倘素未經練者，一時不能用。故附夏氏臍風
火於此，庶忙迫之際，可以濟急。此火亦曾經驗，第
不及全身燈火耳。
○回生艾火
以前全身燈火，皆爲實邪升散之用，併一切怪證莫
可名狀者，無不奏功。倘涉久病體虚，忽然精神潰
亂，人事昏沉，前火則爲不宜，須用回生艾火挽之，
葢此火能回散失之元陽，收歸氣海，固其根蔕，免

致離散其法以生薑切爲紙厚薄片大如指甲貼尾閭穴（脊骨盡處）命門穴（在腰脊間前正對臍）以艾絨揍緊如菉豆大安薑片上用火灸之每穴以三炷爲度灸完另以薑片貼臍下陰交穴如前灸之此火不特小兒可用凡男婦一切中風中痰氣厥陰證虛寒竭脫凶危之候咸宜用之有起死回生之功奉毋輕視

凡小兒中惡客忤以及痰閉火閉風閉乍然卒死即以全身燈火醒之倘一時未有其人即以大指掐

其人中穴病輕者一掐即啼哭而醒倘不應掐合谷又不應掐中衝若再不應其病至重則以艾丸如蘿蔔子大於中衝穴灸之火到即活蓋中衝一穴為厥陰心包絡之脈所出其經與少陰心臟相通此火一燃則心中惕然而覺倘此火全然不知則百中不能救一矣

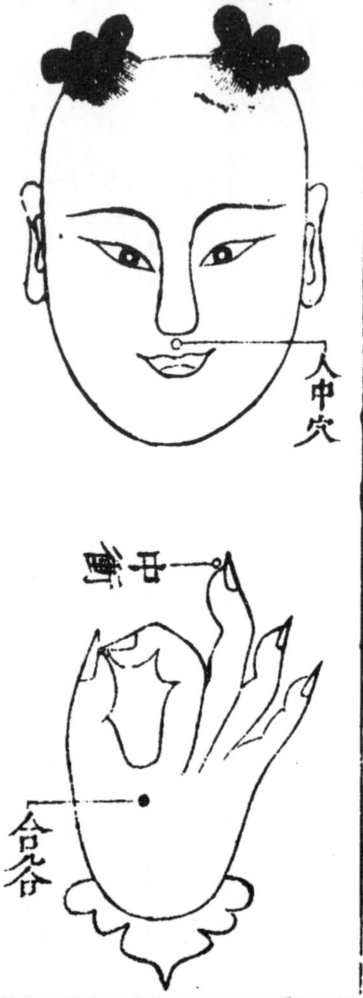

○入方

辰砂殭蠶散　治撮口臍風鎖肚、

鏡辰砂水飛五錢　直殭蠶炒一錢　天竺黃五分

蚌珠珍三分　真麝香一分

爲末每用少許蜜調抹兒口中、

龍膽湯　治身熱臍風撮口、

龍膽草　鈎藤鈎　北柴胡　片黄芩炒　京赤芍

炙甘草　芽桔梗　白茯苓各五分　川大黄紙包煨一分

大棗一枚水煎溫服、

治撮口　用牛黄一分研末、竹瀝調滴入口中、　又

方取蝎虎一箇即壁虎也裝瓶內、用朱砂細末亦入瓶

內、封其口月餘令食砂、取出其身赤色陰乾爲末

每一二分酒調下、

又方治撮口　用穿山甲用尾上甲三片羊油炙極黃色蝎稍七箇

共爲細末、入乳汁調塗乳上、令兒吮之、用厚衣包裹、須臾汗出即愈、

保生湯　治胎風鎖肚口噤、

北防風七分　陳枳殼五分　小橘紅四分　白茯神三分

荆芥穗三分　遠志肉四分　制南星五分　苦桔梗三分

炙甘草二分　燈心引

二豆散　治臍腫突、

紅飯豆　淡豆豉　天南星　鮮白蘞各一錢

為末、用芭蕉自然汁少加、香油、調藥敷臍四傍、得小便自下即愈、

龍骨散　治臍瘡

石龍骨煅一錢　真輕粉五分　川黃連一錢　枯白礬煅一錢　為末乾摻　一方用大紅羊絨燒灰、為末敷之效

○臍證簡便方

小兒初生犯撮口臍風、荷包風、鵝口風等項、并齒根邊生白點、名馬牙、啼哭不吮、乳即看口內堅硬之

處或牙根邊白點將針挑破出血濃煎薄荷湯磨京墨調勻以指攪過再以產母亂髮蘸墨滿口搽之仍用新青布蘸溫水展口即愈

小兒臍風撮口用完全生葱二根搗爛取汁又以直殭蠶三個炒去絲研極細末以葱汁調勻塗母乳頭上合兒吮之或灌兒口內亦可

小兒臍風撮口以艾葉燒灰填臍上以帛縛之若臍帶已落用蒜切薄片貼臍上以艾火灸之候口中有艾氣立愈

小兒噤風初生口噤不乳蟬蛻十四枚全蝎去尾毒

洗去鹽泥十四枚炒乾爲細末入輕粉三分每用

一匙乳汁調灌

小兒撮口但看舌上有瘡如粟米者是也以蜈蚣炙

焦研末敷瘡上

撮口噤風面黄色氣喘聲不出由胎氣挾熱流毒心

脾故令舌强唇青聚口發噤用直殭蠶二枚去嘴

畧炒爲末蜜調納兒口中

小兒十日內口噤不乳取大蜘蛛一枚去足炙焦研

細末入豬乳一小杯和勻分作三次徐徐灌之神

效無比

小兒臍瘡出血及膿用海螵蛸胭脂共爲末以油潤

瘡乃搽藥

○初生護持

嬰兒初生肌膚未實宜用舊絮護其背亦不可太煖

更宜數見風日則血氣剛强肌肉緻密若藏於重

幃密室或厚衣過煖則筋骨軟脆不任風寒多易

致病衣衫當隨寒熱加減但令背煖爲佳亦勿令

其汗出恐致表虛風邪易入乳哺亦不宜過飽所謂忍三分饑喫七分飽頻揉肚少洗澡皆至言也

又須令乳母預慎六淫七情蓋兒初生藉乳爲命善爲乳母者夏不欲熱熱則致兒吐逆冬不欲寒寒則致兒欬嗽怒乳則上氣顛狂醉乳則身熱腹痛新房而乳則瘦瘠交脛不能行新浴而乳則發吐傷神冷熱不調停積胸膈結爲痰飲遂成壯熱壯熱不已乃成風癎兒啼未定劇以乳哺氣逆不消因成乳癖有孕而乳致兒黃瘦肚大脚小名曰

魃音忌病，總之乳母能慎寒暑恚怒厚味炙煿，庶乳汁清和，兒不致疾，否則陰陽偏勝，氣血沸騰，乳汁敗壞，必生諸病，若屢服藥餌，則臟腑陰損，多變敗證，均不可不知。

初誕之時，有於頭額之前，髮際之間灸之，又有以燈火遍身燒之，彼以爲能截風路，不知適足以大開風門，益火功由兒有病，不得已而用之，無故而用，伐及無辜，諸病自兹始矣，戒之戒之。

凡浴時須調和湯水，試看冷熱，若不得所，令兒怖畏，况冬久浴則傷寒，夏久浴則傷熱。其浴兒當護兒背，恐風寒從背而入。

凡浣兒衣，不可露於星月之下，易惹邪祟。如偶失收，當用醋炭熏過方可衣之。有鳥名天地女，又名隱飛鳥，晝喜陰雨夜過，飛鳴徘徊。其鳥純雌無雄，善落羽毛於兒衣中，令兒作癎，不可不謹。

凡當春夏月間，宜令其地卧，使不逆生長之氣；如遇秋冬，宜就温和，使不逆收藏之令。

凡在春天，勿與護頂裹足，以致陽氣不舒，因多發熱。

即至年長下體勿令過暖葢十六歲前血氣方盛如日方升惟真陰未足下體主陰得清涼則陰易長過溫暖則陰易消故曲禮云童子不衣裘裳

夫人以脾胃爲主故乳哺須節節則調養脾胃過則損傷脾胃夏天忌熱乳冬月忌寒乳皆宜捏去之而後與之凡食後不可與乳乳後不可與食小兒脾胃怯弱乳食並進難於消化初得成積久則成癖成疳皆乳母不慎之過

凡寒則加衣熱則減衣過寒則氣滞而血凝澁過熱

則汗液而腠理疎、以致風寒易入、疾病乃生、更忌解脫當風、易於感冒、然風和日暖、又當抱出遊戲、如陰地草木、不見風日、未有能堅持者、又不可日置地間、令肚着地、以致脾宮受寒、腹痛泄瀉、慎之慎之、

○勿輕服藥

初誕之兒、未可輕藥、蓋無情草木、氣味不純、原非嬌嫩者所宜、且問切無因、惟凭望色、粗疎之輩、寒熱二字且不能辨、而欲其識證無差、未易得也、凡有

微疾不用倉忙，但令乳母嚴戒油膩葷酒，能得乳汁清和，一二日間不藥自愈，所謂不藥爲中醫，至哉言也。每見愚人見稍不快，即忙覓醫，縱達者或不致慌，疎略者惟以通套驚風藥治之，此無事之中生出有事，伐及無辜，病反致重。父母見其無效，是必更醫，卒無善手，相與任意揣度，曰風曰痰曰驚曰熱，前藥未行，後藥繼至，甚至日易數醫，各爲臆說，湯丸疊進，刻不容緩。嗟乎！藥性不同，見識各異，嬌嫩腸胃，豈堪此無情惡味擾攘於中，不必病

能傷人而藥即可以死之矣予每見不聽勸戒雜藥妄投者百無一救哀哉

馮楚瞻曰凡爲幼科稍宜參看方脉諸書蓋幼稱名曰啞科疾病痛苦勿能告人全賴治者細心詳察况幼科諸書理淺言略難明病源惟以小兒不節飲食爲執見最重消磨更以純陽之子爲定論恣投寒苦孰知易停滯者脾氣必虛若圖見小效於目前則便遺大害於日後况芽兒易虛易實言虛者正氣易於虛也言實者邪氣易於實也然邪湊

之實必乘正氣之虛若不顧正氣之虛惟逐邪氣之實其有不敗者幾希如寒傷榮也但溫養榮陰風傷衛也惟辛調衛氣但使榮衛和平而宣行則客邪不攻而自散使正氣自行逐賊則邪退而正氣安然如浮雲一過天日昭明也若當按與氣血無情之猛劑客邪雖散正氣亦傷乘虛之邪將接踵而至矣豈知正氣不至空虛邪必不能奏而為實至於云純陽者以無陰而謂乃群陽耳其陽幾何陰氣未全而復敗其陽將何以望其生長耶況

天地之氣化日薄男女之情性日瀉幼稚之禀受日弱有禀父之陽氣不足者多犯氣虚中滿有禀母之陰血不足者多犯陰虚發熱虚症則多犯腎虚內潰之證此皆先天不足所致近來比比皆然若徒效上古尅削寒凉如肥兒丸蘆薈丸之類則千中千死莫能挽也至云小兒陽火有餘不知火之有餘實由水之不足壯水以制陽光先賢至論服寒凉百不一生古哲格言以不生之藥投欲生之兒心何忍哉凡小兒脾胃自能消穀今偶有停

滯則脾胃受傷只健其脾胃而穀自化矣故方有助脾消化推揚穀氣者有真命門火衰生火補土者有一消一補者有以補為消者誠恐寬一分即耗一分元氣也夫人有生惟此一氣易虧難復何可輕耗況幼穉之真尤為易虧惟必根究先天之薄弱而從方脈諸書求源探本以為治斯能補救當代赤子元氣於後天便亦培植後代赤子元氣於先天而壽世於無疆矣若徒宗上古幼科淺略方論則猶灌溉樹木者不顧根本而惟洒潤枝葉

欲望其生長未之有也而況復加剗削者乎

○藥餌之誤 張景岳

小兒氣血未充一生盛衰之基全在幼時此飲食之宜調而藥餌尤當慎也今舉世幼科既不知此大本又無的確明見而惟苟完目前故凡遇一病則無論虛實寒熱但用海底兜法而悉以散風消食清痰降火行滯利水之劑總不出二十餘味一套混用謬稱穩當何其誕也夫有是病而用是藥則病受之無是病而用是藥則元氣受之小兒元氣

幾何、能無陰受其損、而變生不測、此當今幼科之
大病、而醫之不可輕任者、正以此也、又見有愛子
者、因其清瘦、每以爲慮、而詢之庸流、則不云痰火、
必云食積、動以肥兒丸保和丸之類、使之常服、不
知肥兒丸、以苦寒之品、最敗元陽、保和丸以消導
之物、極損胃氣、謂其肥兒也、適足以瘦兒、謂其保
和也、適足以違和耳、即如抱龍丸之類、亦不可輕
易屢用、予嘗見一富翁之子、每多痰氣、或時驚叫、
凡遇疾作、輙用此丸、一投而愈、彼時以爲神丹、如

此者不啻十餘次，及其長也，則一無所知，凝然一

癡物而已，豈非暗損元神所致耶？凡此尅伐之劑，

最當慎用，故必有真正火證、疳熱，乃宜肥兒丸及

寒涼等劑；真正食積脹滿，乃宜保和丸及消導等

劑；真正痰火喘急，乃宜抱龍丸及化痰等劑，即用

此者，亦不過中病則止，非可過也。倘不知此，而徒

以肥兒、保和等名，乃欲藉爲保障，不知小兒之元

氣無多，病已傷之，而醫復伐之，其有不萎敗者鮮

矣。

○看病訣

小兒初生、欲知其有病無病、以手捻其頭、摸其顖顖、不作聲者、爲無病、以手指探其口、雖發聲而從容啞指者、有病亦輕、若即發聲、不啞指者、面色青紅帶紫、或牙關緊急、不納乳汁、此落地受寒之甚、風邪入足太陽及足陽明而然也、須急治之、庶可平復、

一初生之兒、肥胖色嫩、目覺好看者、此其根本不堅、甚非佳兆、且最易感冒風寒、邪入腑者、近在第二

三日見之其證吐乳夜啼腹鳴此皆胎風之類然

證猶淺而易治宜用全身燈火十不失一

若邪之入臓遠在六七日見之此即臍風噤風撮口

風之候若口噤舌大痰壅者皆不治蓋病傳入臓

係心脾肺三經也此風氣甚盛無所發洩便形見

於喉口牙關聲音也

凡生下時身破裂者死陰囊白者死陰不起者死無

糞門者死股間無生肉者死開口如鴉聲者死粉

白花色者死皮肉不光者死泣不出聲者死舌如

豬肝色者死，面無彩色者夭，臍帶短大紫色者，夭

生下渾身銀白色者夭，生下有齒者，大凶，主傷父

母，不然必傷自身，生下未晷即撒尿者，殺父母，蕩

家產，在世終身勞苦。

○壽夭辨

頭者諸陽之會，髓之海也，凡兒頭角豐隆，髓海足也

背者五臟六腑俞穴，皆附於背，脊背平滿，臟腑實

也，腹者水穀之海，腹皮寬厚，水穀盈也，目為肝竅

耳為腎竅，鼻為肺竅，口為脾竅，七竅無闕，形象全

矣故知肉實者脾足、筋強者肝足、骨堅者腎足、不妄言笑者心足、不多啼哭者肺足、哭聲連續者肺實、不人眠睡者脾實、兼之脚健而壯、項長而肥、囊小而黑、根株固也、肌肉溫潤、營衛和也、而更肥妍如桃、髮黑似漆、表氣實也、小便清長、大便滋潤、裏氣實也、已上皆為壽相、其兒無病易養、

諸陽皆起於頭、顱破項軟者、陽衰於上、諸陰皆起於足、腨小脚蹝者、陰衰於下、鼻孔乾燥、肺枯、唇縮流津、脾冷、髮稀者血衰、項軟者柱折、青紫之筋散見

於面者、多病風熱兼之形枯、色夭者表虛瀉利無時者裏虛、瘡疥啼哭、及多笑語者、皆陽火妄動之候。已上皆爲夭相、其兒多病者難養、

凡聲音清亮者壽、有回音者壽、哭聲澁者病、散而無聲者夭、

五臟所屬

○靣色部位圖

○靣部形色賦

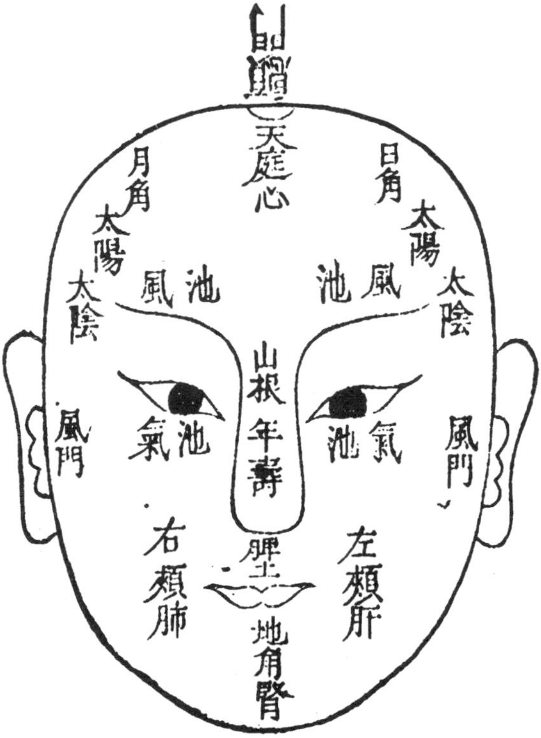

[illegible]明按据[illegible]文以恐[illegible]之訛

[illegible]明按据下文帶恐戳之訛

察兒形色先分部位、左頰青龍屬肝、右頰白虎屬肺、天庭高而離陽心火、地角低而坎陰腎水、鼻在面中、脾應唇際、紅色見而熱痰壅盛、青色露而肝風怔悸、如煤之黑爲痛中惡逆傳、以橘之黃食傷脾虛吐利、白乃疳癆、紫爲熱熾、青遮日角難醫、黑掩太陽不治、年壽赤光多生膿血、山根青黑頻逢灾異、朱雀貫於雙瞳、火入水鄉、青龍達於四白、肝乘肺位、洩痢而帶陽須防、咳嗽而拖藍可忌、疼痛方殷、面青而唇口撮、肝風欲發、面赤而目竄視、火光焰焰、外感風寒、金氣浮浮、中藏積滯、乍黃乍白、肝積連綿、又赤又青、風邪瘲瘛、氣之顖門成坑、血衰頭毛作穗、肝氣眼生眵淚、脾冷流涎滯頤、面目虛浮、定腹脹而上喘、眉毛頻蹙、必腹痛而多啼、左右兩頰似青黛、知爲客忤、風氣二池如黃土、無乃傷脾、風門黑主疝、青爲風、方廣光滑吉、昏暗危、手如數物兮肝風將發、面若塗硃兮心火燃、眉坐卧愛煖、風寒之入、伸縮就冷兮煩熱何疑、肚大脚小、脾欲困而成疳、口瞪口張、勢似危而必驚噫、五體以頭

爲尊一面惟神可恃況聲之輕重不同啼之乾濕頓異呵欠連綿知病之欲作乍然驚叫識火之將熾此察證之規繩學拳拳而不諼

此賦不出幼科之手蓋六朝時高陽生所作臨診辨證頗爲得理予經驗既久所以知其不誣今於字句未洽處特爲之更定並加以小註非敢妄添蛇足實爲初學之一助云

○辨色分註

察兒形色先分部位欲辨形之強弱堅脆色之夭澤枯榮必先分上下左右之部定

五行四象之位、然後按部察色、以定證之安危、左頰青龍屬肝、右頰白虎
屬肺、經曰左右者、陰陽之道路也、蓋五行之位、木旺在卯、金旺在酉、天地之氣、陽從左升、陰從
右降、故以左頰配肝、右頰配肺、非謂左頰即是肝、右頰即是肺、無過以生殺之理、配木金龍虎之位
以候其臟氣之強弱耳、天庭高而離陽心火、地角低而坎陰
腎水、周易以東震西兌南離北坎、定子午卯酉之四正、蓋後天之用、有形者無不由之、故以心
配離南之午火、於天庭、腎配坎北之子水、於地角、亦陽上陰下之義、第據其理而言之、非謂額上即
心、頦下即腎、竊笑幼科未識淵源、刻舟求劍、未可向癡人說夢也、鼻在面中、脾應
唇際、內經以鼻為面王、以其位居至中、內通呼吸、生死賴之、所以謂之中也、脾為中土、經曰中
央黃色、入通於脾、開竅於口、又曰脾胃者、倉廩之本、其華在唇四白、故曰脾應唇際、亦中州受納之

曉明按下左恐當作右

地也或問既五臟之經脈未行於面何以又從面
部而察五臟之證能無幻耶曰望色察證內經之
傳黃軒岐大聖天人之學後世莫能效法所以據
五行四象列以部位庶望色者有所憑依耳又曰
布列雖按五行恐內臟之氣不應察之何哉曰五
臟之脈資未行於面而藏象論曰十二經脈三百
六十五絡其氣血皆上於面而走空竅蓋人上下
九竅而七竅在面目二耳二鼻二口一故目為肝
竅耳為腎竅鼻為肺竅口為脾竅舌為心竅有此
諸竅而後三百六十五絡之氣皆通於面故曰氣
血走空竅由是按部察色以決其吉凶亦猶方脈
之兩手六部分左心小腸肝膽腎左肺大腸脾胃
命夫兩手惟一肺脈耳他臟何涉亦前哲按八卦
方位以手太陰一經巧分六部以候十二經臟氣
之盛衰然則脈之隱微莫覩者尚可候其成敗而
色之一望顯然者獨不可推其吉凶乎醫理至微
後賢奈毋忽略紅色見而熱痰壅盛青色露而肝風怔悸

此概言通面之色，通面為足陽明胃經所主，胃經鬱熱，面必淡紅，熱搏津液，定化為痰，而壅滯風邪衝併，面必見青，心神不安，則為怔忡驚悸。如煤之黑為痛，中惡逆傳，似橘之黃食傷，脾虛吐利，面見黧黑，至凶之候。奉而暴病乍見，實為中惡之徵，偶因惡毒之氣，從鼻而入，肺先受之，阻遏正氣，隧道不通，所以腹痛，邪盛不能自出，反致子乘母位而逆傳，如肺傳脾，脾傳心者是也。橘黃言其深黃也，脾司運化，乳食不停，何黃之有，由其運化失職，所以食填太陰，脾氣凝滯，故深黃上面，必致有吐瀉之虞。白乃疳癆，紫為熱熾，白屬肺氣，虛于傷累母，所以脾必困而為疳。紫為風熱熾經絡，受邪定化為壯熱而不已。青遮日角難醫，黑掩太陽不治。此下逐部分言之，諸書惜誤為口角，不知面部無口角之位，不但無此位，證亦全不符。蓋小兒中氣強者，唇不變色，中氣虛寒者，十有九青，此為常

候、非藥醫之證、今正之、日角左額也、猶日之東升
而爲青色遮蔽、爲木蔽陽光、病則必有疑難之慮
太陽左右兩額也、太陽爲衆陽之宗、屬火旺氣
色宜紅、今黑色掩映、將有水來尅火之象、定見傷
殘、故曰
不治、
年壽赤光、多生膿血、山根青黑每、多灾異、
年壽鼻梁也、爲氣之門戶、赤光侵位、肺必受傷氣
不流行、則血必凝滯、將有膿血之災、山根足陽明
胃脈所起、大凡小兒脾胃無傷、則山根之脈不現
倘乳食過度、胃氣抑鬱、則青黑之紋、橫截於山根
之位、必有延綿
啾唧、故曰灾異
朱雀貫於雙瞳、火入水鄉、青龍達
於四白、肝乘肺位、
朱雀赤脈也、雙瞳腎水也、赤脈
貫瞳、火乘水位、治宜瀉心補腎、
青龍肝木也、四白肺金也、白珠
見青、肝風侵肺、治宜保肺平肝、
瀉痢而戴陽須防
咳嗽而拖藍可忌、
瀉屬脾病、痢屬腎病、脾腎兩臟
既傷、先後二天並弱、面宜憔悴

今反面見紅赤知為虛陽上泛故曰須防咳嗽肺
病也青者肝色也由其肺氣已虛肝無所畏木乘
金位恐其生火以
尅金故曰可忌、疼痛方殷面青而唇口喎肝風
欲發、面赤而目竄視疼痛腹痛也寒氣侵脾內臟
無火一派陰冷阻抑陽和故
面青而唇嘬也竄視日直視也幼科指為肝病其
實太陽經本證蓋太陽之脈繫目上網血虛受寒
則上網緊急故目直視今指為肝風必用風
藥耗其津液反成不救能知養血其病自瘳火光
焰焰外感風寒金氣浮淫中藏積滯通面火光風
寒傷胃陽明
拂鬱表未解也黃色滿面食
傷脾也運化無功人成積也作黃作白疳積連綿
又赤又青風邪凝戀黃為脾虛白為肺弱脾肺俱
傷無氣以運乳食難消壅則
為積火則為痰赤為火色青為風色風火相
爍榮血枯燥筋脈牽强甚則搐搦而為痙矣氣之

焕明按：据上文，忤客恐倒。

顖門成坑，血衰頭毛作穗，小兒禀受精髓不足者，
十日腦髓未充，賴氣以
充之。今大病之後，中氣下陷，安保其顖不成坑耶？
髮乃血之餘，血榮則髮黑。今頭毛如草之穎，知其
榮血枯。肝氣眼生眵淚，脾冷流涎滯頤，眼屬肝，肝
焦也。氣實則眵
乾硬，肝氣虛則眵膠粘。寒傷肝則淚冷，熱傷肝則
淚熱。脾主涎，脾氣虛冷，不能收攝，故津液妄泄而
滯於頤間，誤爲
脾熱，禍不旋踵。面目虛浮定腹脹而上喘，眉毛頻
蹙必腹痛而多啼。脾肺兩虛，中宮寒肅，以致氣不
歸源，反逆血之上，則上氣喘急。
面目虛浮，因知其內必腹脹。小兒知識未開，於七
情六欲毫不相關，何頻蹙之有？亦因臟寒腹痛，所
以不時啼叫，面
頻蹙不樂也。左右兩頰似青黛，知爲忤客；風氣
二池如黃土，無乃傷脾。左右兩頰俱青，客忤之證
由小兒神氣怯弱，陽和未

充外邪客氣得以乘之，從鼻而入，忤其正氣，則口吐青黃白沫，面色變異不常，腹痛喘急者是也。風池氣池眉上眼下也。風池屬肝，氣池屬胃。如黃土之色，由木勝土復，所以眞臟色見。風門黑主疝，青爲風，方廣光滑吉，昏暗危。風門耳前也，少陽經所主，黑則爲寒爲疝，青則爲燥爲風，方廣眉稍也，亦少陽所主，光亮則吉，昏暗則危。手如數物兮肝風將發，面若塗朱兮心火燃眉。邪熱傷神，手如數物，謂十指伸不定，如數物之狀，速宜疎解熱邪，斷無肝風之發。淡紅爲陽明胃經表熱，深紅爲少陰心經裏熱。面若塗朱，知爲心熱，心不可瀉，惟瀉小腸，丙火一清，丁火自息。坐臥愛煖風寒之入，伸縮就冷煩躁何疑。凡小兒偎入母懷藏頭窩隱，欲人懷抱者，必惡風寒也。由風寒初入，未能化熱，所以坐臥愛煖；邪已入裏則擲衣揭覆，揚手露面，偃胸仰臥，口渴燥煩，由

其內外皆熱所以欲就清涼肚大腳小脾欲困而成疳目瞪口
張勢似危而必斃脾不運化而肚大肌肉消削而腳小益脾主肌肉由其乳食失節所以脾困而成疳膀胱絕而目瞪脾憊氣絕而口張其勢已危必無可生之理噫五體以
頭爲尊一面惟神可恃況聲之輕重不同啼之乾
濕頓異呵欠連綿知病之欲作忽然驚叫識火之
將熾此察證之規繩孝拳拳而不諼頭爲元首故以爲尊而分
五位惟神是賴神存則生神亡則死蓋指眼光而言也況聲有輕重啼有乾濕安得無辨此聲微者知其氣不足聲壯者知其氣有餘哭而無淚者實哭而多淚者虛呵欠連綿爲陰陽交引升降不前知其病之將至忽然大叫則知火熱熾神必有壯熱之證倘能依此辨證亦猶工之有規矩樂之有

六律是則是效是究是圖
自不致有望洋之歎矣

○一審顔色苗竅知表裏之寒熱虛實

夏禹鑄曰望聞問切固醫家之不可少一者也在大方脈則然而小兒科惟以望爲主問繼之聞則次而切則無矣經云切而知之之謂巧夫小兒以脈未全切之無可切而巧亦無所用其巧問而知之之謂工小兒於未言時問之無可問即於能言者問之多不以實對是問不必問而工亦無所用其工聞而知之之謂聖小兒初病時聲音或不失其

晓明按字異、嚮與響同

常、至病人而氣喪、氣喪而聲失、聞之無可聞、而聖又何所見其聖、况書曰哭聲不嚮赴陰君、而亦有不赴陰君者何、無非疑其聲而不得肺之絕與不絕故也、吾故曰以望為主、曰五臟之屬、體隱而理微、望從何處、曰體固隱矣、而發見於苗竅顏色之間者、用無不周、理固微矣、而昭著於四大五官之外者、無一不顯、中庸所謂費而隱微之顯者、不可引之相發明哉、故小兒病於內、必形於外、外者內之著也、望形審竅、自知其病、按病用藥、見效之速未有不如響之應聲者、內有臟曰心、曰脾、曰肺、曰腎、曰肝、五臟不可望、惟望五臟之苗與竅、舌乃心之苗、紅紫心熱也、腫黑心火極也、淡白虛也、鼻準與牙床乃脾之竅、鼻紅燥脾熱也、慘黄脾敗也、牙床紅腫熱也、破爛胃火也、唇乃脾之竅、紅紫熱也、淡白虛也、黑者脾將絕也、口右扯肝風也、左扯脾之痰也、鼻孔肺之竅、乾燥熱也、流清涕寒也、耳與齒乃腎之竅、耳鳴氣不和也、耳流膿腎熱也、齒如黄豆腎氣絕也、目乃肝之竅、勇視而睛轉者風也、直視而睛不轉者、肝氣將絶也、以目分言之、又屬五臟之竅、黑珠屬肝、純見黄色、凶證也、白珠屬肺、色青、肝風侮肺也、淡黄色、脾有積滯也、老黄色、乃肺受濕熱證也、瞳人屬腎、無光彩、又兼發黄、腎氣虚也、大角屬大腸、破爛、肺有風也、小角屬小腸、破爛、心有熱也、上胞屬脾、腫則脾傷也、下胞屬胃、青色、胃有風也、睡而露睛者、脾胃虚極也、面有五位

五臟各有所屬、額屬心、離火也、左腮屬肝、震木也、右腮屬肺、兌金也、口下屬腎、坎水也、鼻準屬脾、坤

土也，五臟裏也，六腑表也，小腸心之表，小便短黃

澁痛，心熱也；清長而利，心虛也。胃乃脾之表，唇紅

而吐，胃熱也；唇慘白而吐，胃虛也；唇色平常而吐，

作傷胃論。大腸肺之表，閉結，肺有火也；肺無熱而

便秘，血枯也，不可攻下；脫肛，肺虛也。膽乃肝之表，

口苦，膽火也；聞聲作驚，肝虛也。膀胱腎之表，筋腫

筋痛，腎之寒氣入膀胱也。面有五色，一曰紅，紅病

在心，面紅者熱。一曰青，青病在肝，面青者痛。一曰

黃，黃病在脾，面黃者脾傷。一曰白，白病在肺，面白

者中寒一日黑黑病在腎面黑而無潤色腎氣敗也望其色若與於平日而苗竅之色與面色不相符則臟腑虛實無有不驗者矣

○簡切辨證

小兒熱證有七

面腮紅　大便秘　小便黃　渴不止　上氣急

足心熱　眼紅赤　此皆實熱證忌用溫補

小兒寒證有七

面皝白　糞青白　肚虛脹　眼珠青　吐瀉無熱

足脛冷　睡露睛　此皆虚寒、总用興涼、

○五臟所屬之證

肝者足厥陰木也、實則目赤大叫、呵欠頓悶、虚則呵欠咬牙、有風則目連劄、有熱則目直視、成痫則白膜遮睛、主怒則性急大叫哭、甚則卵腫、熱則大小便難、手尋衣領、手亂捻物、甚則撮空摸床、此喪魂病也、兒病時目睛視物不轉、或目合不開、或目開不合、或哭而無淚、或不哭淚出、皆肝絶也、

心者手少陰火也、實則叫哭發熱飲水、虚則困卧悸

動不安心血足則面色紅潤易養心血虧則面色昏黯難養熱甚則津液乾而病渴神亂而卧不安喜伏臥舌破成瘡又爲重舌木舌舌出不收之病凡病丹瘤斑疹龍纏虎帶蟲疥瘰癧皆心之證也如心病久汗出髮潤或舌出不收恭痞不語或神昏潰亂或斑疹變黑此皆心絶也

脾者足太陰土也爲水穀之海實則困睡身熱飲水虛則吐瀉生風傷濕則爲腫爲脹爲黄爲吐瀉故脾痛則腹痛脾疳則肚大青筋脾熱則口臭唇瘡

飲食不爲肌膚、吐舌弄舌、口乾飲水、寒則口角流涎、謂之滯頤、氣不和則口頻撮、虛則肉削而瘦、不喜飲食、傷食則成積、積久則成癖、成癖如脾久病、大肉消削、肚大青筋、或遍身虛腫、或吐瀉不止、飲食不入、或多食而瘦、或蟲出於口、或唇蹇而縮、皆脾絕也、

肺者手太陰金也、實則悶亂喘促、虛則哽氣長出、經曰寒傷肺、由兒之衣薄受寒也、經曰熱傷肺、由兒之衣厚鬱熱也、寒熱傷肺、則氣逆而爲喘爲咳、肺

受風則噴嚏而流清涕，受寒則鼻塞呼吸不利，受熱則鼻乾或爲衄血，成瘡則鼻下赤爛，喘不止則面腫，咳不止則胸骨高謂之龜胸，燥則渴不止，好飲水謂之膈消。如肺久病，咳嗽連綿，喘息不休，或肩息，或龜胸，或欬血不止，或鼻孔黑燥，或鼻孔開張而喘，或瀉利不休，大孔如筒，或面目虛浮，上喘氣逆，皆肺絶也。

腎者，足少陰水也。虛則目畏明，目中白睛多，其顱即解，色㿠白，骨髓不滿，兒必畏寒，多爲五軟之證，尻

骨不成則坐遲髁骨不成則行遲陰陽不足則齒
遲血脉不榮則髮稀心氣不足則語遲熱則耳中
出膿生瘡如腎病久身下寒目中如見鬼狀或骨
痿弱臥不能起或二便遺失此腎敗也

○變蒸辨

幼科謂嬰兒生下三十二日爲一變六十四日爲一
蒸變者變生五臟蒸者蒸養六腑長氣血而生精
神益智慧也積五百七十六日而畢凡遇變蒸必
身有熱或有驚惕而口面唇舌俱不變色身熱或

重輕、而精神與常無異、口中氣出溫和、三四日間自愈、或有熱不退、乳母宜服小柴胡則安、此猶爲幼科中傑出者之言也、乃收其變蒸方中、有用福銀丸之巴豆水銀黑鉛京墨麝香之類、而峻下之者、夫既曰長氣血、生精神、益智慧、惟宜助其升生可也、顧且用毒劣滅其化元、不幾於非徒無益而又害之耶、據其說以周天三百六十五度應人身三百六十五骨節、內除手足四十五、餘骨外止三百二十數、以生下一日主十段、十日百段、三十二日則三百二十日為一變，而以天一生水，地二生火為次序，則一變腎，二變膀胱，三變心，四變小腸，五變肝，六變膽，七變肺，八變大腸，九變脾，十變胃，雖無實據，而理有可取，即令以此為準，亦見確然不易之法，乃又有以木火相生為言者，則似為一肝，二膽，三心，四小腸，五脾，六胃，七肺，八大腸，九腎，十膀胱矣，復有以木金相尅為言者，則又為一肝，二膽，三肺，四大腸，五心，六小腸，七脾，八胃，九腎，十膀胱矣。夫小兒臟腑骨度，生來已定，毫不可以移易者則變蒸應有定理、今則各逞已見各爲臆說然則臟腑竟可以倒置骨度亦可以更張是非眞僞、從何究詰謂天一生水者爲是、則木火相生、木金相尅者非矣、謂木火相生、木金相尅者爲是、則天一生水者非矣、徒滋葛藤迄無定論將使來學何所適從所奉變蒸非病、可任其顛倒錯亂假使變蒸爲病、率宜依經用藥者豈不以脾病而治腎、膀胱病而治胃乎總之此等固執之言、不可爲訓、蓋天地陰陽之理、數可限而不可限、如五運六氣爲一定不易之規而有應至不至不應至而至往來勝復主客加臨有應不應之殊天地尚且如斯而况嬰兒之生風土不侔賦稟各異時合有差膂藜非一而以此等定局以限其某時應變某時應蒸乎臨證四十餘載從未見一兒依期作熱而變者有自生至長未嘗一熱者有生下十朝半月而常多作熱者豈變蒸之謂乎凡小兒作熱總無一定不必拘泥後賢毋執以爲實而以正病作變蒸遷延時日悞事不小但依證治療自可生全

張景岳曰小兒變蒸之說古所無也至西晉王叔和始一言之自隋唐巢氏以來則日相傳演其說益繁然以予觀之則似有未必然者何也蓋兒胎月足離懷氣質雖未成實而臟腑已皆完備及既生之後凡長養之機則如月如苗一息不容有間百骸齊到自當時異而日不同豈復有此先彼後如一變腎二變膀胱及每變必三十二日之理乎又如小兒之病與不病余所見者治者蓋亦不少凡屬違和則不因外感必以內傷初未聞有無因而

病者豈真變蒸之謂耶又見保護得宜而自生至長毫無疾病者不少抑又何也雖有暗變之說終亦不能信然余恐臨證者有執迷之誤故道其愚昧若此明達者以爲然否

幼幼集成卷之一終

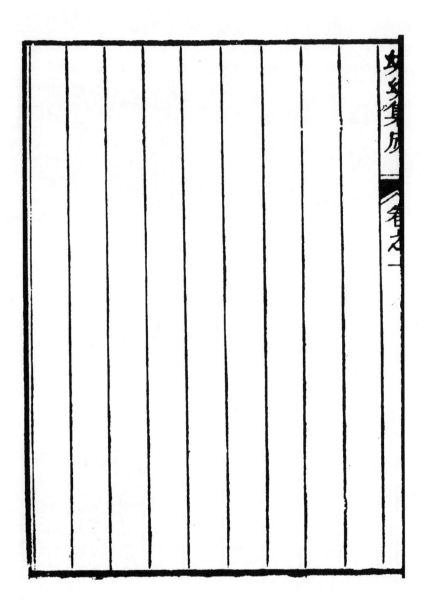

鼎鍥幼幼集成卷之二

羅浮陳復正飛霞氏　輯訂
廬陵劉　勲宋孟氏　校正
遂陽周宗頤虛中氏　參定

○胎病論

兒之初生有病亦惟胎弱胎毒二者而已矣胎弱者禀受於氣之不足也子於父母一體而分而禀受不可不察如禀肺氣爲皮毛肺氣不足則皮薄怯寒毛髮不生禀心氣爲血脉心氣不足則血不華

色而無光彩受脾氣爲肉脾氣不足則肌肉不生手足如削受肝氣爲筋肝氣不足則筋不束骨機關不利受腎氣爲骨腎氣不足則骨節軟弱久不能行此皆胎禀之病隨其臟氣而求之所謂父强母弱生女必羸父弱母强生兒必弱故小兒有頭破顱解神慢氣怯項軟頭傾手足痿軟齒生不齊髮生不黑行住坐立須人扶掖者此皆胎禀不足之故也

胎毒者即父母命門相火之毒也命門者男子以藏

精女子以繫胞道家謂之下丹田也夫二五之精妙合而凝純粹之精鎔液而成胎淫佚之火蓄之則爲胎毒矣蓋人生而靜天之性也感物而動人之欲也成胎之後其母之關係尤緊凡思慮火起於心恚怒火生於肝悲哀火鬱於肺甘肥火積於脾淫縱火發於腎五欲之火隱於母胞遂結爲胎毒凡胎毒之發如蟲疥流丹濕瘡癰癤結核重舌木舌鵝口口瘡與夫胎熱胎寒胎搐胎黃之類是也更如一七之臍風百日之咳嗽半歲之眞搐一

過之流丹、此又毒之至酷至烈而不可解者也、

胎寒、者母娠時患熱病多服寒凉之藥、又或過飡生冷、令兒受之、生後昏昏多睡、間或哯乳瀉白、此內因也或百日之內忽病戰慄口冷手足踡曲不伸、腹痛啼叫不止此生後受寒得之、治宜温散、指迷七氣湯、助胃膏爲佳、

胎熱者、母娠時喜食辛熱炙煿之物、或患熱病、失於清解、使兒受之、生後目閉面赤、眼胞浮腫、弩身呢呢作聲、或啼叫驚煩、遍身壯熱、小便黃澁、此胎熱

也若不早治，則丹瘤瘡癩由此而至，宜集成沉凝丹，徐服解之，以平爲度。

胎搐者，母娠時曾因驚恐，氣傳於子，生後頻頻作搐，其後身熱面青，手足搐掣，牙關緊閉，腰直身僵，睛邪目閉，多啼不乳，此乃胎癇不治之證。如因身有熱而作者，必先啼叫，雖曰胎病，由外因也，宜天麻丸，後以六味地黄湯滋其化源，久服自愈。

盤腸氣者，幼科稱内吊者是也，皆因胎氣欝積，壅結榮衛，五臟六腑，無一舒暢，其氣不能升降，築盬腸

胃之間、抵心而痛、其聲轆轆如猫吐惡、乾啼口開、手足皆冷、宜疎散通氣、調中散、及木香丸、

臍突者、小兒多啼所致也、臍之下爲氣海、啼哭不止則觸動氣海、氣動於中、則臍突於外、其狀突出光浮如吹起者、捏之則微有聲、用亂髮燒灰枯礬等分爲細末、敷突臍上、以膏藥貼之自消、

不乳者、小兒生下三二日間、忽然不乳、當詢問之、勿以不乳作臍風治、蓋臍風有多啼撮口之證、此則無之、但不乳耳、有吐乳乳之又吐者、或因拭口不

淨惡穢入腹也宜用檳榔木香甘草煎湯與服如
啼哭不乳者腹痛也亦胎寒之證宜木香丁香乳
香當歸甘草煎湯與服如無已上諸證無故不乳
宜問其母之乳汁多少乳多者傷乳也宜少節之
不久自思乳矣乳少者必有他證細心察之
胎黄者兒生下面目渾身皆黄如金色或目閉身上
壯熱大便不通小便如梔子汁皮膚生瘡不思乳
食啼哭不止此胎中受濕熱也宜茵陳地黄湯母
子同服以黄退為度

胎肥者、兒生下遍身肌厚、肉色通紅而色亦紅、而黑睛多、時時生痰、自滿月以後、漸漸肌瘦、五心熱而大便難、白睛粉紅色、此名胎肥、是亦在胎時、母食甘肥濕熱太過、流入胞中、以致形質虛肥、血分壅熱也、加減大連翹飲、外以浴體法浴之、

胎怯者生下面無精光、肌肉瘦薄、大便白而身無血色、目無精彩、時時哽氣多噦者、此即胎怯也、非育於父母之暮年、即生於產多之孕婦、成胎之際、元精既已澆漓、受胎之後、氣血復難長養、以致生來

怯弱若後天調理得宜者十可保全一二調元散助之、

○入方

指迷七氣湯

一切腹痛寒熱多啼不乳等證皆由陰陽不升降氣道壅塞而然並宜此方凡人身內之氣呼吸出入無刻不與天道陰陽之氣通故六淫外襲則感而致病翕受之理也內氣閉塞則天道不通升者不升降者不降寒熱由此而生也是方疏利臟腑

神化無方昆宜領會

廣陳皮　杭青皮　藿香葉　苦桔梗　蓬莪蒁

香附米　法半夏　上肉桂　公丁香　益智仁

老生薑　大紅棗　炙甘草

右㕮咀水二碗煎至一碗母子同服

助胃膏

治胎寒內釣胃氣虛弱胸脇脹滿哯乳便青

白豆蔻　肉豆蔻麪包煨去油　官揀參　廣木香各五錢　公丁香三錢　藿香葉　雲茯苓　漂白朮土炒

眞青桂　西砂仁　炙甘草各一兩　廣陳皮一兩二錢

洋沉香二錢　懷山藥五兩

爲末，蜜丸芡實大，每一丸，炒米湯化服。

集成沉瀣丹 音亢。瀣，北斗夜半所降之甘露也

治小兒一切胎毒，胎熱，胎黄，面赤目閉，鵝口，口瘡，重舌，木舌，喉閉，乳蛾，渾身壯熱，小便黄赤，大便閉結，麻疹斑瘭，遊風癬疥，癩，流丹，癮疹，痰食風熱，痄腮面腫，十種火丹，諸般風搐，並皆神效。

此方古書未載，得之異授，徵似古之神芎丸，近有

能者妙出化裁而增損之遂爲幼科有一無二之神方作三焦之主治蓋凡臟氣流通者必不鬱滯或受毒於娠前或感邪於誕後遂爾中氣抑鬱則見以前諸證方內所用黄芩清上焦之熱黄栢清下焦之熱大黄清中焦之熱又藉其有推陳致新之功活血除煩之力能導三焦鬱火從魄門而出猶慮苦寒凝滯復加檳榔枳殼之辛散爲行氣利痰之佐使川芎薄荷引頭面風熱從高而下趨連翹解毒除煩赤芍調榮活血牽牛利水走氣分而

舒鬱，滑石清潤，抑陽火而扶陰，又能引邪熱從小便而出。用治以前有餘諸證，應如桴鼓。予生平最慎攻伐，惟此方用之最久，功效莫能殫述，眞濟世之良方也。

杭川芎九錢酒洗　錦莊黃九錢酒蒸　實黃芩九錢酒炒

厚川柏九錢酒炒　黑牽牛炒取頭末六錢　薄荷葉四錢五分

粉滑石水飛六錢　尖檳榔七錢五分童便洗晒　陳枳殼四錢五分麩炒

淨連翹除去心隔取淨六錢　京赤芍六錢炒

右十一味，依方炮製，和勻，焙燥，研極細末，煉蜜爲丸，如芡實大，月內之兒每服一丸，稍大者二丸，俱用茶湯化服。乳母切忌油膩，但覺微有泄瀉，則藥力行，病即減矣。如不泄，再服之，重者每日三服，以愈爲度。此方斷不峻厲，幸毋疑畏。惟胎寒胎怯，面青白者忌之。

天麻丸　治胎搐，先以此丸通其經絡，次服地黃丸。

明天麻（薑製）　法半夏　北防風　川羌活

牛膽星　直殭蠶　北全蝎（各五錢）

爲末，蜜丸芡實大，每一丸，鈎藤湯下。

六味地黄丸

即仲景所製金匱地黃丸、原治腎水虧損、小便淋瀝、頭目眩暈、腰腿酸軟、陰虛發熱、自汗盜汗、憔悴瘦弱、精神疲困、壯水之主、以制陽光、此方是也、錢仲陽以之治小兒胎怯、禀受先天不足、併肝疳白膜遮睛、瀉血失音、身瘦瘡疥、腎怯語遲、解顱行遲等證、

薛立齋又以治小兒肝經血虛燥熱、腎經虛熱作渴、小便淋秘、痰氣上壅、或風客淫氣、瘰癧結核、或

四肢搐搦，眼目瞤動，或欬血吐血，頭目眩暈，或咽喉燥痛，口舌生瘡，或稟腎不足，解顱失音，五遲五軟，腎疳肝疳，凡腎肝不足之證，皆宜用此以滋化源，其功不能盡述。

予按錢薛二翁，能用此方，治小兒先天不足，誠卓然有識者，予所敬佩，奈今之小兒體質，元氣更不及前，古以地黃丸爲補劑，今則實爲凉劑矣，此藥用於陰虛枯燥者，誠爲得宜，倘兒肌肥而白，脾弱多痰者，服此必致臟腑變生他證，其害不小，非方

之不良由今禀受愈薄也予故為之斟酌其炮製必使地黄陰凝之質稍近陽和不致沉寒沍滲始能免臟腑損脾之患矣

大懷地四兩以西砂仁一兩不必搥碎生薑二兩切片縫一小夏布袋盛此二味同地黄入砂鍋以水煮兩晝夜方入好酒煮一晝夜以地黄爛為度取起其袋不用以地黄搗膏聽候

白雲苓二兩乳汁蒸晒　懷山藥二兩乳汁蒸晒　淨棗皮二兩炒研

粉丹皮一兩酒炒　宣澤瀉一兩鹽水炒焦

右依炮製和勻一處焙燥研為細末和前地黄膏少加煉蜜石臼內杵勻重一錢一顆半週一歲者

每用一丸三五歲者二丸俱空腹鹽湯化下倘丸
一時未備即以前藥十分之一但宜炮製不可生
用水煎服之名六味地黃湯功效更捷

調中散 治嬰孩盤腸氣腹內築痛

青木香 川楝子 明沒藥 白雲苓 上青桂
杭青皮 萊菔子 陳枳殼 尖檳榔 炙甘草
等分入葱白二莖鹽一錢水煎空心服

茵陳地黃湯

治初誕小兒面目渾身其黃如金胎中受濕熱也

懷生地　京赤芍　正川芎　大當歸　天花粉

赤茯苓　結豬苓　茵陳葉　宣澤瀉

諸藥隨時定分兩水煎母子同服

大連翹飲　治胎肥解熱毒

淨連翹　瞿麥蕙　白滑石　牛旁子　車前子

川木通　北防風　炒梔仁　片黃芩　京芥穗

大當歸　北柴胡　京赤芍　淨蟬蛻　炙甘草

竹葉十片燈心十莖水煎熱服

浴體法　治胎肥

明天麻二錢　淨全蝎去毒　箭硃砂各五分　烏蛇肉酒浸

枯白礬　洋青黛各三錢　眞麝香一分

共研勻、每用三錢、水三碗、桃枝一握、同煎十沸、溫熱浴之、但勿浴背、

調元散　治胎怯、

揀人參　漂白朮　白茯苓　化橘紅　大當歸

甘枸杞　炙甘草各二錢　陳粳米三合

爲末每服二三錢龍眼煎湯調下、

八味地黃丸　治禀受先天不足、

即前六味地黃丸、加青化桂一兩、熟川附一兩、治稟賦命門火衰凡齒遲、語遲、行遲、顖門開大、腎疳等證、或火衰不能生土、以致脾土虛寒、不思乳食、臍腹疼痛、夜多漩溺、皆稟先天不足、自晬周時、即有虛病腎病、能從幼填補、亦多可復、此方用水煎、各八味地黃湯、經曰、益火之源、以消陰翳、此之謂也、凡乳母肥白者、母子同服、

○驚風闢妄

喻嘉言曰、驚風一門、古人鑿空妄談、後世之小兒受

其害者、不知千百億兆、蓋小兒初生、陰氣未足、性禀純陽、身內易致生熱、熱盛則生風生痰、亦所恒有、乃以驚風命名、隨有八候之目、夫小兒腠理不密、更易感冒寒邪、寒邪中人、必先入太陽經、太陽之脉、起於目內眥、上額交巔、還出別下項、夾脊抵腰中、是以病則筋脉牽強、遂有抽掣搐搦、種種不通名目、妄用金石腦麝開關鎮墜之藥、引邪深入臟腑、千中千死、徒據小兒八歲以前無傷寒之說而立驚風一門、殊不知小兒不耐傷寒、故初傳太

陽一經、早已身強多汗、筋脈牽強、人事昏沉、病勢
已極、湯藥妄投、危亡接踵、何由得至傳經解散哉、
故言小兒無傷寒也、不知小兒易於外感、惟傷寒
爲獨多、而世之妄稱驚風者、即此也、是以小兒傷
寒、要在三日內即愈者爲貴、若至傳經、則無力耐
之矣、且傷寒門中、剛痓無汗、柔痓有汗、小兒剛痓
少、柔痓多、世俗見其汗出不止、神昏不醒、便以慢
驚爲名、妄用參耆朮附、閉塞腠理、熱邪不得外越
亦爲大害、但比金石差緩耳、所以凡治小兒之熱

切須審其本元虛實、察其外邪重輕、或陰或陽、或表或裏、但當徹其外邪出表、不當固邪入裏也、仲景原有桂枝湯、舍而不用、徒事驚風、毫釐千里、害豈勝言哉、

又曰小兒體脆神怯、不耐外感、壯熱多成痙病、後世多以驚風立名、有四證八候之鑿說、實則指痙病之頭搖手勁者、爲驚風之抽掣、指痙病之卒口噤脚攣急者、爲驚風之搐搦、指痙病之背反張者、爲驚風之角弓反張、幼科翕然宗之、病家坦然任之、

不治外淫之邪反投金石腦麝之藥于中千死而不悟也

又曰凡治小兒痙病妄稱驚風各色輕用鎮墜之藥者立殺其兒此通國所當共禁者也盖小兒不耐傷寒壯熱易致昏沉即於其前放銃吶喊有所不知妄捏驚風輕施鎮墜勾引外邪深入內藏于中千死從未有一救者通國不爲厲禁寧有底止哉

又曰婦人產後血舍空虛外風易入仲景謂新產亡血虛多汗出喜中風故令病痙後賢各從血舍驅

風成法可遵非甚不肖者不妄用鎮驚之藥不似小兒驚風之名貽害千古在賢智且不免焉茲約通國共爲厲禁革除驚風二字不許出口入耳凡兒病發熱昏沉務擇傷寒名家循經救治百不失一於以打破小兒人鬼關天人共快也痙攣上聲風强病也

前爲喻先生闢除驚風指明病痙之說誠善矣第驚風之名誤傳既久沉迷者衆倘不爲之剖晰詳明指出證候治療俾臨證者有所依歸則後人何能深信予不辭狂瞽請爲詳晰申明之蓋病痙非止

一端男婦皆有不特小兒爲然也如以太陽過汗變痓風病誤下變痓瘡家誤汗變痓產後汗多遇風變痓跌撲破傷冒風變痓表虛不任風寒變痓一切去血過多變痓然男婦病此醫者皆從太陽厥陰循經救治未聞以驚風之治治痓者無如小兒病痓獨以驚風名而治者由宋人之訛傳也一人倡之遂羣起而和之然亦無師之智各爲臆說愈趨愈下遂致於離經叛道乃有黃帝不知幼小之妄談殊不知內經通評虛實論有乳子病熱乳子

病風熱脉證之辨、刺逆論有嬰兒肉脆血少氣弱
毫鍼之傳、經雖三章、而脉證治療井然可據、蓋以
今日之丈夫、即昔年之乳子、他時之方脈、即此際
之幼科、人此人也、理此理也、安可岐之爲二、故不
另立科分、孰料後人不特岐之、而併皇皇經旨、全
然抹煞、蒙蔽後人耳目、得肆其無稽之妄談、背經
毀聖、罪無可逭、所以嘉言痛闢其謬者、有由來矣
予亦非妄言附和、實有成見、蓋臨證四十餘載、所
治嬰幼以萬計、從不以驚風掛齒頰、亦未嘗遇一

兒之驚風間有傷寒病痙昏迷不省者予以火功
甦之仍爲循經治療無不生全從未假一抱龍蘇
合爲之鎮墜開關可見喻氏之言確乎其不爽矣
或曰經以風寒濕合邪而病痙今乳子未離襁褓
安得有風寒濕而病痙乎曰予謂風寒濕嬰兒絕
少殊不知風寒濕惟乳子爲獨多如藜藿之兒房
廊卑隘戶牖蕭疎衣褓單寒坐臥非處風寒之來
孰能悉爲捍禦膏粱之子過於愼重於其甫生輒
閉戶塞牖不親風日不窺外門重衣疊綿溫煖過

度微汗時出、腠理甚疎、偶然脫換、風寒則乘虛而入矣、至於濕氣、尤為難避、凡衣褥不乾、非濕乎、衾褥遺溲、非濕乎、澡浴糞穢、非濕乎、愚夫愚婦遇兒有疾、重衣複被、包裹嚴密、以致雨汗淋漓、失於更換、非濕乎、嬰兒患是三者、於隱微之中、而醫者莫之能測也、況幼科諸君、臨證不察病源、惟以驚風二字橫於胸臆、及至診視、但見發熱昏沉、即以驚風名之、輒以開關、鎮墜、截風、定搐之死法以治變幻莫測之傷寒、抑遏其表邪、邀攔其出路、乃致榮毒以死，而死者不知其然，父母不知其然，醫者亦不知其所以然而死之也。此非後人之咎，作俑者不得辭其責矣。

妄名之害，其禍最酷，不特舉世兒科滿口驚風，而舉世病家亦滿口驚風，其至愚至惑者，又惟婦女爲尤甚。習俗相沿，竟成一驚風世界，最可駭者，遇兒有疾，亦不察其爲傷寒、爲雜證、爲內傷外感，且先曰病由於嚇，致醫者聞之，正中下懷，不辨是嚇非嚇，先與之鎮驚，及其引邪入裏，壯熱不退，醫者復

不究其熱之在表在裏爲虛爲實且先曰熱則生

風矣、病家聞之適合其意不察有風無風

先需截風定搐之藥、醫必投其所好、而與之病家

坦然無疑而受之南轅北轍刦奪誤投病日沉危

而病家不以爲怪、設有明者辨證旣確、不事驚風、

而病家不喜、是必更醫、必致覆水難收死而後已、

如此死者亦不可盡歸咎於醫、蓋病家有以致之

也吁妄名之爲害如此乎

驚風之名、其來已久、今忽謂小兒之病非驚風必

致投珠按劍，詫爲不祥，予亦不必深辨，但以諸家驚風之說逐細節錄，亦不忍直指其姓氏書目，凡有一家，惟書"有曰"二字於首，其中偏陂固執、支離牽强者，不辭狂瞽，小註其下而辨定之，則是非當有公論矣。

錄諸家驚風論（愚有小註以辨其惑）

有曰：急驚身熱目赤，口鼻氣粗，痰凝潮壅，忽然而發，發過容色如舊，（未有不因外感內傷而無故身熱目赤、氣粗痰壅而發者，此突然而來，亦摹擬之辭也。）有因驚駭者，亦有不因驚駭者，大都是火爆本急，由寒傷筋急者居多，未可盡指為火爆也。故身先有熱，未有身涼而發者。二語頗但應體究熱從何來，始有實據。若但曰身先有熱，不知此熱在表在裏，未足服人。證皆屬陽，宜用涼劑。豈有不經疏散而輒用涼劑，不慮其引邪入裏乎。除熱化痰則驚自息。昔人謂痰生熱，熱生風，風生驚，其實皆本氣自病。何所據而知為本氣自病。世不解風自內生，為知其不由外至，而盡由於內生，未確。徒執天麻、膽星、瓜蔞、貝母、殭蠶、全蝎，雜亂風痰之藥治之，不應。由於遞相授受，以致禍世殃民，千古恨事。更以廣東蠟丸、牛黃、紫雪治之，及至元氣損傷，虛痰上逼，胸膈膨脹，則謂證變結胸，有是理哉此開門揖盜，引邪入裏，誤治致敗之故。

有曰驚者嚇也驚由嚇致，由兒先有內傷，復來外感，肺竅痰迷，心無所主，一着驚而即發也。既知先有內傷，復來外感，以致於肺竅痰迷，心無所主，此實由於病，非由於驚也。今曰一着驚即發，則所重在驚，治之者不治病而治驚，置內傷外感於不問，而從事於無據之驚，棄本逐末，其害可勝言哉。

有曰驚生於心，痰生於脾，風生於肝，熱出於肺，此一定之理也。半真半妄。難曰確然。熱盛則生風，風盛生痰，痰盛生驚，此賊邪必至之勢。上云驚生於心，痰生於脾，風生於肝，熱出於肺，驚風痰熱，皆本臟自生，何以又為賊邪？不幾認子作賊乎。療驚必先豁痰，豁痰必先祛風祛風必先解熱而解熱又以何者爲先乎肺主皮毛皮毛爲熱邪出入之門戶此又明指外邪則非心肝脾肺自生矣彼風寒暑濕燥火六淫之來前云風自內生此又明言六淫外至不知孰是孰非皮毛受之即入犯乎肺肺本出熱地也肺主清肅之令何以見肺爲出熱之地經曰形寒飲冷則傷肺此門戶豈熱邪可以出入而寒邪獨不可以出入乎燥火暑邪一入則熱與熱依而熱盛風寒濕邪一入肺竅爲之閉塞六淫初來無過皮毛猶爲太陽所主若肯爲之疎散豈能便入肺竅而致於閉塞耶則熱無所洩而熱亦盛若解熱必先祛邪上云療驚必先豁痰豁痰必先祛風祛風必先解熱解熱必先祛邪豈非

在先竟不祛邪，以致邪不能解而發熱生風生痰生驚，今者仍從發表祛邪起而後解熱祛風豁痰定驚，何若在先肯爲解表祛邪，豈不一了百當，又何致費如此周折乎？幼科鎮墜凉瀉之誤，於斯盡見矣。

有曰：急驚者，肝經血虛，火動生風，此另換題目，別開生面。蓋風生則陰血愈散，陰火愈熾，陰虛則陽火熾，此陰火又不知指何物爲言也。火動肺金愈虛，肝邪愈熾，宜滋肝血，養脾氣，若屢服祛風化痰瀉火之劑而不效，若果火盛生風，則祛風化痰瀉火之劑不爲誤用，今屢服而不效，蓋由證候不確，藥不對病，所以費如許揣摹，亦終歸於無濟也。便宜認作脾虛血損，便宜認作妙，毫無確見，一味摸稜。急補脾土。急補脾土、則知悞治致變、刻不容緩、不然何用急乎。

曉明按：上當作土

有曰：急驚屬木火土實。屢言木邪凌土、木旺土衰、何能有土實之證、木實則搐而有力、目上視、動劄頻；土實則身熱面赤而不吐瀉、偃臥合睛。治宜涼瀉。亦有因驚而發者，因驚而發、神虛可知、此爲火虛、非火實也。以致牙關緊急、壯熱等證。此內有實熱、外挾風邪，此所挾之風、不知指內生之風耶、外來之風耶。當截風定搐。截風定搐四字、比干將鏌邪、龍泉太阿、更勝百倍、今天下幼科皆用此利器也。

有曰：急驚者、壯熱痰壅、竄視反張、搐搦顫動、牙關緊急、口中氣熱、頰赤唇紅、脉浮洪數，此肝邪風熱、陽

盛陰虛證也脉浮洪數飲冷便結明是傷寒之證未經疎解以致熱邪入裏表裏皆急方顯以上諸證非疎裏不足以解表猶敢以急驚稱之耶

有曰小兒驚風肝病也亦脾腎心肺病也諸書皆以小兒天癸未足腎不主病惟心肝脾肺主之今忽言及於腎誠所謂破天荒矣蓋小兒之真陰未足柔不濟剛故肝邪易動人身榮衛脉度每日寅時起於手太陰肺然後五十度周於身至丑時終於足厥陰肝寅時復交於肺爲陰陽大會之臟貞下起元之所而幼科目爲肝邪則人身無不邪之臟矣則木能生火火能生風風熱相搏則血虛血虛筋急寒傷陰氣多見筋急筋急則眩掉反張强直之類皆肝木之本病也此拾內經太陽筋所生病而爲驚風之色

相、可笑。至其相移，木邪侮土則脾病；木盛金衰則肺病；木火上炎則心病；木火傷陰則腎病。肝爲乙木，陰柔之體，芽蘖之姿，發生之本。天地無此風木，則春生夏長、秋實冬成者，以何物爲刑德？五運無此丁壬，則蒼齡赤素玄運行於五天之中者，以何物爲從合？六氣無此巳亥，則司天在泉、循環於左右兩間者，以何物爲對化？人身無此肝膽，則受胎一月琢磨方凝之際，以何物爲鄞鄂、肇基化元？莫大乎此。而幼科一倡百和，目爲萬惡兇淫之害氣，諸臟逢之，無不焦頭爛額，乃至於動風生火、凌土侮金、傷陰害水，諸惡畢備，即攻伐並至，不足以盡其辜，除非殺此嬰兒，使肝木無置身之地，始可杜其兇燄也。遺心背理，其何以堪！甚或曰：大都腎水未足，肝氣有餘，所以害及諸臟，亦或有之，今必謂其無惡，不盡信。曰：嘻！此言愈相矛盾矣。既知腎水未足，肝氣有餘，則此無根之木、偏勝之氣，搖搖不定，欲任無因，正宜速救根本、滋水以生之、養血以配之、汲汲培補猶恨其遲、而敢認爲賊邪、剋之削之、淩之虐之、坐令其凋零摧折、挽救無由、不亦大可悲哉。此五臟驚風之大槪也。（此處明言五臟驚風、則驚風之爲五臟也明矣）治之之法、有要存焉、一曰風、二曰火、三曰痰、四曰陽虛、五曰陰虛（忽添陽虛陰虛之治）。有曰急慢驚風、古人所謂陰陽癇也（癇爲痼疾、非暴病之謂、不應扯入）。急驚屬陽、慢驚屬陰、驚邪入心、則面紅頰赤、惕惕夜啼、入肝則面[illegible]俱青、眼睛竄視、入腎則面黑惡叫、嚙齒咬人、入肺則面色淡白、喘息氣急、入脾則嘔吐不食、面色淡黃（前云驚者嚇也、惟心臟受之足矣、此處忽曰驚邪入

心入肝入腎入肺入脾又不知指驚邪爲何物而嘵嘵然論之也　然風非火不動
火非風不發風火相搏而成驚風故心肝二臟主
之前云驚邪干五臟則肝風無與焉於此又必扯入肝風以證其木火生風之妄語令人欲嘔
然火盛則金傷水失其母而火無所畏且木無所
制而脾土又受傷矣獨不可曰水盛則火傷土失其母而水無所畏且金無所
制而肝木又受傷矣牽枝帶葉何患無辭不過欲實一肝風名目而累及於五臟卽失火殃魚亡猿
禍木未若是之婪也
有曰急驚者陽證也小兒陽常有餘陰常不足經曰陽氣
者若天與日失其所則折壽而不彰又曰陽精下
降其人夭易以陽爲君子陰喻小人非貴陽賤陰

蓋以陽主升生陰主肅殺故也幼科之人必欲相反聖人則扶陽抑陰幼科則護陰賊陽每每以陽有餘陰不足爲言然雖諄諄言之究竟不知其所謂若謂血爲陰氣爲陽經曰嬰兒肉脆血少氣弱未嘗曰血少氣多蓋謂眞氣未生惟此呼吸一綫而已今認爲有餘必使此一綫之氣出入全無方可謂陽不足乎若謂寒爲陰熱爲陽寒主收斂熱主發生人身所賴者惟此陽和而已有此陽和則百骸五官方能運動今認爲有餘必使此溫煖之氣寂藏無餘至於四肢僵木遍體寒冰方可謂陽不足乎若謂水爲陰火爲陽天一非陰地二非陽坎戊非陰離己非陽更爲不切若謂肺爲陰肝爲陽金不制木肝氣有餘不知肝屬厥陰職司藏血血乃陰榮乙癸同治誤認爲陽荒見舛謬若謂肝爲陰膽爲陽膽無出入竅雖屬少陽專司半表半裏有病惟宜和解表裏嚴禁汗吐下三法今誤認少陽膽經之熱爲陽火有餘輕用凉瀉攻下之治不幾故違經訓甘蹈誤世之譏乎若謂眞陽有餘

小兒天癸未足、真陽尚未肇基、一發無謂、若謂五臟爲陰、六腑爲陽、即應當瀉六腑之陽、不應以心火肝風爲賊邪、乃以黃連、甘遂、大寒、大毒之物以瀉其不足之陰、不知果何所指、而嘵嘵其詞、豈小兒別有所謂陽有餘陰不足乎、予之識見短淺、不足以窺其幽深、易於生熱、熱盛則生風、生痰、生驚、巳人下里之音、通國和之者與、且食飲難節、忽歸咎於食飲、忽委罪於性情、喜怒不常、暴怒傷陰、暴喜傷陽、傷陰則瀉、傷陽則驚、上云陽常有餘、既有餘則傷不爲害、今曰傷陽致驚、則陽之不可傷者又在言外矣、辭執兩端、難堪爲式、小兒暴喜傷乳、上云暴喜傷陽、此言暴喜傷乳、乳爲血液、本非屬陽、何以暴喜傷之乎、夫乳甘緩戀膈、又歸咎於乳汁、將有懲噎廢食之議矣、又兼外感寒邪、則痰凝壅塞、鬱滯熏蒸、乳既戀腸寒，復外侵，以致於痰凝壅塞，鬱滯熏蒸，治療之術，惟有絕其乳食爲上着，不然病根何時得斷哉。內有食熱，外感風邪。上云乳滯挾寒邪，此云食熱挾風邪，一片迷離夢境。心家熱盛則生驚，前云驚由嚇致，此言心熱生驚。肝家風盛則發搐，肝風心火交爭。前云風非火不動，火非風不發，是風火交相爲用者，此言風火交爭，不知所爭者何物也。因乃痰生於脾，風生於肝，驚出於心，熱出於肺，驚風痰熱四證，若具八候生焉。此篇從陽盛陰虛，生熱生風說起，乃至食飲喜怒，乳哺食熱，寒邪內傷，外感，多般粧點，仍舊說到驚風痰熱四字止，費如許心思，不過欲爲驚風三字作陪襯，不知無本之學，謬誤之談，任極口鋪張，說來總不順理，無非東扯西曳，以誑俗人耳目，明眼者必不爲其所欺也。

有因急慢驚風或聞大聲或大驚而發搐發過如故

此無陰也當下之內經言大驚卒恐氣血分離此正神志受傷陰陽破散扰鼓尚虞其不及何以見無陰而當下不慮其下多亡陰乎此證本因熱生於心既大驚卒恐心熱何來身熱而赤嗜飲口中氣熱大小便黃赤

劇則熱也蓋熱盛則生風屬肝陽盛陰虛也故下之以除其痰也上云發過如故下云身熱而赤種種熱證若謂未發搐前而見此證此由於病非由於驚也若謂發搐之後而見此證則前之所謂發過如故者不幾茂囈語乎小兒痰熱客於心間無怪乎驟用巴豆甘遂以逐心間之痰豈知小兒作搐縱使有痰不過阻於脾之大絡塞其氣道耳何嘗能入心間而以大毒之物伐及無辜傷其神明之臟欲不成病

其可得乎因聞非常之聲，動而發搐矣。若熱極不聞聲及驚，亦自發搐也。聞聲悸惕，神虛者有之。修煉家以精生氣，氣生神，神之倚氣，如魚依水。凡小兒稟受薄者，先天既不足於娠前，癸未復未成於現在，故元精未足，元氣無根，所以元神怯，每多聞聲則惕，此實神虛膽怯不足之證，而幼科不但不識其元神不足，而偏指為心火有餘，不但指心火有餘，而併肝風脾痰肺熱一總扯入，以證其驚風痰熱四證八候之妄言。復有聞非常之聲，見異類之物，亦然驚怪動惕，此正神魂無主，營衛俱亂，搖搖泛泛，欲定不能之際，而不為之防護保救，猶曰熱生於心，必欲下之以除其痰，又井下石，雪上加霜，此等人不知是何肺腸，洵堪詫異。

有曰小兒平常無事，忽發肚熱，手足搐搦，眼目戴上涎潮壅塞，牙關緊急，身熱目赤，既曰平常無事，則無病可知，作見以上種種惡候，必如俗人所言鬼病也。不然何以平常無事，而忽凶危若是耶？豈知小兒易感風寒，易傷乳食，在先半日，邪已入內，兒不能言，父母未覺，邪鬱不伸，所以乍然而搐。觀其忽發壯熱之言，可知矣。非風寒入裏為壯熱，即食飲停滯為壯熱，此實因病而致，豈平常無事之謂哉？治此無難，但應察其受病之源，外因則達之發之，內因則導之奪之，病邪既去，神性自寧。若必曰無因而致，在俗人必疑為鬼祟，求之巫覡；庸工必目為驚風，妄為治療，兩相躭悞，奈之何哉。此急驚屬陽病在腑。每云驚風為心肝所主，此處忽云屬腑，不知心肝屬腑乎？屬臟乎？要問幼科之開天祖師，方能辨白。予則眼花撩亂，莫能識也。

有因急驚者，陽證也，俱腑受病耳。小兒客痰熱于心癇是少陽相火旺（每言心火此曰相火新奇）經云熱生風因時火盛而作不知此火（何由而盛）蓋東方之震木得火氣而發搐（此處不言肝風心火作搐硬派爲少陽相火作搐但聞雷得火而豐未聞震得火而搐柎與）

有曰身熱脈浮精神恍惚或吐瀉不思乳食發搐即半陰半陽合病（身熱脈浮外感風寒也吐瀉兼作內傷飲食也但曰外感內傷足矣何必曰半陰半陽原其意不過以身熱脈浮屬太陽吐瀉屬陽明太陰片幼科所言者無非心肝脾之臟病若曰外感內傷則驚風痰熱之證何處安頓豈不自呈敗露乎）身熱脈沉精神倦怠或吐不瀉又能乳食發搐亦半陰半陽合病（身熱脈沉屬太陰但吐不瀉屬陽明明是陽明傷食太陰受寒顯然夾食傷寒偏不明言悲哉）

有曰亦有急驚涼瀉而不愈或與吐下藥太過變爲
慢驚者此等之言益見背謬諸書以急驚爲陽屬實熱既是急驚則用涼瀉無疑何以不愈
蓋因誤以傷寒表證爲急驚所以不愈也既涼瀉不愈則認證不確自應懊悔何昧焉不察而更用
吐下之藥乎涼瀉一誤吐下再誤而不變爲
壞證者未之有也非病之能變由醫變之也又有
慢驚補溫而不愈變爲急驚者幼科疏忽於此敢語盡見底裏既以
脾虛陰寒爲慢驚則用溫補適爲恰當今不特不
愈反加變證蓋誤以傷風自汗爲慢驚不知此證
本有風邪在表正宜解肌今誤用溫補而致變偏
不言錯認病源誤用反藥而曰病變急驚即至於
死亦曰病變於死與醫何
涉可謂含糊爲說辭者矣

有曰病有陰陽急驚風屬實熱病在心肝二臟謂之

陽癎慢驚風屬虛寒、病在脾肺二臟、謂之陰癎。此以寒熱分陰陽也 以寒熱分陰陽、雖曰牽强、猶可混賴、以心肝二臟主陽癎、不通、

五臟屬陰、六腑屬陽、急驚發於六腑、爲易治、慢驚發於五臟、爲難治、此以臟腑分陰陽也 上節言急驚屬實熱、病在心肝二臟、慢驚屬虛寒、病在脾肺二臟、此以急慢二驚皆屬五臟也、明矣、與六腑無涉、下節即云急驚發於六腑、慢驚發於五臟、是又以臟腑均有驚風也、夫六腑者、膀胱、胃、膽、小腸、大腸、三焦、六經是也、其六經諸治、輕重不等、理應指明急驚發於何腑、五臟者、心、肝、脾、肺、腎、五經是也、其五經諸治、貴賤不同、理應指明慢驚發於何臟、後人始有實據、今竟不指明、夢混言急驚發六腑、慢驚發五臟、豈急驚之來、六腑齊病、應用六經之藥治之乎、慢驚之至、五臟均傷、應用五經之藥治之乎、必無

是理，若以上節心肝脾肺之言爲是，則與下節六腑五臟不相侔矣；若以下節六腑五臟之言爲是，則與上節心肝陽病、脾肺陰病相矛盾矣。蓋腑臟關乎表裏，豈容混稱？如腑爲表，臟爲裏，表病不可治裏，裏病不可治表，不易之規，以其陰陽不同，内外自別，不可誤治者也。今詳前說，既驚風之爲臟爲腑者，已無定論，而臨證之治表治裏者，安有成規？吾恐其李代桃僵，有所不免。如前諸家之論，非但臟腑混淆，表裏不辨，而反多增名色，致人心目曰風、曰痰、曰驚、曰嚇、曰火、曰熱、曰血虚、曰木急、曰相火、曰陰火、曰外感、曰内傷、曰喜怒、曰乳嚇、曰陽盛、曰陰虚、曰爲腑、曰爲臟，究於驚風二字毫無着落，其論證如此支離，治療何能不誤？不爲規正，其害豈勝言哉！

諸家之說，已見於前，種種不經，殊難盡述。夫古哲立言，自有定理，如仲景傷寒之六經表裏汗下和溫，并然不亂、孰敢妄贊一辭、獨此驚風之說、紛紜鬨沸莫可究詰、醫事動關生命、豈容混亂經常、不特來學無歸、練達者難言不惑、于因不辭狂悖、易去驚風字樣、庶知病各有名、治無致悞、在醫者俾不致入海求蟾、病者亦可以鑑車易轍矣、

○辨明致妄之由 易去驚字

驚風二字、千古疑城、嘉言欲打破人鬼關、其實未易能也、蓋從前有此名目、後人莫敢翻其底案、惟從驚風摹擬、究竟愈摹愈失、愈論愈晦、要實由於仲

陽立名之不慎也。在伊當日，或適因嬰兒傷寒病痓，尚有反張搐搦之態，故偶立驚風之名，亦猶方脉中之驚悸、驚惕、驚慌等類，初亦未嘗即欲以此兩字示法來茲，而門人繼述不善，遂以驚字爲驚嚇之驚。風字即驚字之變文，觀幼科書中，凡青爲風者，皆曰青爲驚，可知矣。謬謂小兒之病悉由驚而生風，誤以傷寒無汗之表證爲急驚，以傷風自汗之解肌證爲慢驚，以脾敗胃傷竭絕之證爲慢脾，妄立諸驚名色，眩惑後人，何嘗有一毫實際裨於治療而諸家旋祖其術極力敷演亦不過隨波逐浪猜度摹擬初無理要可以服人是仲陽偶以一字之乖訛而後世受禍如此其烈也至於見證立名更爲舛謬如小兒傷寒病證外證有頭項强背反張目上視此金匱所謂能仰不能俯者屬太陽則稱天弔驚眼目下竄即金匱之頸項几几音殊海藏之低頭下視屬二陽合病則稱看地驚兩脚掣跳海藏所謂肘膝相搆屬陽明則稱馬蹄驚兩手牽引海藏所謂左右搐搦屬少陽則稱彎弓驚

傷寒病瘥，誤用驚藥，耗其津液，而筋脈受傷，遂致兩手拘攣，已爲不治之證，乃猶稱鷹爪驚，虛證肆行攻伐，乃致脾敗胃絕，四肢癱曳，奄奄待盡，猶復稱撒手驚；至於陰寒腹痛，面青口撮，口吐白沫，曰鯽魚驚；脾虛生熱，舌絡緊急，不時舔舌，曰蛇絲驚；蛔蟲貫膈，大叫一聲，即昏悶不省，曰烏鴉驚；見病作熱，本爲常候，曰潮熱驚；食飲停滯，胸腹飽悶，曰膨脹驚。更有諸多不通名項，莫能枚舉。夫已上諸證，皆表裏寒熱分明，證候顯然可據，而若輩不究

病源妄立名色悉以驚字目之設也入病陽明内
實踰垣上屋則將名飛天驚陰極發燥欲臥泥水
中則將名擗地驚少陰昏沉嗜寐則將名瞌睡驚
中消多食無厭則又名饕餮驚乎荒唐鄙野雖奚
童爨婢有所不言而醫者公然筆之於書後人見
其證皆驚證紋悉驚紋相與依樣葫蘆一倡百和
以爲一定古法誰曰不然不知論證可任其牽强
而治療不容於假借如傷寒病痓由風寒濕三氣
合邪病在太陽陽明少陽與心驚肝風脾痰肺熱

風中牛馬若以爲驚風治之則無辜之心肝脾肺枉受剝膚而風寒濕外至之邪翛然磐石此豈有二可乎予欲爲之更改之以爲非易去驚風二字仍恐流禍無已將欲以痙字痓字易之又慮其不入俗因思幼科以搐掣名驚今即以搐字易驚字屏去禍害之驚祛除籠統之風總名之曰搐庶不駭聽而又不失病痙之本來復以急驚慢驚慢脾之八石堆易之爲誤搐類搐非搐之三寶筏提携塹溺穩步康衢將於是乎在焉何爲誤搐蓋傷寒

小兒昆多由醫者治不如法抑遏其表邪莫能外解故壯熱不退遂爾變而為痙則有搐搦反張之候要知此證由風寒濕所致雖有身熱俱皆表邪非火熱之比且與內經諸痙項强諸風掉眩諸寒收引之例恰正相符因剔出風寒二痙歸於誤搐條下俾臨證者知為傷寒病痙不致有開關鎮治之害何為類搐蓋傷暑瘧痢咳嗽丹毒瘡疸霍亂客忤中惡其證顯然可見辨認既明一藥可愈何至作搐由醫者遷延時日或抑遏邪氣無所發洩

間有變爲搐者搐非固有所以謂之類搐要知此
證由火熱居多實非風寒惟咳嗽瘧疾微兼表邪
治者宜審今遵內經諸熱瞀瘛皆屬於火之例共
一十條總歸於類搐條下逐證詳明各從本門爲
治以免截風定搐之患何爲非搐蓋小兒大吐大
瀉久病病後脾敗胃絕昏睡露睛虛痰來往此竭
絕之證而幼科以爲慢脾風更以大驚卒恐神魂
離散之證爲急驚風不知已上二證死生呼吸猶
敢以驚風稱之耶因體東垣非風之意竟以非搐

名之使後人知此等證候全非風搐而治風治搐之法遠屏三舍庶可以保全竭絕而不致於夭扎無辜也以上三門逐證分晰其所用藥方一遵經旨罔敢立異要使幼科之證毫無遺漏而驚風二字不屏自却人鬼關豈徒打破行將化爲瓊樓玉宇矣

周虛中日雄辭閎辨駁得諸家之言癡者無可置喙快極快極

○新立誤搐類搐非搐分門別證

一曰誤搐、即傷寒、病痙也、蓋頭項强、背反張、目上視、屬太陽、低頭、下視、口噤不語、手足牽引、肘膝相搆、屬陽明、眼目或左或右而斜視、手足或左或右而搐搦、屬少陽、此實三陽表證、豈得混稱爲驚風、痙由誤致、今故易名誤搐、然痙有剛柔、治非一類、以柔痙列之於首、剛痙次之、更詳其致痙之由、與治痙之方、總歸於誤搐條下、證治井然有據、明府當不以予爲妄也、

柔痙　傷風有汗爲柔、風性輭弱也、

經曰：太陽病，發熱汗出，不惡寒者，名曰柔痓。〇其證初起發熱自汗，口中氣熱，呵欠頓悶，手足動搖，甚則反張，由風邪傷衛，榮衛不和。小兒體弱者最多此證，亦因腠理不密，自汗無時，所以風邪易入。幼科見其多汗昏沉，輒以慢驚稱之。　按此條風邪傷衛，本屬輕證，若能早爲解肌，調和榮衛，藥到病起；誤作慢驚，妄投補劑，其禍不可勝言矣。此即前諸家所云慢驚溫補而不愈，變爲急驚者，即此例也。

剛痓　傷寒無汗爲剛痓，性剛勁也。

經曰太陽中風重感寒濕而變痓○蓋傷風原有汗愚人不知重衣厚被令其大汗汗多衣裸必濕濕久寒生滲注關節故謂重感寒濕寒濕內閉反合無汗是名剛痓其證初惡風寒發熱頭痛俱藏於母懷者是也小兒口不能言父母一時不覺但見其發熱不知其惡寒但見其昏沉不知其頭痛醫者見其發熱滿口稱爲驚風豈傷寒表裏於不問惟事鎮墜涼瀉抑遏其表邪不能外出必致延及於三陽太陽傳陽明陽明傳少陽所以有身熱足冷頸項強

急、頭身俱熱、面目紅赤、獨搖頭、卒口噤、背反張、手足搐搦、眼目斜視、此則三陽經之全痙、幼科所稱四證八候者、即此也、斯時正宜循經用藥、解去三陽之邪、其病霍然而起、倘舍此不圖、邪必自三陽而入於三陰、發熱腹痛、四肢偃僂、能俯不能仰、已成陰痙、凶危之候、猶以慢驚風稱之、風藥亂投、死將旋踵、哀哉、此即前諸家所云急驚凉瀉而不愈、或與吐下藥太過、變爲慢驚者、即此例也、

按傷寒之來、豈初日便能變痙、由醫者誤治致之

耳、蓋邪自太陽而入、太陽之脈上起於頭中行於背、下至於足、因其經脈受邪、榮衛濇滯、則頭項背足皆有痛楚牽強之象、幼科見此、便詫爲驚風、妄行鎭墜、以致邪無所伸、而後乃變爲痙、此際尙不知爲誤治所致、而反謂小兒固有之證、此其所以爲誤中之誤也、嘗觀夏初明治小兒作搐而死、以至三五日不醒者、悉用天保采微湯投之而愈、其子禹鑄、廣傳其方、惜無一字發明之、致後人莫維其義、予不辭饒舌、聊爲剖露、夫天保采微湯乃敗毒散、不換金正氣散、升麻葛根湯，三方合湊者也。其中作用，以羌獨走太陽而祛寒，發表以蒼前升葛陳樸甘苓走陽明而除濕，解肌以芎柴入少陽而和解表裏，以桔半枳藿芍藥入太陰而和榮逐飲。或問：既爲三陽表藥，何以輒及於太陰？曰：小兒全藉脾脈爲行藥之主，此實扶中氣以托邪豈引邪入裏之謂耶？然其中一十七味，並非五金八石，三黃四神，而能於死中求活者，豈疏解之藥可以起死回生乎？由從前誤以傷寒作驚治，未經發散以致邪閉而死、今投疎解以生者、亦不過爲從前補其闕失耳、豈有奇特深義哉、第此等之治、猶爲未着、若早循經治療、又何至如是凶危、始救獵人之羅網四張、希庶幾乎一遇、苟如鄙刻所集、一見小兒發熱昏沉、卽爲之分別有汗無汗、有汗者解散肌邪、無汗者開通榮衞、領邪外出、神志自清、又何有閉塞昏迷之變耶、

附血虛寒躁太陽病痙案

周虛中曰、張景岳有云、太陽血少者、多有戴眼反張

之證，俗醫稱爲驚風，誤矣。蓋太陽經脉，起於目內眥，上額由後頸下背脊至足小指。凡有血虛不能榮養經絡者，一着寒邪，則收引而急縮，理固然也。時俗不察，往往以豁痰截風之劑，耗其血液，豈不悖哉。此景岳之特見也。予憶往者，張　乃嫂，年五六歲，體極瘦削，一日孳坐，忽然顛倒，作反弓狀，自言樓上有鬼，眼目翻騰，見白而不見黑。幼科羣集，作驚風治不效，已經三日矣。觀其人之骨露筋浮，明係太陽少血，况樓爲枯木，鬼屬陰邪，亦係寒

氣傷榮所致、乃遵景岳之言、與
道翁先生相商確、用厥陰門中當歸四逆湯爲主、甫
投一劑、黑睛稍現、反弓之狀亦減、於是連進三服
而安、又姻翁高　乃姜冬月擁爐向火、忽然背
筋抽引作痛、頭足攣後、四肢厥逆、眼皮吊起不能
下、亦用前湯倍加當歸、大劑煎服、一劑而痊、可見
先生之力闢驚風、確乎不謬、而太陽之痙、又有血虛
體弱之不同也、
痙有剛柔、剛痙無汗、柔痙有汗、小兒剛痙少、柔痙

多、而且肌膚薄、腠理疎、不勝發表惟宜解肌、治痓當以、金匱為主、柰金匱之方未敢輒用、而世人亦不能用、今之所選、獨海藏五方、金匱一方、雜選一方附血虛寒、襲一方以為嬰兒病痓之準則、其隨機應變又在後賢神而明之尋又何敢限量、

〇入方

海藏桂枝葛根湯

治傷風項背強、身熱自汗柔痓、此蓋邪在太陽微兼陽明、用此方、通其榮衛、則外受之邪、有出無入

其所全甚大

嫩桂枝一錢　白芍藥一錢五　粉乾葛一錢五　老生薑一錢

大紅棗三枚　炙甘草一錢

水煎熱服，仍欲微似有汗，衷風邪自出，而汗孔自閉，但不可令其大汗，致傷榮氣。

海藏桂枝加川芎防風湯

治發熱自汗柔痓。此前方藥性微輕。

嫩桂枝一錢五　白芍藥二錢　北防風一錢　正川芎一錢

老生薑一錢　大紅棗三枚　炙甘草一錢

水煎熱服

予按此方不特治痙凡小兒外感初起發熱不論有汗無汗皆宜用之效捷桴鼓人所未識

海藏柴胡加防風湯

治汗後不解乍静乍躁目直視口噤往來寒熱此證太陽陽明已罷邪尚未解傳入少陽半表半裏故以小柴胡湯加防風和解之不使之入裏也

官揀參七分　北柴胡一錢　片黄芩一錢　製半夏一錢

北防風一錢　炙甘草五分　老生薑三片　大紅棗一枚

水煎熱服

海藏防風當歸湯

治發汗過多發熱頭面搖卒口噤背反張者太陽兼陽明也宜去風養血速救陰榮以靜勝燥也

北防風五錢　當歸身二錢　正川芎一錢　大生地五錢

淨水煎熱服

金匱瓜蔞根桂枝湯

治太陽頭痛身熱身體頸項俱強無汗為剛痓此即先因傷風自汗汗多衣濕濕久寒生反而入內

故謂重感寒、濕、寒濕內閉、反令無汗、故見以前諸證、此榮衛閉塞也、設不用此、通其榮衛、則未痙者成痙、已痙者難愈矣、

瓜蔞根一錢五　嫩桂枝一錢　白芍藥一錢五　老生薑一錢
大紅棗三枚　炙甘草一錢

水煎熱服、榮衛既和、微汗而解、

予按小兒發熱、身體頸項俱強、在幼科必以爲驚風矣、孰肯認爲太陽陽明之病痙、而用此開通榮衛之方、若早知爲傷寒、能用此方、則未痙者不痙、

巳痙者可瘳，其如偏執驚風，舍太陽陽明之邪而不治，反攻其無過之心火肝風，致令外邪愈強，內氣愈弱，不至於死地不止也。

凡小兒傷寒無汗者，不論已痙未痙，皆當以此方爲主，出入加減，斷無不效之理。予非親履實踐，心不敢妄言以誤世也。

羚羊角散

治剛痙身熱無汗，頭項強直，四肢疼痛，煩燥心悸，睡臥不寧。

羚羊角屑　真犀角屑　北防風　白茯神

陳枳殼　大麥冬去心　官揀參　粉乾葛

北柴胡　熟石膏　炙甘草已上各七錢五分

真龍齒煆二錢五分

右研粗末，每用三錢，水一盞，煎至半盞，去渣溫服，不拘時。

予按：此證先由風寒濕閉其腠理，不能開通，內出之氣壅而爲熱，則風寒濕不能自强，皆化而爲熱矣。倘在肌肉之間，猶未入裏，故以辛凉解散之，實

治熱也，非治風寒濕也，嘉言謂此方治傷寒陽痙深得清解之法

海藏附子散

治陰痙手足厥冷，筋脈拘急，汗出不止，頭項强直，頭搖口噤，此由多汗亡陽也，

青化桂七分　川附片七分　漂白朮五錢　正川芎一錢

川獨活八分　大紅棗五枚

水煎溫冷服

當歸四逆湯

治小兒血虛體弱寒邪傷榮以致眼目翻上身體反張蓋太陽主筋病故也

當歸身　嫩桂枝　杭白芍以上各三錢　川木通
炙甘草以上各二錢　北細辛一錢　大紅棗五枚
水煎熱服

已上所選之方原爲誤搐病瘂而設其下類搐十條證候不同各隨本門用方不得與誤搐混同論治

一曰類搐即幼科所云驚風餘證者是也原非小兒

固有由遷延而致乎故名為類搐何以言之蓋暑證瘧痢咳嗽丹毒瘡疸霍亂客忤中惡其證顯然可見但能識證詳確則一藥可愈醫者審視不的藥罔對證遷延時日其熱愈甚小兒陰血未充不耐壯熱熱盛則神志昏悶陽亢必津液受傷血不榮筋則手足搐掣此正與內經之諸熱瞀瘛瞀音務人事昏悶也瘛音翅手足抽掣也皆屬於火之例相符概將以下十證皆列類搐條下仍逐證註明各依本門用方庶與誤搐非搐之寒熱虛實治不相淆矣

暑證

經曰太陽中熱暍是也、○其證初起、面垢、身熱、首
汗、煩躁不安、唇舌皆赤、氣出如火、小便赤濇、口中
大渴、此證常見夏秋、
按此條在藜藿之兒多有之、以其坐臥烈日之中
澡浴寒澗之內、以致暑氣入裏、內熱外寒、故見巳
前諸證、醫者見其身熱自汗口渴煩燥、疑爲驚風
妄用風藥、反燥其血、以致心中噎悶昏不知人、甚
則反張搐搦、皆由血不榮筋、煩熱過甚之故也、若

膏粱之兒，不涉長途，不經酷日，暑證尚少，何有暑風？若謂高堂廣廈，口飡生冷，身納風凉，而得之者，即傷寒之類，又何暑之可稱。

古人謂暑傷心，其實心不可傷，傷之必死。蓋心爲君主之官，虛靈湛寂，神性居之，邪不易犯。止因六氣之中以暑配君火，故曰暑傷心。然所犯者，心包絡耳。包絡爲心之宮闕，捍蔽外邪，不容輕侮，惟由暑熱搖撼外郭，故神志爲之昏惑，但瀉其太陽丙火，則少陰君主神志自寧矣。宜却暑丹。

○入方

却暑丹

治小兒傷暑誤用風藥致心神昏悶煩燥不安甚則搐搦

漂白术五錢　白茯苓五錢　潔猪苓五錢　宣澤瀉五錢

青化桂二錢　片黄芩五錢　正川蓮三錢　鏡辰砂二錢

炙甘草五錢

右爲細末煉蜜爲丸如芡實大每服二三丸量兒大小加減麥冬湯化服或十中取二煎服亦可

瘧疾

經曰夏傷於暑秋必痎瘧○其證初起呵欠頓悶發熱口渴面帶黄白頭額有汗一哭汗出其熱漸退二三分不久復熱如故喉内痰鳴一哭即嘔嘔則痰出每日如此者即瘧證也

按内經謂十二經皆有瘧究其所因而大要不離乎少陽膽經夫瘧之不離乎少陽猶咳嗽之不離乎肺也葢凡寒熱往來總爲少陽所主果能和解表裏分理陰陽則瘧邪霍然而散由其候認爲風

輕施鎮墜以致正邪激搏榮衛遲留陽欲入裏陰

内阻之陰欲出表陽外遏之少陽欲升不得升太

陰欲降不能降乃致神情憒亂蹈瘧而搐宜清脾

飲解之其搐自止

○入方

清脾飲

治小兒熱瘧作搐不必治搐惟治其瘧

梹青皮一錢　製半夏一錢　枯黄芩一錢　艸菓仁五分

白雲苓一錢　北柴胡一錢　真陳皮一錢　漂白术一錢

川厚樸一錢　炙甘草五分

生薑三片大棗三枚水煎熱服

痢疾

經曰飲食不節起居不時陰受之則入五臟下爲飧泄久爲腸澼○其證初起兩眉皺而多啼由腹痛也煩燥不安由裏急後重也數至圊而不能便或赤白相兼或單紅單白是其候也

按此證雖曰內傷飲食莫不由於外感而發也有至妙之治人所不知但以人參敗毒散升散之其

堯明按一曰作一下同

病即減，設有食飲停滯，輕則消導之，重則疎通之，去其積垢，無不愈者。昧者不察，反投柯蔻止澁之，乃致積毒內鬱，腹痛裏急，欲圊不能，此通因通用之證，而反通因塞用，遂爾神昏擾攘者有之矣。急用沆瀣丹、三仙丹，二藥同服，疎通之後，其病自去。

○入方

集成沆瀣丹

一方見一卷胎疾門

集成三仙丹

治小兒縱口飲啖，食物過多，有形之物，填塞腸胃之間，不能轉運傳送，脾氣抑鬱，所以發熱不退，眼閉難開，人事昏沉，四肢攤軟，儼然虛極之象。古人謂大實有羸狀，即此證也。昧者以爲虛證而峻補之，或疑爲驚風而鎮墜之，百無一救。速以此丸同沆瀣丹同服，待其下後，人事即清。予救治既多，剖心相告。痢疾誤用澀藥，閉其濕熱，此食物有形之塞，殆有甚焉，速宜下之，不下即死。

五靈脂一兩　南木香五錢　巴豆仁四十粒

右將靈脂木香研爲細末聽用以巴豆剝去殼取淨肉四十粒去其肉上嫩皮紙包水濕入慢火中煨極熟取起另以綿紙包之緩緩搥去其油紙濕則另換以成白粉爲度謂之巴霜與前二味和勻醋打麪糊爲丸菉豆大以硃砂爲衣晒乾收貯每服五丸或七丸九丸量兒大小加減合沆瀣丹二三丸同研爛茶清調下待其下後其病立愈此起死回生之藥勿以常方視之

咳嗽

經曰：咳嗽上氣，厥在胸中，過在手陽明太陰。○其證初起，面赤唇紅，氣粗發熱，咳來痰鳴，或眼胞微浮，額上汗出，此外感風寒，急宜疎解。

按咳嗽致搐，其證嘗少。蓋外感以咳嗽爲輕，內傷以咳嗽爲重。大凡春溫夏熱，秋燥冬寒，四時正病，與乎時行疫癘，卽至重至危之候，但有咳嗽便是生機。蓋外感一傳手六經，斷不致死，故謂外感以咳嗽爲輕。至於酒色狂且之輩，平素嗜慾不節，耗費過傷，但逢咳嗽，卽爲可慮，倘治不如法，則虛勞

肺痿、跂足而待、故謂內傷以咳嗽爲重、嬰兒知識
未開、內傷何有、所有咳嗽、無非寒熱二者而已矣
寒固傷肺、熱亦傷肺、醫者能的辨其寒熱、對證用
方、效無不捷、其如不識陰陽、罔分寒熱、應辛散者
而反凉瀉、應滋潤者反用升浮、乃致寒者愈寒、燥
者愈燥、欲不聲音不轉、眼翻手搐、其可得乎、治宜
集成金粟丹

〇入方

集成金粟丹

此丸專能疎風化痰，清火降氣，併治咳嗽上氣喘
急，不少定，嗽聲不轉，眼翻手搐，凡諸家截風定搐之
方，皆不及此方之聖。倘前醫用藥不當，誤而致搐
昏沉不醒，即以全身燈火醒之，用此丸一服即痊。
九製牛膽南星二兩　明天麻一兩，薑汁炒　節白附一兩，仝上
淨全蝎揀去尾足，以滾湯泡淨，去其鹽泥，晒乾，一兩，炒　明乳香去油淨一兩
代赭石火煅紅，以好醋淬之，煅七次，淬七次，研細末，以水飛，晒乾，一兩
直殭蠶炒去絲，一兩　赤金箔五十張　真麝香三分
梅花片三分

鎖頭按裝王筋裹也

共爲細末，煉蜜爲丸，皂角子大，貼以金箔，每用一丸，薑湯化服。此方比抱龍金液保命至寶定命等方功倍十百，惟虛寒之痰，無根之氣，絕脫之證不可用之，以其降令重也。

製南星法　用生南星半觔，研極細末，盛於碗內，取牛膽一枚，傾出膽汁於碗內，將南星末和勻，仍復裝入膽皮之內，懸有風無日之處，候其陰乾，有膽之時，將前膽剖破，取出南星，研末，仍以膽汁和勻，裝入懸之，能裝過九膽，誠爲至寶，任彼貞王十

黃，莫能及此，且今之牛黃，切無真者，若市肆膽星

一膽而已，不可用，

丹毒

千金曰：丹毒一名天火，皆風熱惡毒所爲，入腹則殺人。○其證由心火熾盛，熱與血搏，或起於手足，或發於頭面胸背，遊移上下，其熱如火，赤如丹砂，形如錦紋，其痛非常。凡自胸腹而散於四肢者易治，自四肢而入腹者難治。

按丹毒雖曰風熱，而由胎毒之發者十之八九

兒晁多方脉無此、世有丹毒傷生而不知者、蓋此毒每發於隱密之處、倘父母不覺、遂致傷兒、大凡小兒頭面四肢、胸背脇腋、忽有紅暈一點、漸次散開、色如錦紋、外帶黃色、即是火丹、速宜砭去惡血、內服沆瀣丹、庶不致內攻作搐、倘醫者不知針砭、妄用搽敷、逼毒入內、必致作搐而死、每見丹毒之禍兒者比比矣、

〇入方

集成沆瀣丹

方見一卷胎毒門

磁鋒砭法

法見四卷丹毒門

瘡癰

經曰諸痛癢瘡瘍皆屬心火○按瘡癤疥癰小兒獨多由胎毒淫火使然也治之者宜清熱解毒使之外出可也倘醫者視為泛常不先內托解毒誤用砒硫毒藥搽之逼毒內入以致瘡忽自平其證腹脹便閉身無血色目閉不開手足動搖此毒氣

內攻也、

此條與方脉之發背癰疽偶傷風濕而手足搐搦、角弓反張者、大不相侔、蓋彼因誤傷風濕而病痙、此因誤用搽敷而致搐病因不同、治宜各別、速服雄黃解毒丸、徵下之、瘡出則吉、瘡不出加喘者死

○入方

雄黃解毒丸

治瘡瘍毒氣內攻腹脹便閉身無血色目閉不開、併能解一切瘡疥之毒、更可下痰追蟲打積

明雄黃一錢　川鬱金二錢　巴豆霜一錢

右為細末，醋打米糊為丸，菉豆大，每服三五丸，白湯送下，以利為度。

痘瘡

痘稟先天胎元之毒，遇時行而即發。其證初起兩眼含淚，珠如水晶，鼻氣出粗，睡中驚惕，兩耳紋現、惡熱不惡寒，痘證也。

按初起發熱三四日間，應與疏通腠理，微解表邪，使毒氣易出。若不行疏散，以致腠理固閉，熱盛神

昏而搐矣、此常候也、先宜人參敗毒散升散

用導赤散加硃砂、以制其猖獗、痘出則吉、屢

凶、收靨後作搐、此痘毒倒陷、雄黃解毒丸紫草

湯下、痘復出者吉、搐不止者凶五六卷痘疹門論證

最詳宜攷、

○入方

人參敗毒散

治四時感冒、併痘瘡升散之用、

川羌活七分　川獨活五分　北柴胡五分　信前胡四分

正川芎五分 白雲苓五分 真枳殼五分 苦桔梗五分
上揀參三分 炙甘艸四分
薑一片棗一枚水煎熱服、

導赤散

此清心經之熱從小便而出、
大生地三錢 川木通二錢 生甘草一錢
右作一劑、竹葉七片爲引、水煎臨服加硃砂末一
分調服

雄黃解毒丸

方見先倏瘄瘍門

○附案

遂陽文庠立天張君、有子三歲、於今春布種神痘、一夕作搐十數次、痘師某者、坐守其家、莫能得定、次早徵明張君來寓邨門、因訴其作搐之由、予念故人之子、往視之、見其昏迷不醒、手足搐掣、各處艾火疤無數、問所服藥、一派凉瀉、予知其誤治、乃以全身燈火醒之、卽能開聲、因用人參敗毒散、令其母子同服、一劑而搐止、痘出可見、理之未明、毫釐千里、蓋痘麻初起、全賴陽和升生之氣、故發熱本為正候、由其不與疎通腠理、毒鬱不伸、乃致作搐、此時正宜升散助其生機、顧乃反用艾火堵截之、用涼藥鎮墜之、欲其搐止、其可得乎、是幼科驚風之說、皆此輩釀成之禍、於患者何有焉、

霍亂

經曰足太陰厥氣上逆則霍亂○其證先傷於食後感風寒、邪正相爭、心腹絞痛、有上吐下瀉者、有上不得吐、下不得瀉者、所以煩燥悶亂其證最急

速宜鹽湯探吐之俟其吐瀉之後乃用藿香正氣散分理其陰陽可也但見喘而搐者不治

按此乃乾霍亂也俗名絞腸痧由其上不得吐下不得瀉所以神情昏亂若上既能吐下既能瀉則宿食痰飲俱去安有昏亂之理若曰大吐大瀉之後而見昏憒此卽脫證之例豈作搐之謂耶看書若此隨文解義則執一不化皓首無成然此猶爲中人言之也至有全不知書道聽途說訛訛相指以致於誣民惑世者此類醫中儘多昔人謂巫者

對本宜科教風掃地、予謂巫者猶能對本宜科、而醫中之不肖者、即欲宜科、更苦於無本可對、然則醫風之掃地、不殆有甚乎、

○入方

鹽湯探吐法

法見二卷霍亂門

藿香正氣散

治內傷脾胃、外感風寒、吐瀉霍亂等證、

藿香梗　家蘇葉　大腹皮　真廣皮　牙桔梗

白雲苓　法半夏　六神麯　香白芷已上各一錢

川厚樸　炙甘草各五分

右作一劑生薑三片大棗三枚水煎溫服

客忤

小兒客忤由兒真元不足神氣未充故外邪客氣得以乘之經曰邪之所湊其正必虛不治其虛安問其餘忤者謂外來人畜之氣忤觸其兒之正氣也或因生人遠來或因六畜暴至或抱兒戲騎牛馬或父母騎馬遠歸未及熏衣即抱其兒則馬汗

不正之氣從鼻而入、經曰五氣入鼻藏於心肺、則正氣受忤此外因之客忤也其證口吐青黃白沫面色變異喘息腹痛反側不安手足瘛瘲茢此證神不昏亂爲異耳、治宜塗顖法搐鼻法內服攝生飲

復有內因客忤或兒平日所喜者乃戲而奪之平日所畏者乃戲而恐之、凡親愛之人、喜食之菓玩弄之物、心之所繫口不能言、一時不得遂逆其心志、其候昏昏喜睡、寤不惺惺不思乳食即其證也

宜先順其心意內服沉香安神丸併惺惺散

○入方

塗顖法

治客忤等證

竈心土一錢　明雄黃五分　真麝香半分

共為細末棗肉和匀捏作一餅子貼顖門寬裕為

㨾以餅貼顖上取艾絨作豆大一粒灸三炷即止

搐鼻法

治傷風傷寒頭目不清併治客忤

正川芎　藿香葉　鮮藜蘆各三錢　玄胡索

粉丹皮　鏡辰砂各二錢飛

共爲極細末，以少許吹鼻中，得嚏則邪氣出矣。

攝生飲

治一切卒中大小科同

制南星　南木香　法半夏各錢半　北細辛

漂蒼术　石菖蒲　炙甘草各一錢

右作一劑，生薑三片，水煎熱服。

沉香安神丸

治内因客忤

官揀參一錢　漂白术、貞廣皮、陳枳殼

牙桔梗　青礞石煅各五錢、炙甘草、上沉香各一錢

鏡辰砂飛一錢　貞川連五錢

共爲細末，蜜丸芡實大，每一二丸，麥冬湯下。

惺惺散

方見二卷乳子傷寒門

中惡

此證比之客忤爲更甚，蓋客忤無非外來人畜不

正之氣中惡則中惡毒之氣如老柩腐屍淫祠古樹冷廟枯井敗屋陰溝皆有惡毒之氣存焉小兒觸之從鼻而入肺先受之閉其清道塡塞胸中忽然而倒四肢厥逆兩手握拳上氣喘急者是也

復有中惡毒之物者亦謂之中惡如菌蕈河豚瘟牛疫馬自死六畜并水雞蝦蚌之類自口而入則腸胃受之故心腹刺痛腹皮青黑悶亂欲死前後二證俱宜霹靂散搐其鼻令其噴嚏之後毒氣已出然後用藥前證中毒氣死者用返魂湯此中毒

物死者、用雄黃解毒丸下去之、

○入方

霹靂散

治中惡卒死并一切卒暴之證、

猪牙皂三分　北細辛五分　大川芎五分　香白芷五分

躑躅花半分　明雄黃二分　真麝香半分

右為極細末、每用少許、以燈心三寸長、醮藥點鼻孔內、以得噴嚏為驗、

返魂湯

治中惡卒死，宜此主之，即仲景之麻黃湯也，因其毒氣閉塞脈竅，以此開通之，

淨麻黃二錢去節　光杏仁七個去皮　炙甘草一錢

葱白三寸　水一盞，煎半盞，分數次服，

雄黃解毒丸

方見二卷類搐瘡瘍門

一日非搐

即幼科之慢驚風慢脾風者是也

按幼科有言曰：急驚傳慢驚，慢驚成慢脾，慢脾者

純陰之證也然慢驚亦有虛熱當多便秘痰涎壅塞便誤認爲實熱妄用巴黃以下痰行便或妄投腦麝以通竅涼臟致使陰氣愈張陽氣愈弱卒不死而成此證又有一名虛風因吐瀉日久風邪入臟乃大便不禁面色虛黃脾氣已脫真元已斷繼此發熱即是慢脾此不必皆由急驚傳至男子以瀉得之爲重女子以吐得之爲重其候面青舌短頭低眼合吐舌咬牙聲音沉小睡中搖頭四肢微搐冷而不收身則有冷有熱痰涎凝滯神志昏迷

沉沉喜睡逐風則無風可逐療驚則無驚可療乃至重之候十難救一二也治法大要生胃養脾同陽益志鎭心定魄化痰順氣若眼半開半合手足不冷二便瀦滯此尚有陽證須溫和化痰理氣不可即用回陽然亦不可因陽證而用清凉之藥此僅虛火往來會成如陽證耳在幼科所論者如此見此等辨論婉娓其辭自相矛盾爭誤多端惟有拊髀長噓而已孰料幼科謬劣一至此哉既知慢脾爲純陰之證又誤以慢驚之虛熱作實熱誤下

痰誤通竅乃致變為慢脾又有因吐瀉日久風入
腸胃大便不禁面色虛黃脾氣已脫真元已虧絶
此發熱即是慢脾如此之候即應急救真元維持
竭絶何得以眼之半開半合手足不冷二便濇滯
為尚有陽證不可即用回陽之味此淺近之理猶且
未明而尚欲立言傳世乎蓋眼之半開半合名為
昏睡露睛此脾胃兩傷敗極之證安得目為有餘
手足為諸陽之本四時皆宜溫和今手足不冷猶
幸有一綫微陽牽引接續尚未至於厥逆豈可謂

之陽證二便澁滯由其氣血傷敗大腸枯焦無以滋榮傳送又豈裏實便秘之比哉此等之證治之得法尚可挽回而乃稱爲陽證爲之順氣化痰豈眼之半開半合手足不冷二便澁滯果爲陽熱有餘耶抑由痰凝氣滯耶不然化痰順氣將焉用之嗚呼幼科淺陋莫可挽救凡小兒有熱不辨表熱裏熱虛熱實熱陽浮作熱陰極發躁一槩稱爲陽火令慢脾之熱無非純陰之證眞陽被逼不能存賨浮越肌表散漫無歸亡在頃刻即急爲收攝斂

納猶慮不及、而反謂之陽證、必欲其口鼻無氣、兩眼不開、四肢氷雪、二便長流、始可謂之陰證乎、立言者見地如斯、繼述者自可知矣、予故於此等之證、以非搐名之、使知一意挽救、不用猜度、且亦不須細辨、請以幼科夏禹鑄之言、以明斯證之誤、亦可見予言之不虛也、

夏禹鑄曰、世人動曰慢驚、予獨曰慢證、蓋此證多成於大病之後、庸工一見病愈、遂不防守去路、或初誤汗誤下、吐瀉久而脾胃虛極、故成慢證、慢字緩

曉明按拿字與俗拏字挐也音女居切

字、雖對急字而言、然所以成此證者、亦由於父母怠慢之故、或有汗多不止者聽之、吐瀉不止者聽之、以致汗多亡陽、吐久亡胃、瀉久絕脾、成難起之證、故曰慢證。慢證何驚之有、以慢證而云驚、皆屬庸醫、曾見兒眼翻手搐搦衆形狀似驚、故以驚名之、一作驚治、或推或拿、或火是猶兒已下井、而復落之以石也。慢證者、脾虛也、眼皮屬脾、脾敗故眼皮不能緊合、而睡則露睛、虛則脾失元氣、故兩目無神而漂泚、脾敗則枯涎無統、故凝滯咽喉而有牽鋸之聲、手足爲脾胃所司、脾胃敗故四肢厥冷、[illegible]必生寒、寒則大便瀉青而小便清利、便知爲慢脾之候、若療驚則無驚、可療祛風則無風可祛、除痰則無痰可除、解熱則無熱可解、惟脾間枯痰虛熱往來耳、治此或以六君子湯加炮薑、或理中湯加附子

此夏氏之見、超乎流俗、申明慢驚慢脾、一皆蝎絶之證、而療驚祛風除痰解熱之治、毫不可用、先得我心之所同然者、今以夏氏所云吐瀉脾敗之證

列之於前復以景岳所云大驚卒恐次之歸於非搐條下以見此等之證總非風搐庶不乞靈顱顖枉害無辜也以上治法悉依夏氏張氏原方予毋容復贅

吐瀉

經曰少陽所至爲涌嘔又曰春傷於風夏生飱泄○其證先傷乳食後感風邪乃致脾胃受傷吐瀉不止漸至遍身四肢口鼻俱冷手足微掣昏睡露睛蓋小兒全賴乳食以爲命吐多則乳食不入

瀉多則乳食不藏、吐則傷氣、瀉則傷血、乳食既絶、
氣血復傷、速救眞元、以免竭脫、

○人方

六君子湯

治小兒吐瀉之後、脾胃大傷、或大病之後、不思乳
食、一切久病中氣虛寒、並皆治之、

官揀參一錢　漂白术二錢　白雲苓錢五　法半夏五分
眞廣皮五分　炙甘草一錢　四肢厥冷加炮薑甚者
加附子五分　手足搐掣加靑化桂七分鈎藤一錢

右作一劑、煨薑三片、紅棗三枚、旱米一撮、水煎溫服、

理中湯

方見三卷乳子傷寒門

○大驚卒恐（幼科以此爲急驚故詳辨明之）

張景岳曰、小兒忽被大驚、最傷心膽之氣、內經口問篇曰、大驚卒恐、則氣血分離、陰陽破散、經絡厥絕、脈道不通、陰陽相逆、經脈空虛、血氣不次、乃失其常、此內經槩言受驚之病有如此、矧小兒氣血尤

非大人之比若受大驚卒恐則其神氣失散憒亂不堪尙何實邪之有斯時也收復正氣猶恐不暇顧可復爲清散耶即如硃砂琥珀之類不過取其鎮墜之意亦非救本之法今幼科諸書皆以大驚之證例作急驚誤亦甚矣不知急驚由於風熱慢驚由於脾腎之虚皆不必由驚而得余之千言萬語闢除驚風只消景岳二十三字便以道盡後賢若肯於此數語體認更不必予之瑣瑣於斯也而此以大驚致困者本乎心膽受傷神氣陡離之病當以收復神氣爲主宜秘旨安神丸團參散獨參湯之

類加金銀等物煎服之

○入方

秘旨安神丸

原治心血虛而睡中驚惕并治大驚卒恐

官揀參　淨棗仁　白茯神　法半夏已上各一錢

大當歸　杭白芍　小橘紅各七分　北五味七粒

炙甘草五分

右爲細末煉蜜爲丸如芡實大每服一丸生薑湯

化下

團參散

治心虛血熱自汗盜汗并治大驚卒恐

官揀參　白當歸等分

右爲細末用膹猪心一個切作三片每以藥末一錢用猪心一片煎湯調服

獨參湯

治氣虛氣脫神散魂離以此亟救元陽草還丹之名誠不愧也

官揀參不拘多少同炒米煨薑紅棗濃煎湯徐徐

服之實有起死回生之力
或曰傷寒病瘧與非搐二條不可用驚風之治已聞命矣而類搐十條既爲火熱何以不用驚風門中截風定搐涼瀉鎮墜之法治之此何意也曰暑瘧嗽痢痘霍亂丹瘡病雖不一而搐由病致欬尋其源治其病而搐自止若不去病而用截風定搐涼瀉鎮墜之治仍抑遏其病邪非但搐不能止必致變生他證醫者復不察其本病未去疑爲驚風證重藥不去病而用毒劣劫奪之者每見治驚風愈

治愈危乃致不救者皆此弊也日由談驚風而後

治病求源之要誠至論也請筆之以為來學式

已上誤搐類搐非搐證共一十四條即幼科之急驚慢驚慢脾者盡止於此業已條分縷晰逐款逐條詮明矣臨治者當知各證之病源有別而治療之攻補自殊不得復以急驚慢驚慢脾混同立論而以截風定搐之死法統治之從前未經剖露猶謂陷於不知今已證治判然惟祈後賢留心討論神而明之醫稱仁術於是乎不相遠矣

按胸[illegible]

附小兒時疫證治

吳又可曰凡小兒感冒風寒瘧痢等證人所易知一染時疫人所難窺所以耽悞者良多盖幼科詳於痘疹吐瀉驚疳并諸雜證在傷寒時疫甚略之一也古人稱幼科爲啞科盖不能盡罄所苦以告師師又安能悉夫問切之義所以但知其身熱不知其頭疼身痛但知其不思乳食心胸膨脹疑其內傷乳食安知其疫邪傳胃也但見嘔吐惡心口渴下利以小兒吐瀉爲常事又安知其協熱下利也

又何暇致思爲時疫、二也小兒賦質嬌怯筋骨柔脆、一染時疫延挨失治、即便兩目上吊、不時驚搐、肢體發痙、十指勾曲甚則角弓反張必延幼科、正合渠平日學習見聞之證、因多誤認爲慢驚風、遂投抱龍丸安神丸、竭盡驚風之劑、轉治轉劇、因見不啼不語、又將神門眉心亂灸、艾火雖微、內攻甚急、兩陽相搏、如火添油死者不可勝計、深爲痛憫今凡遇地方疫毒流行、大人可染、小兒獨不可染耶、但所受之邪雖一、因其氣血未足筋骨柔脆故所現之證爲異耳務宜求邪以治故用藥與大人彷彿凡五六歲以上者藥當減半一二三四歲者四分之一可也又腸胃柔脆少有差誤爲禍更速臨證尤宜加慎

太極丸

凡疫癘流行之時小兒作熱即是時疫亦有眼目上竄角弓反張手足搐掣不可誤認驚風但以時疫治之自愈

天竺黃五錢　膽南星五錢　酒大黃二錢　直殭蠶三錢

真麝香二分　梅花片二分

共爲細末端午日午時修合煉蜜爲丸如芡實大硃砂爲衣凡遇瘈瘲薑湯化服一丸神效

○癇證

錢仲陽曰小兒發癇因氣血未充神氣未實或爲風邪所傷或爲驚怪所觸亦有因妊娠時七情驚怖所致若眼直目牽口噤流涎肚膨發搐項背反張腰脊强勁形如死狀終日不醒則爲痓矣按仲陽之說亦明知有痓病而謂終日不醒者方爲痓不知

痙病為三陽表證，據幼科所稱驚癇，為心肝脾肺之裏證，今反以表病腑病為重，裏病臟病為輕；經脉行於皮膚肌肉者為重，經脉行于內臟貫膈者為輕；邪傷傳導之府為重，邪傷神明之臟為輕。顛倒背謬，令人不解。仲陽尚為此言，又安保後人之不訛傳也。

萬密齋曰：癇者卒然而倒，四肢强直，目閉或眼珠翻上不轉，口噤，或有咬其舌者，口中涎出，或無涎者，面色或青或白，面色或青或白，後賢仔細着眼。或作六畜聲，其狀不一乃小兒之惡證也、昏暈一時即醒如常矣其發也或以旬日計、或以月計、或以歲計、古人有三癇五癇之名、證治太多、似無一定之說、故後學不知其所從也、凡治癇之法幼科所載其方甚多、而無可取者、惟予家秘新方名斷癇丸、誠治癇之神方也、

予按密齋之說、不爲無見、乃私心竊喜、頗有斯人爲之砥柱、及攷其斷癇之方、則皆寒凉攻伐鎮墜毒劣之藥、予又以爲不盡然焉、夫癇者癇痰也、非

暴病之謂，亦由於初病時，誤作驚治，輕施鎮墜以致祓固其邪，不能外散，所以留連於膈膜之間，一遇風寒，冷飲，引動其痰，倏然而起，堵塞脾之大絡，絕其升降之隧，致陰陽不相順接，故卒然而倒，病至於此，其真元之敗，氣血之傷，瞭然在望，撫之不能猶認作此中之邪，無異鐵石，非攻堅破壘，不足勝其實，顧嗚呼，以嬌嫩虧歉之體，而猶入井下石，豈司命慈幼之心哉，因錄原方以正其惑，

斷癇丸 此方重墜寒涼毒劣用之增困

川黄連　青礞石　石菖蒲　辰砯砂　蚌珍珠
鐵華粉　膽南星　白甘遂　上沉香　白茯苓
别以人參一錢白术三錢煎湯煮糊爲丸豬心湯
下

通心丸本非心病何用通心以及無辜未可爲訓

辰砯砂　馬牙硝　明雄黄　真麝香　白附子
陳枳殼　正川芎　白茯苓　揀人參　川黄連
金銀箔　蜜丸麥冬湯下
此即所謂斷癇丸也予謂此等之見似未離乎幼科

習氣夫病至於癖非稟於先天不足即由於攻伐過傷每見癖兒無不肌肥面白神慢氣怯即萬氏亦謂面色或青或白豈有青白之兒能任攻伐者乎只因中氣素弱脾不運化則乳食精微不化榮衛而化爲痰偶値寒凝即倏然而發豈必心竅有痰而後發哉若果心竅有痰則已慣然一物何以發過清明如故可知非痰迷心竅之證誤作痰迷心竅之治愈攻愈敗愈發愈勤不至於廢棄不止也有識者補救尙虞不暇猶敢以礞石硃砂珍珠

鐵粉之重墜傷其心氣以甘遂大毒之物損其心血更加黃連之苦寒敗胃雖有一錢之參如紅爐點雪後方硃砂牙硝雄黃金箔之類亦猶是也原其意不過謂重墜可以鎮心苦寒可以瀉火毒劣可以攻痰此等治癇無異赧王伐秦救趙而周遂卒為秦併雖理或有說而勢所不能也故予之治癇從不用治癇之方而十全其下此等之證非用從治之法莫能成功其如幼科諸君枋榆自足高遠厥聞惟知見證治證不知古哲有見痰休治痰

見血休治血有汗勿止汗逢熱莫退熱喘生毋降氣精遺勿澀洩之訓此蓋從治之法而幼科視爲汎言寄司命之責者固如是乎有見者毫不治痰而痰自不生毫不治癎而癎自不作此其所以爲神也

○入方

消風丸

凡治小兒諸般癎證先服此丸七服此非治癎之藥用以疎散外感開通經絡然後藥得以流通故

耳

南薄荷　川羌活　川獨活　北防風　明天麻

荆芥穗　正川芎　北細辛已上俱一錢　膽南星二錢

右爲細末，煉蜜爲丸，重一錢一顆，每日一丸，薄荷蘸藥煎湯化服，服完七丸，方服後藥。

集成定癇丸

治小兒癇證，從前攻伐太過，致中氣虛衰，脾不運化，津液爲痰，偶然有觸，則昏暈卒倒，良久方甦。此不可見證治證，蓋病源深固，但可徐圖，惟以健脾補中爲主，久服瘡自不生，痛自不作矣。倘係年深日久者，與河車八味丸間服，無不愈者。

官揀參一兩，切片焙乾。　漂白朮一兩五錢，切片土炒。　白雲苓一兩，切片薑汁烝過曬乾。　眞廣皮一兩，酒炒。　法半夏一兩。　石菖蒲五錢，耽九節者切片。　白當歸一兩，酒洗曬切。　青化桂五錢，去皮，薄桂不用。　杭白芍一兩，酒炒。　白蔻仁一兩，酒炒。　漂蒼朮一兩，用黑脂麻拌炒。　南木香五錢，忌火。　眞龍齒一兩，火煅醋淬，研末，水飛過曬乾，耽五錢。　赤金箔三十張。　鏡面砂三錢，研末，水飛曬乾聽用。

右藥各依分兩製過，合爲一處，焙乾，研細末，篩過煉蜜爲丸龍眼核大以硃砂爲衣貼以金箔消曬乾以磁瓶收貯每日早午晚各服一丸薑湯化服癇證未久者服此倘年深日久者早服河車八味丸午晚服此無力備參者不用亦可

河車八味丸

治小兒癇證年深日遠肝腎已虧脾肺不足心血耗散證候不時舉發此證總歸於虛不可以爲有餘而攻逐之致成不救但以此丸早服以救肝腎前定癇丸午晚服以寧心健脾生脈則萬舉萬全

眞補治也、

紫河車一具頭生男者用白礬煎湯揉洗極淨用薑汁同酒蒸爛　大地黃三兩薑汁砂仁同酒煮爛　淨棗皮一兩炒乾、　粉丹皮五錢酒炒、

宜澤瀉五錢鹽水炒乾　嫩鹿茸二兩切片炒乾　白雲苓一兩五錢乳汁蒸曬　懷山藥一兩五錢酒炒　川熟附七錢五分切焙乾燥、

青化桂七錢五分去粗皮研　北五味一兩去梗炒乾、　大麥冬一兩去心糯米拌炒

右藥依法炮製、和爲一處、焙極乾、研爲細末、煉蜜爲丸、龍眼核大、每早一丸、用淡淡鹽湯化服、以飲

食壓之午及臨臥各用前定癎丸一服、

○幼科預宜修製應用丸藥七方

消風丸　凡疎通腠理、清解表邪、啟發皮毛、流利經絡、癎之初起者用之

方見二卷癎證門

集成金粟丹　凡開關通竅、下氣利痰、醒昏定痙、一切危急者用之、

方見二卷咳嗽門

集成沆瀣丹音亢械　凡導滯清熱、降火利膈、解胎毒、去

積熱、通利二便用之、

方見二卷胎疾門

瀉青丸　凡退熱平肝、清表裏定瘛搐、解煩退熱表

裏兩急者用之

方見四卷啼哭門

理中丸　凡脾虛中寒、面青腹痛、寒嘔寒瀉、四肢厥

冷、一切虛寒者用之、

方見二卷乳子傷寒之理中湯、加增分兩炒研蜜

丸、即理中丸

三仙丹　凡飲食過多有形之物塡塞中焦及頑痰

大便不通一切宜攻下者用之

方見二卷痢疾門

太極丸　凡遇年歲疫癘流行小兒發熱昏沉甚則

作搐者時疫也宜用此

方見二卷小兒時疫門

已上七方皆宜預爲修製以備急需凡古方截風

定搐之藥無所用之不必留意

○乳子傷寒證治

幼科謂小兒八歲以前無傷寒，不知此語出於何經。夫寒、風暑濕燥火爲六氣，政令乃陰陽代謝之機，豈傷人之物，只因人之臟氣不足者，各從其類而翕受之，因其偏受而致病，所以謂六淫之邪。其來自天，決無擇人而入之理。今謂小兒八歲以前無傷寒，不知寒邪不傷八歲以前之兒乎？抑八歲以前之兒，不受寒邪之傷乎？若謂八歲以前天癸未足，則八歲以後天癸仍未足，則應云十六歲以前無傷寒，又何獨以八歲爲言哉？夫癸腎內藏眞陽、與壬膀爲表裏、今癸水眞陽未足、則壬水淸寒、故寒邪之來、各從其類、竟趨太陽寒水之經、以寒召寒、誠莫能禦、所以小兒傷寒爲最多、今謂其無傷寒、不幾令小兒之病傷寒者、束手待斃、皆死非命乎、非小兒無傷寒、因其榮血未充、易於生熱、治之不當、即變而爲痙、幼科指爲驚風者、即此是也、然小兒傷寒、貴於急治、但不宜發表、由其肌膚薄、腠理疎、恐致汗多亡陽、若能於初起之時、即爲解肌祛其表、邪從外而出、則必無變痙之虞矣、

或曰傷寒同一病耳而乳子與小兒治各有異何也

曰乳子筋骨柔脆不耐傷寒初入太陽即人事昏沉渾身壯熱筋脉牽強醫不詳辨誤認驚風其禍立至所以乳子傷寒貴於急治故辨證不繁用方宜簡若遷延時日則無力耐之矣是以與小兒之傳經論治者緩急不同

其證初起男體重面黄而帶慘色女面赤而帶慘色喘急惡寒口中氣熱呵欠頓悶項急者是也

如惡風寒必偎藏其身於母懷者是藏頭伏面此爲

表證可與解肌桂枝防風湯、

如惡熱出頭露面揚手擲足煩渴便秘掀衣氣麄是爲裏證畧疏通之、小柴胡湯加大黃中病即止、

如頭額冷手足冷、口中氣冷、面色闇淡、大便瀉靑此爲陰證裏虛、當救其裏、理中湯、

如大熱大渴自汗此表裏實熱宜和解柴胡白虎湯清之、

又有先傷風寒、後傷飲食或先停飲食後感風寒、名夾食傷寒、其證壯熱頭痛噯氣腹脹、大便酸臭間

連不解大柴胡湯下之體素怯者惺惺散

○入方

桂枝防風湯

治半週一歲以至三五歲幼兒傷寒初起惡寒發熱體重面黃或面白喘急口中氣熱呵欠頓悶遂以此方解散肌肉之邪此方有汗能止無汗能發不致過汗亡陽爲幼科解表之第一方

嫩桂枝錢半　杭白芍二錢　北防風錢半　老生薑一錢

大紅棗五枚　炙甘草一錢

右作一劑水煎熱服

有痰加北芥子一錢　有嘔吐加陳皮半夏各一錢

熱多加柴胡一錢　胸緊氣急加枳殼桔梗各一錢

小柴胡湯加大黄

治小兒裏熱惡熱出頭露面揚手擲足煩渴燥糞

掀衣氣麄皆利之

官揀參七分　北柴胡錢半　片黄芩一錢　法半夏一錢

炙甘草五分　錦莊黄一錢

生薑三片紅棗三枚爲引水煎熱服

理中湯

治陰證裏虛頭額冷手足冷口中氣冷面色闇淡

大便泄青

官揀參一錢　漂白朮二錢　炮薑灰五錢　炙甘草一錢

大棗三枚為引水煎濃涼冷服

柴胡白虎湯

治表裏皆熱大熱大渴自汗

官揀參一錢　熟石膏二錢　淨知母一錢　北柴胡一錢

炙甘草一錢

合一劑、用早粳米一撮爲引、水煎熱服、

大柴胡湯

治夾食傷寒、其證壯熱頭痛、噯氣腹脹、大便酸臭、延綿不解、

北柴胡錢五 錦莊黄一錢 法半夏一錢 赤芍藥一錢

小枳實錢二分

生薑三片、大棗一枚爲引、水煎熱服、

惺惺散

治小兒真元不足、氣血怯弱、內傷外感、熱不能受

官揀參一錢　漂白朮錢五　白雲苓一錢　白芍藥一錢

牙桔梗一錢　天花粉一錢酒炒　北細辛五分　正川芎一錢　北防風一錢

生薑三片紅棗三枚爲引水煎熱服、

○小兒傷寒、類治出程鳳雛慈幼筏

帝曰人傷於寒、而傳爲熱何也岐伯曰夫寒盛則生熱也、帝曰今夫熱病者皆傷寒之類也、○小兒八歲以後氣血充足經脈完固傷寒與大人同治、仍自表達裏先皮毛、次肌肉、次筋骨腸胃、絲毫不爽、其始也、先從太陽寒水之一經、有惡風惡寒、頭痛脊強等證、寒鬱皮毛、是爲在表、脉浮緊無汗爲傷寒、麻黃湯發之、得汗而解、脉浮緩有汗爲傷風、以桂枝湯散之、汗止而解、

【疏】太陽經在最外一層、故邪入皮毛、即先傷之、皮毛不能傳變、由太陽之絡脉傳入本經、而後內入諸經也、邪客皮毛、即玄府閉、汗孔也 人身臟腑之氣無刻不與外氣通、通故和暢、玄府閉則內氣不能發洩而生熱、非風寒能變熱也、此時但發其皮毛、

玄府開而邪隨汗散矣、麻黃桂枝、汗皮毛之方、非
解中之藥也、若表不解、熱積而日甚、從本經反而
之內、及各經之井滎俞合交會之處、則熱傳於他
經、而各經並見矣經脉所出爲井、所溜爲滎、所注爲俞、所入爲合、十二經脉莫不
皆然

太陽既罷、無頭痛惡寒、脉又不浮、爲表證罷而在中
乃陽明少陽之間、脉不浮不沉而在乎肌肉之間、
皮毛之下、然有二焉、若微洪而長、陽明脉也、外證鼻乾不眠、用葛根解肌、脉弦而數、少陽脈也、外證
脇痛耳聾、口苦、寒熱往來、以小柴胡湯和之、蓋陽

明少陽不從標本從乎中治若有一毫惡寒邪尚在表雖入中還當兼散邪

疏 肌肉不能傳變肌肉之中皆經絡也經絡謂之中裏則臟腑表則皮毛臟腑之氣血惟經絡傳達外邪之壅熱亦惟經絡傳變故陽明少陽皆從中治中者經病也非胃與膽病也陽明屬胃少陽屬膽皆外之經絡受病非內之胃與膽病也經病用和解和解亦必由汗散然非開發皮毛之法矣蓋邪初客表經中陰津受傷但啟其毛竅而汗自通及熱傳中經血液燔灼竅雖

敝而汗爲熱隔、不能外達庸工不知、尙用風熱之藥以發其表、益助熱而耗陰、汗源乾涸、究竟不得汗而斃者多矣、仲景和解、只清解熱邪而津液自存、陰汗既充、湧出肌表、而外邪自然煥散、此養汗以開玄府、與開玄府而出汗者、迥乎不同也、

邪在陽明則解肌、邪在少陽則和解、然病猶未退、既爲傳裏實熱、脉不浮而沉、按之筋骨之間、所謂陽明胃府病也、與經病不同陽明經病已罷至此傳入於胸中之胃府矣、若脉沉實有力、外證不惡風寒、而反惡熱譫語大

渴六七日不大便皆腸胃燥實致之輕則大柴胡湯重則三承氣大便通而熱愈矣

【疏】熱邪入裏驅出爲難故就大便通洩從其近也得汗而經邪從汗解非汗爲害而欲驅之也便矢而府邪從矢出非矢爲難而欲攻之也（矢與屎同）醫不察此但知消尅瀉下之法始終禁絶飲食求一便矢爲能事殊可笑矣

寒邪直入三陰之經名曰直中乃三陽王氣衰無熱拒寒也故初起即手足厥冷或戰慄踡臥不渴或

腹痛嘔吐泄瀉、或口吐涎沫、面如刀刮、不發熱而脈沉遲無力、此不從陽經傳入、同治之例、更當看外證何如、輕則理中湯、重則參附湯、四逆湯治之

〔疏〕傷寒者、由皮毛經絡而後入臟腑、初雖惡寒發熱、而終為熱證、其人必素有火者、直中臟腑、始終惡寒而並無發熱等證、其人必素無火者、一則發表攻裏、一則溫中散寒、兩途判然明白、

證有反常者、如發熱面赤煩躁、揭去衣被、飲冷脈大、非陽證乎、然投涼藥而死者何也、內有伏陰也、切

其脉不論浮沉大小必指下無力按之筋骨之間皆然甚者服一切茶湯及藥皆吐此陰盛格陽乃白通湯加人尿猪膽汁證仲景將傳經直中并論正謂有陰證似陽陽證似陰耳如太陽證頭疼發熱當脉浮而反沉又似少陰矣故用麻黄附子細辛湯少陰證脉沉應無熱而反發熱又似太陽矣須用甘草乾薑附子湯陰證四肢厥逆而陽證亦有厥逆此四逆湯與四逆散不同也陰證下利陽證亦有漏底此理中湯與黄龍湯不同也

○傷寒總括五法

一曰發表、其證脉浮發熱身痛惡寒、脊項強、氣喘咳嗽、頭痛四肢拘急、目舌和、脉不沉、口不渴、大小便如常、　方主麻黄桂枝青龍之屬、

一曰解肌、脉尺寸俱長、目痛鼻乾、漱水不欲嚥、　方主葛根湯、升麻葛根之屬、

一曰和解、脉不浮不沉、往來寒熱、嘔吐脇痛、胸前脹滿耳聾頭汗盜汗、目眩口苦、　方主小柴胡大柴胡之屬、

一曰攻裏，脈至沉而有力，潮熱惡熱，腹痛下利，轉失氣，手足心腋下有汗出，咽乾齒燥，目不明，譫語發狂，小腹滿，下利清黃水，不得眠，小便多，自汗，外證頭痛發熱俱罷。方主白虎、小承氣、六一順氣之屬。

一曰救裏，脉沉無力，下利清穀，小便清長，四肢厥冷，嘔吐清水涎沫，背惡寒，蹉臥多眠，囊縮，爪甲青，吐蚘乾嘔，舌卷，手足拘急，身體痛如被杖。方主理中、四逆、真武、白通之類。

〇入方

麻黃湯

治太陽經寒傷榮發熱無汗惡寒

淨麻黃　嫩桂枝　光杏仁　炙甘草等分

水煎熱服得汗而解

桂枝湯

治太陽經風傷衛發熱自汗惡風

嫩桂枝錢五　杭白芍二錢　老生薑錢半　大紅棗五枚

炙甘草一錢

水煎熱服、仍得微汗、不可大汗、

大青龍湯

治、太陽證見風脉、

淨麻黄　熟石膏各三錢　嫩桂枝一錢　光杏仁五枚

炙甘草四錢　老生薑一片　大紅棗一枚

水煎溫服、惟恐汗多、

太陽證而見風脉、是有頭痛身熱、無汗惡寒、但脉不緊而緩、爲傷寒、兼中風之候、故合麻黄桂枝用之、風寒外盛、則人身之陽鬱爲內熱、石膏所以加

也曰大青龍言其行雲致雨之速然苟不善用則亡陽之禍變爲筋惕肉瞤矣可不慎哉

小青龍湯

治表不解心下有水氣乾嘔或欬或噎或喘

淨麻黃 嫩桂枝 白芍藥 製半夏已上各一錢二分

炙甘草 白乾薑 北細辛各五分 北五味十二粒

水煎溫凉得所徐服

表不解者頭痛身熱尚在也渴時飲水過多故心下有水氣欬噎喘者水寒射肺也有聲無物曰乾

嚏、此方麻桂草發表、夏辛薑散水氣、芍藥和陰血

五味收肺氣、所謂青龍者、東方木神、主發育萬物

之義、

惺惺散

方見前乳子傷寒門

葛根湯

治陽明胃經、目痛鼻乾不眠

粉乾葛一錢五分　赤芍藥　嫩桂枝　炙甘草各六分

淨麻黃去節一錢　鮮葱白三莖　老生薑一片　大棗一枚

淨水煎帶熱、

如惡寒、加麻黃、　惡風加桂枝　如正陽明腑病、

不惡寒有汗而渴、當用白虎湯、

升麻葛根湯

治邪在陽明經、無汗惡寒發熱、

綠升麻　粉乾葛　赤芍藥　炙甘草

淨水煎熱服

此方疏表去寒、和血調氣、故爲痘家之用、

小柴胡湯

治少陽膽經，耳聾脇痛，寒熱往來口苦。

北柴胡三錢　官揀參　片黄芩　法半夏

炙甘草各一錢

薑一片　棗一枚，為引，水煎服。

按此經無出入路，不可汗下，止此湯和解之。如兼陽明證，本方加葛根、芍藥。如尚有惡寒等證，用大柴胡湯。

太陽經，表之表也，行身之背；陽明經，表之裏也，行身之前；少陽經，半表半裏也，行乎兩脇之傍，過此

則少陰太陰厥陰俱入臟而爲裏

大柴胡湯

治表證未除裏證又急汗下兼行

北柴胡五錢　片黄芩一錢　白芍藥一錢　法半夏八分

錦莊黄八分　小枳實四分　老生薑三片　大紅棗一枚

水煎空心熱服

白虎湯

治身熱大渴而有汗脈洪大者無渴者不宜

煅石膏三錢　淨知母二錢　炙甘草一錢　晚粳米一撮

淨水煎濃滚熱服、

邪入於裏內有實熱故惡熱熱越故有汗裏燥故有渴邪盛故脉大邪在陽明故脉長白虎者西方金神也名此者欲秋金之令行而夏火之炎息耳、此暑月熱病發熱正方石膏寒中之藥淡而辛能汗能利必其人有大汗而渴齒燥脉洪長可用若無汗脈虛而不洪長或重按全無雖壯熱口渴證白虎證此脾胃氣虛元陽不足誤服必死、

調胃承氣湯

治太陽陽明不惡寒反惡熱大便秘結而嘔日晡
潮熱、
錦莊黃三錢　白芒硝二錢　炙甘草一錢
生薑五片水煎熱服

大承氣湯

治陽明太陰譫語五六日不大便腹痛煩渴并少
陰舌乾口燥日晡發熱脈沉實者、
錦莊黃五錢　川厚樸三錢　小枳實二錢　白芒硝三錢
老生薑五片用水煎滚熱服、

小承氣湯

治六七日不大便，腹脹滿悶，病在太陰，無表證，汗後不惡寒，潮熱狂言而喘者。

錦莊黃三錢　川厚樸二錢　小枳實二錢

淨水煎濃，滚熱服。

桃仁承氣湯

治外證已解，小便急，大便黑，小便利，爲瘀血證。

錦莊黃二錢五分　白芒硝一錢五分　嫩桂枝一錢

光桃仁十粒　炙甘草一錢

水煎滚熱空心服、

凡用三承氣者須以手按病人、自胸至小腹果有硬處、手不可近、又看其舌之燥滑何如、然後分別當痞下者宜大承氣湯、可少與者宜小承氣湯、宜微和胃氣者、調胃承氣湯、此以仲景聖法用之也

小建中湯

治傷寒、腹中急痛、陰陽相乘、

嫩桂枝一錢　白芍藥二錢　炙甘草一錢　新餳糖五匙

老生薑五片　大紅棗三枚

淨水濃煎半飢服、

陰證腹痛不大便、桂枝芍藥湯、腹痛甚桂枝大黃湯腹痛自利、小便清白宜四逆理中、

黃耆建中湯

治傷寒、汗後身痛脉遲弱者。

炙黃耆五錢　炒白芍二錢　青化桂一錢　炙甘草一錢

老生薑五片　大紅棗五枚

煎好入餳糖三匙、再煎一沸服若微溏泄者、或嘔者皆不用、

汗多耗損陰氣，不能榮養筋骨，故痛；陽虛，故脉遲。汗後故脉弱，此乃建立中氣，使生長榮衛，通行津液，則表不虛而身痛自愈。

理中湯

治太陰即病，自利不渴，寒多腹痛。

人參片三錢　漂白朮三錢　炮乾薑一錢　炙甘草一錢

淨水濃煎，溫涼徐服。

真武湯

治汗發過多，心下悸，頭眩，身瞤振振欲擗地者。

熟附片　白芍藥　白雲苓各二錢　漂白朮五錢
老生薑二錢
淨水濃煎温凉得中服
心亡津液腎氣欲上而凌心故慄汗多亡陽虛邪內動故眩瞤欲擗地眞武者北方之神能司水火不使蛟龍起陸者也

白通湯
治少陰下利無脉
熟附子三錢　白乾薑錢半　鮮葱白三莖

淨水濃煎冷服

少陰主禁固二便寒邪居之則失其權矣故下利葱白所以通陽氣也薑附所以散陰寒也能散能通差足盡少陰之職

服此湯利不止復厥逆無脉乾嘔而煩即加童便半杯豬膽汁五匙服之脉微續者生脉暴出者死

麻黃附子細辛湯

治少陰病始得發熱脉沉

淨麻黃三錢　熟附片三錢　北細辛一錢

淨水煎濃溫冷服

病發於陰當無熱有熱者乃太陽經表裏相傳之證也少陰虛則太陽之邪由絡直入其不盡入者留爲表熱故用麻黃以發汗辛附以溫中中外互攻而賊邪讋服矣

[illegible]日乾湯
俗作散

四逆湯

治陽氣亢極血脉不通四肢厥逆在臂脛之下若陰證則上過乎肘下過乎膝矣

北柴胡　白芍藥　小枳實　炙甘草　等分

淨水濃煎滚熱服

陽邪傳入於陰裏有結熱陽氣不能伸於四末故四逆而不温用枳實所以破結氣而除裏熱用柴胡所以升發真陽而回四逆甘草和不調之氣芍藥收失位之陰夫傷寒以陽爲主四逆則有陰進之象若用苦寒下之必致陽益虧矣故用此方

甘草瀉心湯

治呃逆脉洪大心火上奔肺不得納

炙甘草二錢　正川連五分　法半夏一錢　片黄芩一錢

官揀參一錢　白乾薑一錢　老生薑一錢　大紅棗五枚
淨水濃煎對人參湯服
胃寒呃逆、脈微細、乾薑半夏丁香柿蒂治之、若因失下、大便實者、小承氣湯治之、

玄參升麻湯
治發癍咽痛、
黑玄參五錢　綠升麻一錢　炙甘草一錢
淨水濃煎熱服、

陽毒升麻湯

治赤瘢狂言吐膿血、

綠升麻五錢 真犀角一錢 鮮射干一錢 片黄芩一錢

官揀參一錢 炙甘草八分

淨水濃煎對人參湯熱服、

陽證誤溫當汗失汗當下失下或下早邪熱入胃、

或下遲熱留胃中、皆致發瘢、赤者二方可治、紫黑

必死、

世有內傷發瘢者、胃氣虛極、一身之火浮遊於外、

宜補以降之、此證人多不識、

桃仁湯

治狐惑聲啞、

光桃仁十二 槐花子二錢 陳艾葉一錢 大紅棗三枚

淨水久煎極濃空心熱服、

狐惑者、失汗所致食少胃空、蟲咬其臟、則上唇生瘡爲惑蟲食其肛、則下唇生瘡爲狐其候齒燥聲啞惡食、面目乍赤乍白乍黑、舌上白胎、唇黑四肢沉重喜眠、服此、須更以黃連犀角清之、

黃連犀角湯

服桃仁湯後服此、

眞犀角三錢　正川連二錢　肥烏梅四個　南木香三分

淨水濃煎磨木香冲服、

雄黃銳散

治蟲食肛狐惑證、

明雄黃　光桃仁　乾苦參　正川連　青箱子

右等分爲末艾汁和勻、如小指尖大綿裹納人穀道中、日易之、

牛蒡根湯

治發汗不透，餘毒在心包絡，令瘥後昏沉，甚至手足搐搦，或寒或熱，

牛蒡根　淨麻黃　川牛膝　製南星各六錢

右為末，每服五分，好酒調下，日三服，

牡蠣澤瀉湯

治前證腰以下浮腫者，

左牡蠣煅　宣澤瀉　甜葶藶　天花粉等分

右為細末，每服一錢，米飲調下，

黃龍湯

治發熱不退，或寒熱往來，

北柴胡三錢　炒黃芩　赤芍藥　炙甘草各一錢

生薑三片，紅棗三枚，爲引，水煎熱服

○傷風證治

經曰：風爲百病之長，清淨則肉腠閉拒，雖有大風苛毒，勿之能害，否則天有八風乘虛感襲。又曰：賊風虛邪，避之有時。○賊風者，如立春日起，肝木王七十二日，西風爲賊邪，金尅木也；立夏日起，心火王七十二日，北風爲賊邪，水尅火也；立秋日起，肺金

王七十二日，南風爲賊邪，火尅金也；立冬日起，
水王七十二日，西南風爲賊邪，土尅水也；三六九
十二月，脾土每季王一十八日，東風爲賊邪，木尅
土也。此對衝之風，最能傷人，然中氣足，腠理密者，
始能無害。其所以受邪致病者，皆怯弱之體，故風
邪得以乘之，或有不愼而感受者，頓然頭痛鼻塞，
呵欠喘急，身熱脉浮者是也。蓋肺主皮毛，風入皮
毛爲咳嗽，其指紋紅紫而長，外感候也。後有傷
風自利，腹脹而手足冷者，脾怯也，當與和脾而兼

發散有潮熱多睡氣麄嘔吐乳食不消大便黃白而嗽者脾肺受寒不能受納而吐也若傷風多淚脇痛目腫而咳者兼肝證也舌苦面赤汗流而嗽者兼心證也面黃唇腫少食惡心兼脾證也面白眶腫上氣喘急爲肺本病也嗽而腰疼者兼腎證也

○入方

人參敗毒散（人參無力措辦者不用亦可）

治小兒四時感冒以及傷風咳嗽凡咳嗽痰不應

者、每日二服、不拘劑數以痰豁爲度、

官揀參五分　白桔梗　陳枳殼　正川芎　甘艸

白雲苓　川羌活　川獨活　信前胡　北柴胡

北防風　荆芥穗各一錢

生薑一小片爲引、水煎熱服忌油、

脾怯者、倍雲苓、加懷山扁豆、

脾肺寒者、倍雲苓、加白朮懷山藿梗、

兼肝證、倍柴胡、加白芍微加青皮、

兼心證、倍獨活加連翹木通、

兼脾證、加六麯、山查、麥芽、

兼肺證、倍枳殼、加北芥子、

兼腎證、倍獨活

○傷暑證治

經曰、因於暑、汗煩則喘滿、靜則多言、體若燔炭、汗出而散、又曰、氣盛身寒、得之傷寒、氣虛身熱、得之傷暑○嬰兒之患、夏秋為甚、蓋火土旺於長夏、正當金水受傷、稚陽陰微、已失天和、加之暑熱、陽氣浮於外、生冷戕於中、夏失長養、則不能生金、而病於暑。然有中暑而病者，有因暑而致病者，雖病有不同，而總由於暑。故其爲病有陰陽二證，曰陰暑，曰陽暑，治由冰炭，不可不辨也。

一陰暑者，因暑而受寒也。凡膏粱之兒，畏暑貪涼，不避寒氣，又或居深堂廣廈，或乍熱乍寒之時，不謹衣被，以致寒邪襲於肌表，其證頭痛無汗，惡寒身體拘急，四肢酸疼，此以暑月受寒，雖名陰暑，即傷寒也。治宜温散，五積散、清暑益氣湯。不惡寒而發熱者，人參白虎湯。熱退後，用調元生脉散補之。

又有不慎口腹過食生冷瓜菓凉茶冷水以致寒凉傷臟而為嘔吐瀉利腹痛等證此亦因暑受寒寒邪在內治以溫中為主加味五苓散不應理中湯

陽暑者藜藿之兒有之常在烈日之中坐於熱地之上澡浴寒澗之內其證發熱頭痛煩燥大渴大汗脉洪滑大便乾結小便赤痛者白虎湯脉虛煩渴而少氣者人參白虎湯若眩暈者生脈散兼吐瀉者藿苓湯

凡治暑證最當辨其陰陽虛實若外中熱邪內亦煩

燥而熱者此表裏俱熱方是陽證治宜清補如前若脈虛無力或爲惡寒背寒或爲嘔惡或爲腹痛泄瀉或四肢鼻尖微冷或不喜涼茶冷水或息促氣短無力以動之類皆陽中之陰證也凡見此類但當專顧元氣四君子爲主治或理中湯加芍藥若虛寒甚者則舍時令而從證附桂在所必用切不可因暑熱之名而執用寒涼解暑者則禍不可勝言矣

○入方

五積散

治陰暑受寒，頭痛無汗，惡寒身體拘急，四肢痠疼，以此溫散之。

香白芷　真廣皮　川厚樸　牙桔梗　陳枳殼

正川芎　杭白芍　白雲苓　漂蒼朮　大當歸

製半夏　嫩桂枝　黑炮薑　炙甘草

生薑三片　紅棗三枚　水煎服

清暑益氣湯

治傷暑煩熱，自汗口渴，惡寒發熱者。

官揀參六分　炙黃耆一錢　漂白术一錢　六神麴五分
宣澤瀉五分　川黃蘗五分　杭青皮五分　粉乾葛一錢
北五味三分　炙甘草五分
生薑一片大棗三枚為引水煎熱服

人參白虎湯

治中暑不惡寒而發熱者
大官揀一錢　毀石膏二錢　淨知母一錢　炙甘草一錢
晚粳米五錢
水煎熱服口渴甚加麥冬一錢北五味五分

調元生脉散

平肝木益脾土瀉邪火補元氣小兒要藥、

官揀參一錢　炙黃耆二錢　大杭冬一錢　北五味三分

炙甘草一錢

生薑三片大棗三枚水煎溫服、

加味五苓散

治暑證之要藥也

漂白朮二錢　白雲苓二錢　結猪苓二錢　宣澤瀉二錢

青化桂一錢　藿香梗一錢　宣木瓜一錢　西砂仁一錢

生薑一片大棗一枚燈心十莖引水煎熱服

理中湯

治陰暑嘔吐瀉利腹痛

官揀參三錢　漂白术三錢　黑炮薑五錢　炙甘草二錢

大棗三枚引水煎溫服

白虎湯

治陽暑發熱頭痛煩燥大渴大汗脉洪實大便秘

結小便赤痛

煅石膏三錢　淨知母二錢　炙甘草一錢　晚粳米一兩

水一碗先煮米數滾納後三味同煎滾熱服

生脉散

因中氣清火熱保肺金

官揀參一錢 大杭冬三錢 北五味七分

水煎極濃溫服

薷苓湯

治陽暑脉虛兼吐瀉

漂白朮二錢 陳香薷錢半 白雲苓二錢 結猪苓二錢

宣澤瀉二錢 青化桂一錢 白扁豆錢五 川厚樸一錢

炙甘草五分

生薑一片大棗一枚燈心十莖引水煎服

四君子湯

方見三卷瘧疾門

理中湯加芍藥

治傷暑腹痛泄瀉即本方加炒白芍藥一錢五分

○傷濕證治

經曰諸濕腫滿皆屬於脾又曰風雨則傷上淸濕則

傷下○是濕之爲病有出於天氣者雨露是也有

出地氣者泥水是也有出飲食者酒漿生冷是也有出人事者汗衣臥濕如小兒澡浴糞穢衣褓不乾皆是也然所因雖異悉由乎脾氣之虛而辨治之法其要惟二一曰濕熱一曰寒濕盡之矣病而發熱者謂之濕熱病而多寒者謂之寒濕濕熱之治宜清宜利熱去濕亦去也寒濕之治宜燥宜溫非溫不能燥也

一濕熱證其證發熱身痛多煩渴小便赤澀大便秘結脈見洪滑方是熱證宜利宜清柴苓湯茵陳飲

如果濕熱之甚或元氣壯而兼秘結不通者方可推蕩之集成沉灩丹

一寒濕證惟脹滿泄瀉嘔吐皆寒濕之病也凡小兒喜弄冷水坐臥濕地其證頭痛身重寒熱往來宜胃苓湯如兼嘔吐加藿香砂仁如因中濕浮腫者胃苓湯合五皮散如不效必用溫補俟陽氣漸復則陰邪始退如理中湯八味丸宜擇用之

凡脾虛多病濕內因酒麪停滯嗜瓜菓喜生冷燒炙甘肥以致濕熱壅滋而為病者此內因也復有坐

臥濕地霧露陰雨所客澡浴爲風所閉涉水爲濕所鬱鬱於肌膚則發黃此濕由外生可見內外所感皆由脾氣虛弱而濕邪乘而襲之中濕發黃者茵陳五苓散不效六君子湯燥脾而黃自退

〇入方

柴苓湯

治中濕惡熱如瘧

官揀參一錢　北柴胡五錢　枯黃芩一錢　法半夏一錢

漂白朮一錢　結猪苓一錢　宣澤瀉一錢　上青桂五分

白雲苓一錢 炙甘艸五分

生薑三片大棗三枚水煎熱服

茵陳飲

治中濕發黃作熱大小便濇

茵陳蒿二錢 黑梔仁一錢五 赤茯苓一錢 甜葶藶一錢

小枳實五分 生甘草五分

燈心十莖水煎食前服

沉瀣丹

方見二卷胎疾門

胃苓湯

治中濕頭重體重，往來寒熱，和水土，調脾胃。

漂蒼朮二錢 炒厚樸一錢 廣陳皮一錢 炒白朮一錢

白雲苓一錢 結豬苓一錢 宣澤瀉一錢 炙甘草五分

上青桂五分

生薑三片，水煎，食前服。

五皮散

此方合胃苓湯，專治浮腫神效。

生薑皮 大腹皮 茯苓皮 桑白皮 五加皮

已上各二錢

燈心十莖大棗三枚爲引水煎空心服

理中湯

方見二卷傷暑門

八味地黃湯

方見一卷保産門

茵陳五苓散

治中濕發黃

茵陳蒿二錢　漂白术一錢　白雲苓錢五　結猪苓錢

宣澤瀉一錢　青化桂五分　炙甘草五分

生薑三片、大棗三枚、爲引、水煎服、

六君子湯

方見二卷非搐門、

○霍亂證治

經曰、足太陰厥氣上逆則霍亂、又曰、不遠熱則熱至、熱至則身熱、吐下霍亂、○夫霍亂之病、起於倉卒、其證揮霍撩亂、無有寧止、故名霍亂、多因夾食傷寒、陰陽乖隔、上吐下瀉、而煩燥悶亂者是也、蓋人有三焦上焦受納水穀、主入而不主出、中焦腐化水穀、流行於五臟六腑、下焦分別水穀、主出而不主納、故邪在上焦則吐、邪在下焦則瀉、邪在中焦則上吐下瀉、凡霍亂得吐瀉、則邪氣上下得出、斯無苦也、陳莝出盡、而吐瀉自止、乃有上不得吐下不得瀉、為乾霍亂、又名絞腸痧、其病因脾胃之邪無從而出、若加喘滿作搐者、十不救一、其有上吐下瀉者、當分寒熱而治之、亦宜止其乳食、恐其增聚也、故霍亂飲米湯必死、以其助胃邪故也、宜藿香正

氣散、

有先瀉後吐者、乃脾胃虛寒、故先瀉白水而吐亦不多、口氣緩而神色慢、額上有汗、六脉沉細、此爲虛冷、宜溫之、六君子湯、不愈則理中湯加藿香木瓜各一錢

有先吐後瀉者、乃脾胃有熱、故喘促唇紅、吐來面赤、渴飲水漿、脈洪而數、此爲熱也、宜和解之、五苓散加藿香

其乾霍亂、上不得吐、下不得瀉、最爲危殆、速用鹽湯

探吐之、必待其吐出宿食積痰然後用藥或以針刺十指甲邊令血出、或刺膝灣名委中穴出血即解、後用藿香正氣散、

○入方

藿香正氣散

治風邪傷胃、陰陽不和、上吐下瀉、

紫蘇葉一錢　大腹皮一九　芽桔梗一錢　白雲苓一錢

製半夏一錢五　川厚樸一錢　香白芷一錢　真廣皮一錢

炙甘艸一錢

生薑三片大棗三枚水煎熱服

六君子湯

方見二卷非搐門

理中湯

方見二卷乳子傷寒門此加藿香木瓜

五苓散

方見二卷中暑門此加藿香

鹽湯吐法

其法以溫水調食鹽畧鹹一大碗令兒服之良久

以指探其喉間則吐、一吐即鬆

○霍亂簡便方

凡霍亂吐瀉腹痛者切忌熱湯及米湯、犯之必死、必待其吐瀉後、一二時久、服藥過後、俟其胃氣稍回、瀉止、知饑、方可以稀粥與之、

凡霍亂嘔吐不能受納藥食危甚者、速以新汲水、和百沸湯各一盞和勻、名陰陽湯、飲數日即定、

凡痰瘧及宿食惡毒之物阻塞中焦、而令腹脹欲作霍亂者、即與鹽湯令其頓服吐盡痰食即安、

按譜調

霍亂吐瀉、諸藥不效、菉豆胡椒各二十一粒、研細水煎服、如口渴甚者將二物研細、以新汲井水、調服則安、

一方以六一散一二錢、濃煎湯調服、夏月更妙、蓋六一散涼薑湯熱、亦寒因熱用之意也、

乾霍亂即絞腸痧、其證忽然心腹絞痛、不可忍、上不得吐、下不得瀉、痰壅腹脹、手足厥冷、六脉沉細或伏、殺在須臾、真惡候也、急用食鹽一兩、生薑五錢搗碎同鹽炒黑色、水一大碗、煎數沸溫服、良久以

指探喉中探吐之、或不吐卽瀉

絞腸痧亦有陰陽、陰痧腹痛手足冷、看其身上有紅

點、以燈火於紅點上焠之、○陽痧腹痛手足煖、以

針刺其十指背近爪甲處一韭葉許、出血卽安、仍

先自兩臂捋下其惡血、令聚指頭、然後刺之、

凡發痧手足厥冷、腹痛、用溫水一碗、令病人伏臥櫈

上、以手蘸水拍其兩膝灣、名委中穴、看其有紫黑

點現、以針刺出惡血卽愈、脾脉肝脉腎脉三陰之脉皆從此委中穴過

又法以香油拍兩手曲池穴、卽肘內灣處、以苧麻蘸

油憂之刮起紫疹立刻即愈、肺脈心脈心包絡脈皆從此曲池而過、已上所爲、亦疎散之意也、

幼幼集成卷之二終

中医经典古籍集成（影印本）

幼幼集成（中）

清·陈复正 编撰
李剑 张晓红 选编

SPM
南方出版传媒
广东科技出版社
·广州·

图书在版编目（CIP）数据

幼幼集成：全3册 / （清）陈复正编撰．—影印本．—广州：广东科技出版社，2018.4
（中医经典古籍集成）
ISBN 978-7-5359-6884-5

Ⅰ．①幼…　Ⅱ．①陈…　Ⅲ．①中医儿科学—中国—清代　Ⅳ．①R272

中国版本图书馆CIP数据核字（2018）第045232号

幼幼集成（中）

YOUYOU JICHENG（ZHONG）

责任编辑：曾永琳　吕　健
封面设计：林少娟
责任校对：蒋鸣亚
责任印制：彭海波
出版发行：广东科技出版社
（广州市环市东路水荫路11号　邮政编码：510075）
http：//www.gdstp.com.cn
E-mail：gdkjyxb@gdstp.com.cn（营销）
E-mail：gdkjzbb@gdstp.com.cn（编务室）
经　　销：广东新华发行集团股份有限公司
印　　刷：广州一龙印刷有限公司
（广州市增城区荔新九路43号1幢自编101房　邮政编码：511340）
规　　格：889mm×1 194mm　1/32　印张11.25　字数230千
版　　次：2018年4月第1版
2018年4月第1次印刷
定　　价：288.00元（上、中、下）

清·陈复正　编撰

幼幼集成

（卷三至卷四）

据广州中医药大学图书馆馆藏清乾隆十六年（一七五一年）广州登云阁刻本影印广东省立中山图书馆配补

鼎鍥幼幼集成卷之三

羅浮陳復正飛霞氏　輯訂
廬陵劉　勷宋孟氏　校正
遂陽周宗頤虛中氏　參定

○咳嗽證治

帝曰肺之令人欬何也岐伯曰五臟六腑皆令人欬非獨肺也又曰邪在肺則病皮膚痛寒熱上氣喘汗出欬動肩背○夫肺爲華蓋口鼻相通息之出入氣之升降必由之路故專主氣經曰形寒飲冷

則傷肺、由兒衣太薄及冷飲之類傷於寒也、經曰熱傷肺、由兒衣太厚愛養過温傷於熱也、又曰皮毛者肺之合、皮毛先受邪氣、邪氣得從其合使氣上而不下、逆而不收、充塞咽嗌、故令咳嗽也、

凡有聲無痰謂之咳、肺氣傷也、有痰無聲謂之嗽、脾濕動也、有聲有痰謂之咳嗽、初傷於肺、繼動脾濕也、在小兒由風寒乳食不慎、而致病者尤多矣、經曰五臟六腑皆令人欬、然必臟腑各受其邪而與之、要終不離乎肺也、但因痰而嗽者痰爲重、主治

曉明按揑正字通俗捏字捏集韻研計切寄也擬也

在脾因咳而動痰者咳爲重主治在肺以時而言之清晨咳者屬痰火午前嗽者屬胃火午後嗽者屬陰虛黄昏嗽者火浮於肺五更嗽者食積滯於三焦肺實者頓嗽抱首面赤反食肺虛者氣逆虛鳴面白飧泄肺熱者痰腥而稠身熱喘滿鼻乾面紅手揑眉目肺寒者嗽多痰清面白而喘惡風多溂故治者各因其虛實寒熱而調之斯無誤矣

因於寒者則氣逆喘促聲濁而無汗鼻塞聲重宜參蘇飲微汗之

咳而氣逆喘嗽，面白有痰，此肺本經病，宜清肺飲。咳甚，葶藶丸微利之。

咳而喉中介介有聲，面赤發熱心煩，或咽喉痛，聲啞者，此肺病兼見心證，宜清寧散。咽喉痛，流灌丹。

咳而面黃體倦，痰涎壅盛，或吐痰，或吐乳食，此肺病兼見脾證，大抵咳嗽屬脾肺者居多，以肺主氣，脾主痰故也，宜橘皮湯。

咳而面青多怒，痰涎壅盛而發搐者，蓋因咳嗽聲不能轉，所以瞪目直視，此肺病兼見肝證，宜集成金栗丹。

咳而面色闇黑，人咳而吐痰水，此肺病兼見腎證，宜六味地黄丸加麥冬、五味。

咳而聲不出，口鼻出血者，此氣逆血亦逆也，須順氣寧嗽爲主，宜人參冬花膏。

咳而人不止，並無他證，乃肺虛也，只宜補脾爲主，人參五味子湯。

咳而胸高骨起，其狀如龜者，謂之龜胸，此肺熱，熱之極陽火熏蒸而致也，清燥救肺湯。

咳而日久，胸前疼痛，口吐膿血腥臭者，此肺火壅盛，已成癰也，桔梗湯治。不如法，其證多死。

凡咳嗽痰涎壅塞，逆氣冲併而作搐者，多難治，故頭搖目上視，及閉目呻吟，手足擺舞，有息胸突，喉中痰鳴，口噤不乳，喘而手足冷，皆死證也。

○入方

人參敗毒散

此方辛平升散，爲咳門第一神方，舉世少有知者。凡有咳嗽，無論內傷飲食，外感風寒，夾濕夾熱，不

境明按主
治咳嗽
危

拘男婦大小、胸緊氣急咽痛口苦、痰不相應、即用
此方升散之、或感冒重者、服此其咳愈甚、不知者
以爲藥不相徐、棄而勿服、不知正是升散之力、佳
兆也、再服之、漸次輕減、不拘劑數、只以痰應爲度
聲響痰出、是其效也、枯燥之人、數劑之後、略加沙
參玉竹、當歸白芍、生地麥冬之類、以滋其陰、無不
愈者、再有叮嚀、凡欬嗽初起、切不可誤用寒涼、及
滋陰之藥、閉其肺竅、爲害不小、但以辛散爲先着
俟痰應之後、漸加滋陰、則得矣、

官揀參五七分不用亦可　苦桔梗二錢　正川芎一錢

白雲苓一錢　陳枳殼一錢　信前胡一錢　川羌活七分

川獨活五分　北柴胡一錢　南薄荷一錢　荊芥穗一錢

北防風一錢　淨連翹一錢　炙甘草五分

生薑一片為引，水煎半饑服，每日二劑。

參蘇飲

治四時感冒頭痛發熱，咳嗽痰盛，此方不如前方用之多不效，姑存之。

官揀參五分　白雲苓一錢　陳枳殼一錢　法半夏一錢

信前胡一錢　苦桔梗一錢　老蘇葉一錢　粉乾葛一錢

真廣皮一錢　炙甘草五分

生薑三片、葱白三寸、水煎溫服取微汗、

清肺飲

治氣逆而咳、面白有痰、

信前胡一錢　北柴胡七分　桑白皮五分　陳枳殼一錢

淨知母一錢　川貝母一錢　南薄荷七分　白雲苓一錢

白桔梗一錢　金井膠一錢　大麥冬一錢　荆芥穗一錢

炙甘草五分

水煎熱服、切忌油膩、

葶藶丸

治乳食衝脾、傷風咳嗽、面赤身熱、痰多喘嗽、

甜葶藶去土隔紙略炒　黑牽牛炒　光杏仁去皮尖炒黄色另研

漢防巳炒

右藥等分爲細末、入杏仁泥、和蒸棗肉爲丸、菉豆

大、每五七丸薑湯化下、量兒大小加減、

此丸因乳食傷脾、痰甚者、及壯實小兒可用之、苟

不因乳食所傷、并怯弱者、本方去牽牛、易家蘇子

等分，炒研爲丸效

清寧散

治心肺有熱，而令咳嗽，宜從小便利出。

桑白皮蜜炒　甜葶藶微炒　赤茯苓酒炒　車前子炒

炙甘草減半

右爲細末，每服五分，生薑大棗煎湯調服。

集成沆瀣丹

方見二卷胎疾門

橘皮湯

治咳嗽痰甚嘔吐

法半夏一錢　白雲苓一錢　真廣皮一錢　旋覆花一錢

北細辛五分　官揀參五分　芽桔梗一錢　陳枳殼一錢

炙甘草五分

生薑三片、大棗一枚、水煎、徐服、

集成金粟丹

方見二卷類搐門

六味地黄湯

方見二卷胎疾門

人參冬花膏

治氣逆咳血痰中見血

官揀參　天門冬　麥門冬　欵冬花　川貝母

桑白皮　金井膠　片枯芩　白當歸已上各一錢

北五味　炙甘草各五分

右爲細末煉蜜爲丸龍眼核大每一丸燈心湯下

人參五味子湯

治久嗽脾虛中氣怯弱面白唇白此神方也

官揀參一錢　漂白朮錢五　白雲苓一錢　北五味五分

杭麥冬一錢　炙甘草八分

生薑三片、大棗三枚、水煎溫服、

清燥救肺湯　喻嘉言製

治諸氣膹鬱、諸痿喘嘔、皆屬肺之燥也、

鮮桑葉經霜者得金氣而柔潤不凋取之為君、用二錢、　炙甘草和胃生脈一錢

熟石膏稟清肅之氣極清肺熱用一錢二分　官揀參生胃之津養肺之氣七分

胡麻仁炒研一錢　真阿膠八分　杭麥冬去心一錢二分、

北杏仁泡去皮尖炒黃七分　枇杷葉一片刷去毛、蜜塗炙黃用、

水一碗、煎六分、頻頻二三次服、痰多加川貝母

瓜蔞、血虛加生地黃、熱甚加犀角羚羊角、

桔梗湯

治肺癰出膿血、

牙桔梗二錢　白當歸一錢　川貝母一錢　瓜蔞仁一錢

漢防已一錢　光杏仁五分　陳枳殼一錢　薏苡仁一錢

生黃耆一錢　鮮桑葉一錢　潤玄參一錢

用蘆芽嫩根三錢爲引、水煎熱服、

○百晬嗽論

凡乳子百日內有痰嗽者、謂之百晬嗽、或出胎暴受風寒或浴兒爲風所襲或解換褓褁或出懷喂乳而風寒得以乘之此病由外來者或乳汁過多吞嚥不及而嗆者或啼哭未定以乳哺之氣逆而嗽者此病由於內作者皆能爲嗽蒙前汗下之劑難於用之以其胃氣方生不能勝藥故也故曰百晬嗽難醫然雖曰難醫正未嘗曰不醫尋之治此未爲不多其用藥之治有案在後復有不治之治更爲捷徑而又百治百愈但須乳母聽戒浴之無難

凡遇百晬嗽先用荆防敗毒二小劑母子同服服

完此藥、惟令乳母忌口、凡葷酒油膩、鹽醋酸鹹、苦椒辛辣、青菜麪食之類、一槩屏絶、惟用香茶白飯少佐橘餅橙片以清其乳、雖見嗽至重者、不過十日八日、得餔清乳、嗽自愈矣、倘不聽戒、復不擇醫、徒然服藥、有名無實、竟何益哉、

○附案

遂陽明經高君作梅翁、與令弟雲軒翁、同於甲寅五月舉子、然皆膏粱之稟、胎元怯弱、於七月間兩兒同患百晬嗽、予謂雲翁曰、公郎面白唇淡、白眼帶

青嗽聲連續痰不相應此肝風有餘肺氣不足雖
有喘嗽未可以常法治之設投疎風清肺適足益
燥傷陰不特嗽不能愈而證必加重雲翁深以為
是乃投人參五味子湯其應如響四劑全瘳計用
人參二錢八分作翁者其體更羸外候面白眼青
自汗多嗽滿頭青筋顖門寬大因謂之曰令姪正
同此證已服補脾保肺之劑愈矣公郎中氣更虛
速宜用參始不費手適有老嫗專挑馬牙者從內
阻之後有醫者從外阻之力言不可用參服參

不可治、且云未見百日之兒敢用參者、老嫗更囑其母曰、道翁光藥切不可服、其中多有人參、服之爲害不淺、其母聞之、以爲誠然、於是視予藥如砒毒矣、作翁因素艱嗣息、莫能張主、於予言似有陽是陰否之意、予見其遲疑不決、亦不敢强、姑聽之此醫日一診視、自七月下旬治起、直至十月初旬、作翁往府考、貢其病愈治愈危、竟至於奄奄一縷而逆證叢生、無可救藥、醫者束手乏策、老嫗緘口無言、皆絕迹不至矣、夫人輩無所倚仗、復懇於予

曉明按天員肉未詳

予嘆曰早聽予言何有今日乃入診視見其面目如藍形體惟皮束骨聲啞無音咳嗽氣促雨汗淋漓四肢搐掣逆證全具毫無生機因不忍釋手詳爲審視惟兩目神光尚存予曰生機或在是乎遂以大參一枝天員五粒蒸湯與服初服小半予爲抱之環步室中審其呼吸之息氣雖未減而亦不見其增即與服完良久人覺氣稍順予喜曰得之矣遂用大參二錢天員肉七粒蒸湯服之竟獲大效是夜汗搐俱止喘嗽畧亦輕減第苦於人小體弱

即二錢之參湯亦須一夜方能服完幸予此時行功習靜數載未嘗設榻終夕無眠竟與抱之晝夜不一釋手醒即予服服後仍睡數日之後則鼾聲如雷睡眠極穩呼吸極長予知爲氣復神歸之效如此者十晝夜諸證已愈八九惟形色未復音聲未亮予曰功程雖半未敢暫停參須倍之於是每日大參四錢又員十四如前調理計前後二十晝夜共用官揀六兩有零始奏全績於是聲音清亮面色紅融肌肉復生精神勝舊今已長成儼然美

丈夫矣，而且聰明特達，經史皆通，他日翱翔，奚能限量，如此之證，如此之治，不特世人未見，醫家未聞，即諸書亦所未載，半週乳子，而用六兩之參，起沉疴於萬難之日，苟無定識者未必有成，故拜懇同道，但須認證真確，不必拘泥古方，神而明之存乎人耳。

或問二證皆百晬嗽，何以前證用藥，而後證獨用參者何也？曰：各有理焉。前證在七月間，正肺金旺時，為風邪衝併，但傷其中氣，他臟無涉，故以四君子補脾、生脈散保肺、收其耗散之金、得返清肅之令、中氣一回、應手而愈、後證自七月起至于十月、金已退氣、正當水旺木相之時、由腎水無源、所以肝木失養、誠母病子傷、故面目俱青、手足搐掣、此非肝強實、肝敗也、內經有善則不見、惡則見之之言、顯然可證、在常俗之輩、見其搐掣、又必爲之鎮驚化痰、截風定搐矣、誰復爲之保固真元維持將絕哉、不知此等之證、陰陽兩敗、臟腑俱傷、苟非大力之品、莫可挽回、所以屏去雜藥、獨用人參之甘溫、天圓之甘潤、味極純正、飼之兒苦、況人參之力、在陰益陰、在陽益陽、榮衛氣血、精神意智、無不補者、而且晝夜不徹、則其元陰受其長養之功、焉得不效、又曰初服即效、而必待三七之日始奏全績者何也、曰兒倒過傷、枯燥已極、如旱苗焦壞、暴雨無裨、必涤涤潤澤、始可盈科、至於三七之人、天地來復之機、業已三至、人身榮衛已周一千五十度、升降有恒、神氣已足、不藥之慶、夫復何疑、此等之治、非謂世之嬰兒一有咳嗽、便當用參、第其受先虧、胎元怯弱者、有不得不用之勢、獨惜前醫、偏執已見、即數分之參、斷不肯用、孰知用至六兩之多、始收全效、可見辨證不真、悞人非淺、故筆此以為擇醫者勸、

○咳嗽簡便方

小兒咳嗽聲不出者、紫菀微炒研末、杏仁去皮尖、如泥等分、煉蜜為丸、芡實大、每服一丸、北五味七粒煎湯化服、

肺實咳嗽痰喘、葶藶子隔紙炒為末、棗肉為丸、龍眼

核大每一丸白湯化服、
咳嗽多痰葶藶子隔紙炒知母微炒各五錢研末砂
糖爲丸芡實大每一丸白湯化下、
小兒喘嗽發熱自汗吐紅脈虛無力人參切片焙乾
天花粉切片酒炒等分爲末每服五分蜜湯調服
以瘥爲度、
秋天肺燥咳嗽無痰北沙參一味每服五錢淨水濃
煎熱服、
小兒百晬嗽痰壅喘咳用貝母五錢淡薑湯調[illegible]

上蒸過甘草半生半炒二錢五分研細末沙糖爲

丸龍眼核大每一丸米飲化服

熱痰咳嗽痰出稠濃或咽喉痛製南星製半夏各三

錢半枯黄芩七錢焙燥爲末砂糖爲丸芡實大每

用一丸薑湯化服

○哮喘證治

經曰犯賊風虚邪者陽受之陽受之則入六府入六

府則身熱不得卧上爲喘呼又曰肺病者喘欬逆

氣肩背痛汗出○夫喘者惡候也肺金清肅之令

不能下行、故上逆而爲喘、經曰諸氣膹鬱、皆屬於肺、喘、者肺之膹鬱也、

吼者喉中如拽鋸若水雞聲者是也、喘者氣促而連屬不能以息者是也、故吼以聲響言、喘以氣息名、凡喉如水雞聲者爲實、喉如鼾聲者爲虛、雖由於痰火內鬱、風寒外束而治之者不可不分虛實也

有因外感而得者、必惡寒發熱、面赤唇紅、鼻息不利、清便自調、邪在表也宜發散之、五虎湯

有因熱而得者、必口燥咽乾、大小便不利、宜葶藶丸

微下之、

有因宿食而得者，必痰涎壅盛，喘息有聲，先用山查神麴麥芽各三錢煎湯，與服消其食，次千緡湯。

素有哮喘之疾，遇天寒暄不時犯則連綿不已，發過自愈，不須上方，於未發時可預防之，有一發即能吐痰者，宜服補腎地黄丸，加五味故脂，多服自愈，有發而不吐痰者，宜痰喘方。

凡哮喘初發，宜服蘇陳九寶湯，蓋哮喘爲頑痰閉塞，非麻黄不足以開其肺竅，放胆用之，百發百中。

或胸膈積熱心火凌肺熱痰壅盛忽然大喘者名馬脾風蓋心為午火屬馬言心脾有風熱也小兒此證最多不急治必死用牛黄奪命散下之效

凡大病久病之後或久服寒凉剋削之後或久吐久瀉之後忽然氣急似喘非喘氣息短促名為短氣短者斷之基氣將脱也速宜挽救人參五味子湯效

又有虚敗之證忽然張口大喘入少出多而氣息往來無滯此腎不納氣浮散於外大凶之兆速投貞

晓明按：龄，广韵：鼻息也

元饮不效，理阴煎加人参、鹿茸或可挽救。

如汗出如油，发润而喘者，肺绝也；汗出如油，张口大喘者，命绝也；直视谵语而喘者，肝绝也。凡大病正气欲绝，无根脱气上冲，必大喘而绝矣。

○入方

五虎汤

治寒邪入肺而作齁䶎。盖齁䶎为寒痰固结，非此方不能解散。

净麻黄七分　光杏仁一钱　陈细茶一钱　熟石膏钱五

炙甘草四分

淨水煎空心服、

葶藶丸

方見三卷咳嗽門

千緡湯

治痰閉肺竅喘息有聲、

法半夏二錢　大皂角五分　老生薑一錢　炙甘草一錢

水煎服　已上皆素無哮喘而暴發者用、

補腎地黃丸

治先天不足肝腎虛者通用
熟地黄　懷山藥　山萸肉各一兩　嫩鹿茸
淮牛膝各二兩　粉丹皮　白雲苓　宣澤瀉各一兩
北五味　補骨脂各一兩
右爲末蜜丸菉豆大每服三錢淡鹽湯空心下
痰喘方
治哮喘無痰者蓋痰入於肺竅不能出故也
官揀參　製南星　製半夏　瓜蔞霜　香附米
皂角灰　真廣皮炒　蘿蔔子炒　俱等分

明按紅皮即陳皮

共爲末，薑汁煮神麴糊丸麻子大，每服一錢，薑湯化下

蘇沉九寶湯

治風寒閉肺而作哮喘

淨麻黃　紅雲皮　南薄荷各五分　青化桂取心

紫蘇葉　桑白皮　大腹皮　光杏仁各四分

炙甘草六分

生薑三片，水煎，臨服加童便少許冲服。

牛黃奪命散

治胸膈有痰肺脹大喘

黑牽牛半生半炒取頭末五錢　錦莊黃酒潤曬干

陳枳殼麩炒各一兩

右爲細末每服一錢五分白湯調下量兒大小加減臨服加蜜數匙以氣平爲度

人參五味子湯

方見三卷咳嗽門

貞元飲景岳新方

治氣短似喘呼吸急促提不能升嚥不能降勢甚

垂危常人但知為氣急其病在上而不知元海無根肝腎已敗此子午不交氣脫證也、

大熟地五錢 白當歸三錢 炙甘草一錢

水煎熱服 如兼嘔惡或惡寒者加煨薑五片氣虛脈微至極者速加人參如肝腎陰虛手足厥冷加肉桂一錢、

理陰煎 景岳新方

治腎肝虧敗不能納氣浮散作喘、

大熟地三錢 白當歸二錢 炮薑灰錢五 炙甘草一錢

手足冷者、加熟附子一錢、青化桂一錢、
水二鍾煎七分熱服、
○哮喘簡便方
治痰氣壅塞、雪梨汁一杯、生薑汁四分之一、蜂蜜半杯、薄荷細末一兩、和勻器盛、重湯煮一時之久、任意與食、降痰如奔馬、
化痰丸、絲瓜燒存性爲細末、棗肉爲丸、如彈子大、每服一丸、薑湯化下、化痰最捷、兼能止嗽、
墜痰丸、治一切風痰濕痰老痰痰火胸痞蕭、氣壅塞

黑牽牛四兩炒、止取頭末一兩、大皂角去皮弦及
子、酥炙黃四錢、生白礬三錢、共爲細末、米糊丸、每
服一錢、兒稍大者二錢、空心薑湯服、痰涎從大便
出、久病之人、五日十日一服、病緩者半月一服、
治齁喘成吼、用甘草二兩、去赤皮、每段切二寸長、兩
半劈開、用猪膽二枚取汁浸甘草三日、取起火上
炙乾爲末、蜜丸菉豆大、每晩臨卧服二錢、茶湯送
神效、
哮喘久不止、不拘老小、一服即止、并治小兒病

膏半夏瓜蔞仁陳皮黃麻各一錢五分枳實杏仁各一錢甘草七分生薑五片水煎熱服

清金丹治一切哮疾或痰或食遇厚味即發者尤妙

蘿蔔子蒸熟晒乾爲末猪牙皂燒存性等分共爲細末薑汁打麪糊丸菉豆大每服一二十丸薑湯送下

○諸疳證治

夫疳之爲病亦小兒惡候十六歲以前其病爲疳十六歲以下其病爲癆皆真元怯弱氣血虛衰之所

致也、究其病源、莫不由於脾胃、盖胃者水穀之海也、水穀之精氣爲榮、悍氣爲衛、榮衛豐盈、灌溉諸臟、凡人身充皮毛、肥腠理者氣也、潤皮膚美顏色者血也、所以水穀素强者無病、水穀減少者病、水去穀亡則死矣、凡病瘠而形不魁者氣衰也、色不華者血弱也、氣衰血弱、知其脾胃必傷、有因幼少乳食腸胃未堅、食物太早、耗傷真氣而成者、有因甘肥肆進、飲食過飡、積滯日久、面黄肌削而成者有因乳母寒熱不調、或喜怒房勞之後乳哺而成者有二三歲後，穀肉菓菜恣其飲啖，因而停滯中焦，食人成積，積人成疳。復有因取積太過，耗損胃氣，或因大病之後，吐瀉瘧痢，乳食減少，以致脾胃失養。二者雖所因不同，然皆總歸於虛也。其證頭皮光急，毛髮焦稀，腮縮鼻乾，口饞唇白，兩眼昏爛，揉眉擦鼻，脊聳體黃，鬬牙咬甲，焦渴自汗，尿白瀉酸，肚脹腸鳴，癖結潮熱，酷嗜瓜菓鹹炭水泥者，皆其候也。然治寒以溫，治熱以凉，此用藥之常法，殊不知疳之爲病，皆虛所致，即熱者亦虛中之熱，寒者亦虛中之寒、積者亦虛中之積、故治積、不可驟攻、治寒、不宜峻溫、治熱、不可過凉、雖積爲痞之母、而治痞必先於去積、然遇極虛者而迅攻之、則積未去而痞危矣、故壯者先去積而後扶胃氣、衰者先扶胃氣而後消之、書曰壯人無積、虛則有之、可見虛爲積之本、積反爲虛之標也、如惡食滑瀉、乳食直下、牙齦黑爛、頭項軟倒、四肢厥冷、下痢腫脹、面色如銀、肚硬如石、肌肉青黑、肛門如筒、口吐黑血、吐利蛔蟲、並爲不治、

一初病者以集聖丸爲主、久病者但以肥兒丸調之、
以補爲消可也、

凡疳之初起者集聖丸爲主方、其有五臟兼證從權
加減、不必多求方法、

○入方

集聖丸

治冷熱新久一切疳證以此爲主、

真蘆薈酒蒸　五靈脂炒　夜明砂炒　真廣皮酒炒

杭青皮醋炒　蓬莪蒁煨　使君肉炒　南木香屑

白當歸炒　正川芎酒炒已上俱各二錢　官揀參三錢切片焙乾

正川連姜製　乾蟾蜍酥炙俱三錢　西砂仁酒炒二錢

右爲細末，用公猪膽一枚，取汁，將前末和勻，粟米糊丸，龍眼核大，每服一丸，米飲調下。

○各證加減法

一病有咬牙舒舌，舌上生瘡，愛飲冷水，唇紅面白，喜伏地臥，此心疳也，本方去莪蒁、砂仁、青皮、陳皮、川芎、木香六味，加生地、茯苓、膽星各二錢，朱砂、甘草各一錢。

一面青目生白膜泄瀉夾水或青色此肝疳也本方去莪蒁砂仁陳皮木香四味加膽草梔仁防風天麻蟬蛻各二錢青黛一錢五分

一愛食泥土冷物飲食無度身面俱黃髮稀作穗頭大項小腹脹脚弱間或泄瀉肌瘦晝凉夜熱不思乳食此脾疳也等用本方

一鼻下赤爛手足枯細口中腥臭或作喘嗽右腮㿠白此肺疳也本方去莪蒁砂仁青皮川芎木香五味加桑皮桔梗蘇葉阿膠炙草各二錢外用澤蘭

葉銅綠輕粉等分爲末貼爛處、
一兩耳內外生瘡腳如鶴膝頭縫不合或齒縫具爛
變成走馬疳此腎疳也本方去莪蒁砂仁靑皮陳
皮木香靈脂六味加熟地茯苓山藥萸肉各三錢
丹皮澤瀉各二錢
一食積入而成疳其證形瘦腹緊時發潮熱羞見生
人見之則哭本方去蘆薈靈脂二味加人參黃耆
白朮茯苓半夏枳實厚樸炙草神麴麥芽鱉甲三
稜各二錢、

一人泄不止，胃虛成疳，此疳瀉也。本方去蘆薈、莪蒁、靈脂三味，加白术、茯苓、肉蔻、柯子各二錢，加人參三錢。

一人痢不止，胃虛成疳，此疳痢也。本方去蘆薈、莪蒁、青皮、靈脂四味，加柯子肉、建連肉各三錢。

一瘧久未已，胃虛成疳，此必有癖，謂之疳瘧。本方去蘆薈、靈脂二味，加黃耆、鱉甲、柴胡、半夏、神麯、三稜各二錢，倍人參三錢。

一腦疳皮毛光急，滿頭瘡餅，腦熱如火，髮結如穗，遍身多汗，腮腫，顱高，令兒眼痛，其病在肝。本方去莪蒁、砂仁、青皮、陳皮五味，加膽草、川芎、升麻、羌活、防風各二錢。

一、脊疳蟲食脊膂，發熱黄瘦，積中生熱，煩渴，下痢，拍背如鼓鳴，脊骨如鋸齒，或十指皆瘡，頻嚙指甲，宜安蟲丸、蘆薈五疳，或有停食成積，積久生蟲，或如絲髮，如馬尾，多出於頭項背腹之間，蟲色黄白赤者可治，青黑者難治也。安蟲丸即本方去莪蒁、砂仁、青皮、陳皮、當歸、川芎六味，加苦楝根白皮、貫衆、蕪

黄檳榔各二錢名安蟲丸、

一蛔疳、縐眉多哭、嘔吐淸沫、腹中作痛、痛時腹中結聚成塊、摸之梗起、滿肚青筋、唇口紫黑、腸頭嚙癢者是也、蛔從口鼻出者難治宜安蟲丸、即上方、

一丁奚疳、手足極細、項小骨高、尻削體瘦、腹大臍突、號叫胸陷者是也、集聖丸本方、

一哺露疳、虛熱往來、頭骨分開、翻食吐蟲、煩燥嘔噦者是也、集聖丸本方、

一無辜疳、因浣衣夜露、被無辜鳥落毛所汚、小兒服

之、身體發熱、日漸黃瘦、腦後項邊有核如彈丸、按之隨動、軟而不痛、其中有蟲如米粉、宜刺破其核、以膏藥貼之、內以本方去莪蒁砂仁靈脂三味、加黃耆鱉甲檳榔各二錢、

一疳熱由於胃脾虛弱、陽浮於外、氣不歸元、只以補脾為主、使陽氣收斂、熱自退矣、用參苓白术散多服為妙、或兼脾陰虛者、間服六味地黃丸、

一疳渴由胃氣下陷、津液不生故也、宜補其胃、使清陽上升、津液漸生、渴自止矣、七味白术散、

一走馬疳、蟲病也、齒屬腎、腎主虛、纔受熱邪、直奔上焦、初起口臭、名曰臭息、次則齒黑、名曰崩砂、甚則齦爛、名曰潰槽、有血迸出、名曰宣露、甚至齒皆脫落、名曰腐根、縱得全活、齒不復生、外證腦熱肌瘦、手足如冰、寒熱時有、滑泄肚痛、口臭乾渴、齒齦破爛、爪甲黧黑、身多瘡疥、痘疹之後、多有此證、不可救治、毒歸於腎故也、初起者清胃散、另有治法在齒牙本門、

一魃病、兒將週歲、母復有娠、兒飲其乳、謂之魃（音妓）乳

以成此證。或有母患別病，兒飲其乳，以類母病者有之。蓋母之血氣若調，乳則長養精神；血氣一病，乳則反爲病根。母既妊娠，精華下蔭衝任之脈，不能上行，氣則壅而爲熱，血則鬱而爲毒。小兒神氣未全，易於感動，其候寒熱時作，微微下利，毛髮鬖鬖，意殊不悅，甚則面色痿黃，腹脹青筋，瀉青多吐，日漸尫羸，竟成疳證。俗以孕在胎中，因兒飲乳，其魄識嫉而致兒病，故謂之胎妒，龍膽湯。

一、骨蒸之病，多起於胃。其始也，邪火上冲而能啖，火消爍而善饑蓋胃、爲氣血之海、氣血不足邪火殺穀、水穀之精氣不足濟之、漸成口穢煩燥夜熱朝凉、毛焦口渴氣促盜汗、形如骨立、謂之消癉、若大便日十餘行、肢瘦腹大、頻食多饑、謂之食㑊、此皆邪火爲害耗傷津液而致者、大肥兒丸、

○入方

參苓白术散

治脾胃虛弱、飲食不進、或嘔吐瀉痢、及大病之後補救脾胃、此方爲神、

官揀參焙切　漂白朮土炒　白雲苓乳蒸　懷山藥炒各
一兩五錢　芽桔梗焙　薏苡仁炒　建蓮肉去心
炙甘草各一兩
共爲細末每服一二錢薑棗湯調服
六味地黃丸
方見二卷胎疾門
七味白朮散
方見三卷泄瀉門
清胃散

治走馬牙疳

雅黄連　白當歸　綠升麻　懷生地　粉丹皮

白芷稍等分　北細辛減半

淨水煎滚熱服、

龍膽湯

治小兒魃病

草龍膽　鈎藤鈎　北柴胡　苦桔梗　赤芍藥

正川芎　官揀參　白雲苓各一錢　炙甘草五分

井水煎服、外以夜明砂不拘多少、以紅紗作一小袋盛之，繫兒胸前。

大肥兒丸

治小兒脾胃虛弱，泄瀉骨蒸。

官揀參切焙　山楂肉炒　漂白术土炒　真廣皮炒

蓬莪蒁炒　川厚樸薑製　六丁麯炒　雅州連薑製

胡黃連炒　杭青皮醋炒　白雲苓乳蒸　杭白芍酒炒

地骨皮酒炒　宣澤瀉炒　肉豆蔻煨　尖檳榔

正川芎炒　北柴胡酒炒　史君肉炒　乾蟾蜍煅

炙甘草各五錢　五穀蟲一兩

共爲末，煉蜜爲丸彈子大，米飲化下。

加減肥兒丸

治一切人病成疳，總歸虛處，不可以前法治之，只宜以此丸，人服以補爲消，無不愈者。

官揀參切焙　嫩黃耆蜜炙　漂白术土炒　白雲苓乳蒸

廣陳皮酒炒　杭青皮醋炒　白歸身酒洗　大鱉甲醋炙

正川連薑製　南木香屑　使君肉炒　乾蟾蜍醋炙

炙甘草各等分

右爲細末，另以山藥打糊爲丸，量兒大小加減，日

日服之、以米湯調下、病愈藥停、

○疳證簡便方

小兒疳積肚大、黃瘦骨立、頭上瘡痂、髮如麥穗、用乾蟾蜍三五隻、去四足、以香油塗之、炙焦為末、蒸黑棗去核、取肉搗膏、和蟾末為丸、龍眼核大、每日三服、積垢自下、多服之、形容自變、其病如失、

又方　買天漿蟲四兩、洗極淨、晒乾微炒為末、加甘草細末五錢、米糊為丸、彈子大、每服一丸、米飲下、

小兒諸疳日久、身面生瘡、爛成孔臼、如大人楊梅瘡、

樣用蒸糯米飯時、飯蓋四邊滴下氣水以碗盛取
搽瘡上、數日即效、百藥不驗者、此方如神、
疳蝕口鼻、用蚕蛆洗漂極淨、晒乾微炒爲末、褐衣燒
灰減半、共研勻、頻吹口內效、
小兒口疳破爛、人中白煆過、厚黃檗蜜炙焦、二味等
分、少加冰片、共研末、以鹽茶洗口、後以藥搽之、
走馬牙疳、及齒齦腐爛黑臭者、用溺壺內多年積垢、
名人中白、煆紅一兩、兒茶五錢、黃檗薄荷青黛各
一錢、冰片三分、共研細末、先以溫水漱口、然後吹

藥於瘡上每日六七次吹藥之時涎從外流者為、
吉、涎收向內者、毒入裏也不治、

牙疳鼻疳、人中白煅一錢五分毛褐灰枯白礬各一
錢為細末濕者乾掺乾者先以香油潤濕然後掺
藥、

急疳蝕爛口鼻欲死、海中紫貝子煅過俗名南蛇牙
齒、又名砑螺齒、南稱狗支螺者是也炭火煅過為
末臘猪油調塗、

牙疳潰爛穿唇破舌、併治口瘡、胡黃連五分、膽礬兒

茶各一錢五分共爲細末搽之、

○嘔吐證治

經曰諸逆衝上皆屬於火、諸嘔吐酸皆屬於熱又曰寒氣客於腸胃厥逆上出故痛而嘔、○夫嘔吐者陽明胃氣下行則順今逆而上行故作嘔吐其證有聲有物謂之嘔、有物無聲謂之吐有聲無物謂之噦又曰乾嘔、火病見此者死蓋小兒嘔吐有寒有熱有傷食然寒吐熱吐、未有不因於傷食者其病總屬於胃復有溢乳、哯乳、嘔噦皆與嘔吐相似、

而不可以嘔吐治之、更有寒熱拒膈之證、又有蟲
痛而吐者皆當詳其證而治之、凡治小兒嘔吐、先
宜節其乳食節者減少之謂也、凡嘔吐多渴、不可
與之茶水、水入復吐終不能止、必强忍一二時久、
而後以米湯與之、吐自止矣、
寒吐者乳片不消多吐而少出、面白眼慢氣緩神昏、
額上汗出、脈息沉微宜温中消食輕者藿香正氣
散不止理中湯加藿香又不止參香散再若不止、
此陰盛格陽、謂之拒格、急以理中湯一劑、用公猪

膽汁和童便少許將藥潤濕炒熟煎服即止此內經熱因寒用之法也蓋陰寒太過陽熱之藥拒而不納故以猪膽童便爲鄉導其始則同其終則異下咽之後陰體漸消陽氣乃發也

熱吐者面赤唇紅吐次少而出物多乳片已消色黃遍身發熱而煩躁夏月多此證宜五苓散加藿香不止藿連湯再不止用理中湯煎熟調六一散冷服即止此寒因熱用也

傷食吐者眼胞浮腫面色微黃足冷其熱日輕夜重

或吐酸酸之氣，或吐黃水，或吐青痰，其脈弦實而滑，此有宿食也，宜下去其積，乃止，消積丸。

傷乳吐者，纔乳即吐，或少停而吐，此因乳食無度，脾胃嬌嫩，不能運化，此滿則溢也，名溢乳，但宜節其乳，則吐自止。

哯乳者，時時吐乳而不多，似吐非吐，皆胃虛所致也，宜參香散。

有乳多而吐出者，非眞吐也，殆不知禁，即成眞吐也。

百日內小兒多有之，蓋身小身軟，必待乳母擁抱，

之。苟有傾側，乳即溢出，此人事也，不須用治

嗽吐者，兒有咳嗽，必待其嗽定，方可與乳。若嗽未定以乳哺之，其氣必逆，乳不消化而爲痰，痰氣壅塞嗽不得轉，而吐乳也。枳梗二陳湯。

小兒初生三日內吐乳者，用丁香三粒，陳皮三分，生薑三片，煎服自止。又不若煨薑湯更妙，此予用最多者。蓋三四日內，總皆寒吐也。

初起哯乳，即當調治，如哯不已，即成吐，吐不已，即成嘔，嘔不已，即成噦，至此胃氣太虚，精神漸脫矣。若

嘔吐不已，日漸沉困，顖陷，顖腫，青筋大露者，併頻吐不食，昏沉語塞，喘急大熱，常吐腥臭者，皆死。

噦者有聲無物，最惡之候，凡久病之後而見此者，皆爲不治

予按爲醫者臨診治病，貴能體貼病情，能用心法，大凡嘔吐不納藥食者，最難治療，蓋藥入即吐，安能有功，又切不可強灌，胃口愈吐愈翻，萬不能止，予之治此頗多，先將薑湯和黃土作二泥丸，塞其兩鼻，使之不聞藥氣，然後用對證之藥煎好，斟出澄

清冷熱得中、止服一口、即停之、半時之久、再服一口、又停之、良久服二口、停之、少頃則任服不吐矣、斯時胃口已安、焉能得吐、愚人不知、明見其吐藥不納、偏以整杯整碗強灌之、則一吐傾囊而出、又何藥力之可恃乎、此等之法、不但幼科可用、即方脈亦當識此、倘臨證不體病情、全無心法、即如臨吐一證、雖能識病、雖能用藥、其如不納何哉、

○又方

藿香正氣散

方見二卷類搐門

理中湯

方見二卷乳子傷寒門

參香散

治小兒胃虛作吐，諸藥不止，

官揀參切焙　上沉香銼末　公丁香研　藿香梗焙

南木香銼屑　已上俱等分

共爲細末，每服五七分，木瓜煎湯調服，

五苓散

方見二卷中暑門此加藿香、

藿連湯

治小兒熱吐不止、

真雅連七分薑汁炒　紫厚樸一錢薑汁炒　藿香葉一錢

生薑三片、大棗三枚、水煎熱服、

六一散

方見三卷痢疾簡便方

消積丸

治食停胃口而作吐、

西砂仁十二箇酒炒　公丁香九粒　烏梅肉三箇蒸去核取淨肉

巴豆仁二粒煨搥去油

共研細末、米糊為丸、菉豆大、每服三丸、白湯送、

枳桔二陳湯

治小兒胸膈有痰咳嗽作吐、

陳枳殼一錢　芽桔梗一錢　白雲苓錢五　法半夏一錢

真廣皮一錢　炙甘草五分

生薑三片、大棗三枚、水煎熱服、

○嘔吐簡便方

小兒嘔吐、外證不熱不渴、而白唇淡、神慢氣怯、寒吐
也、用生薑一大塊、直切薄片、勿令折斷、層層摻鹽
以苧蔴緊紮、外用草紙七層包之、水濕慢火煨令
熟、取起去麻紙、將薑擣爛、和早米煎湯服立止、

小兒卒嘔不止、生薑取自然汁一盞、煎滚聽用、蜂
蜜四兩、煉熟聽用、每服用薑汁一匙、蜜二匙、白湯
調服、每日五六次效、

小兒胃熱嘔吐、外證面赤煩燥、身熱作渴、手足心熱
者、熱吐也、黄連一錢薑汁炒熟、石膏一錢、共爲細

末每服一錢白湯調下吐止止後服、

又方用枇杷葉火上炙之、刷淨毛每用葉三片煎湯

熱服立止、

小兒乾嘔、極惡之證、用甘蔗取汁聽用、　生薑取汁

聽用、　臨服用蔗汁六匙薑汁二匙、和勻溫熱服

不用湯水調、

凡嘔吐服藥不納者、內有蛔蟲在膈間蛔聞藥氣則

動、動則藥出而蟲不出、但於嘔吐藥中加入川椒

十四粒、則不吐矣蓋蛔得椒則伏矣

治小兒一切吐逆不拘冷熱及人吐諸藥不效者用硫黃五錢水銀一錢同研至不見星薑汁打米糊爲丸小豆大三歲者三丸大人則三四十丸以陰陽水送下　此二味加增分兩入陽城礶內封固以炭火升煉之即是靈砂爲仙家所用之物是能升降陰陽交濟水火乃扶危濟困之神丹也

○泄瀉證治

經曰水穀之寒熱感則害人六府又曰虛邪之中人也留而不去傳舍於腸胃多寒則腸鳴飧泄食不

化、多熱則濕出糜○夫泄瀉之本無不由於脾胃、蓋胃為水穀之海而脾主運化使脾健胃和、則水穀腐化而為氣血以行榮衛若飲食失節、寒溫不調以致脾胃受傷則水反為濕穀反為滯精華之氣不能輸化乃致合污下降而泄瀉作矣、

凡泄瀉腸鳴腹不痛者是濕宜燥滲之飲食入胃不住或完穀不化者是氣虛宜溫補之腹痛腸鳴瀉水、痛一陣瀉一陣者是火、宜清利之時瀉時止或多或少是痰積宜豁之、腹痛甚而瀉瀉後痛減者

爲食積宜消之體實者下之如脾泄已久大腸不禁者宜澁之元氣下陷者升提之

泄瀉有五寒熱虛實食積也但宜分別所瀉之色凡暴注下廹屬火水液澄清屬寒老黃色屬心脾肺實熱宜清解淡黃色屬虛熱宜調補靑色屬寒宜溫白色屬脾虛宜補醬色屬濕氣宜燥濕醶酸氣屬傷食宜消

脾土虛寒作瀉所下白色或穀食不化或水液澄淸其候神疲脣口舌俱白色口氣溫熱宜理中湯或

六君子湯、

熱證作瀉瀉時暴注下迫謂其出物多而迅速也便
黄溺赤口氣蒸手煩渴少食宜五苓散加梔仁、

有傷食及滯瀉者其候口噯酸氣呑酸腹脹一痛即
瀉一瀉痛減保和丸消之、

如食已消痛已止而猶泄瀉不止者乃脾失清升之
氣氣虚下陷補中益氣湯、

有風瀉瀉而色青稠黏乃肝木乘脾宜六君子湯加
防風柴胡白芍、

有濕瀉腹內腸鳴肚不痛身體重而瀉水或兼風者水穀混襍宜升陽除濕湯

凡大瀉作渴者其病不論新久皆用七味白术散生其津液凡痢疾作渴亦然蓋白术散爲渴瀉之聖藥倘渴甚者以之當茶水不時服之不可再以湯水兼之則不效矣

久瀉不止多屬虚寒宜參苓白术散加肉豆蔻煨熟爲丸服之自止

久瀉不止將成疳者參苓白术散加肉豆蔻煨倍加

懷山藥共為末每日服之則泄瀉自止津液自生

不致成疳矣

經曰五虛者死一脈細二皮寒三少氣四泄瀉不止

五飲食不入五虛悉具者死能食者生

凡瀉不止精神好者脾敗也　吐瀉而唇深紅者內

熱也色若不退者死面黑氣喘者死　遺尿不禁

者腎氣絕也

○入方

理中湯

方見二卷乳子傷寒門
六君子湯
方見二卷類搐門
五苓散
方見二卷傷暑門此加梔仁
補中益氣湯
方見一卷保產門
升陽除濕湯
治風濕作瀉

綠升麻一錢　北柴胡一錢　六神麴一錢　北防風二錢
宣澤瀉一錢　結豬苓一錢　漂蒼朮錢五　青廣皮五分
炙甘草五分
生薑三片，大棗三枚，水煎熱服。若胃寒腸鳴，加益智子、半夏各一錢。

七味白朮散

治泄瀉津液下降，煩燥大渴。

官揀參一錢　漂白朮一錢　白雲苓一錢　南木香三分
藿香葉一錢　粉乾葛二錢　炙甘草五分

水煎當茶飲

此方治小兒陽明本虛陰陽不和吐瀉而亡津液煩渴口乾以參朮甘草之甘温補胃和中木香藿香辛温以助脾茯苓甘淡分陰陽利水濕葛根甘平倍於衆藥其氣輕浮鼓舞胃氣上行津液又解肌熱治脾胃虛弱泄瀉之聖藥也兼治久瀉不止口渴無度並痢疾口渴幼科之方獨推此爲第一後賢宜留意焉

參苓白朮散

方見三卷瘧證門

〇泄瀉簡便方

治水瀉或飲食過度或飲冷水冒暑而發用生薑擣爛三錢陳細茶三錢濃煎湯飲立止蓋泄瀉由臟腑陰陽不和薑能和陰茶能和陽是以多效體素者、加蓮子去心二錢

泄瀉因傷濕而起米穀不化、不思飲食困弱無力、用白朮土炒、白茯苓各三錢、水煎食前服腹痛者加炒白芍一錢炙甘草五分、

泄瀉因於寒者、腹痛手足冷、用胡椒十四粒、生薑三錢、淡豆豉二錢、煎湯熱服、

泄瀉腹痛奇方、用鷄蛋一枚、將小頭打一小孔、入胡椒七粒在內、以紙封頂、紙包煨熟、酒送更效、胡椒吞與不吞不拘、

脾虛久瀉、用白术土炒、山藥酒炒、蓮肉去心蒸熟、砂仁酒炒、各一兩、共爲細末、以白砂糖二兩和勻、每服一二錢、米飲調下、

又方、用早米造飯鍋巴、取四兩研末、蓮子去心蒸晒

爲末四兩、白糖四兩、共和勻、每服二三錢、白湯調下、每日三服、

集成止瀉散治久瀉如神、此方經驗最多、用車前子以青鹽水炒七次、秤過二兩、白茯苓炒二兩、山藥炒二兩、炙甘草六錢、共爲細末、每服二三錢、炒米湯調、烏梅湯更妙、眞神方也、

○傷食證治

經曰飲食自倍、腸胃乃傷、○東垣云飲者無形之氣也、食者有形之血也、由此推之、乳爲血液、飲之類

也。穀有糟粕，食之類也；乳之與食，原非同類，豈可不辨乎哉。

凡小兒飲食傷脾之證，非可一例而論。有寒傷，有熱傷；有暫病，有久病；有虛證，有實證。但熱者、暫者、實者，人皆易知；而寒者、久者、虛者，人多不識。如今之小兒，以生冷瓜菓致傷胃氣，而爲腹痛瀉利者，人猶以爲火熱，而治以寒凉，是不識寒證也。有似因停滯而爲脹痛，人皆知其實也，然脾胃之素强者，即滯亦易化，惟其不能化者，則恒有脹滿之證。又或有不食亦知饑少食即作脹或有無饑無飽全不思食或因病有傷胃氣火不思食本非有餘之證時醫遇此無論有餘不足鮮有不用開胃消導之劑者是不知虚證也蓋脾胃原有運化之功脉今既不能化食則運用之職已失其權而何可專意尅削以益其困乎故凡欲治病必先藉胃氣以爲行藥之主若胃氣强者攻之則去而疾常易愈此以胃氣强而藥力易行也胃氣虚者攻亦不失此非藥不去病以胃氣本弱攻之則益弱而藥力

愈不行胃愈傷病亦愈甚矣若乃體質貴賤尤有不同凡藜藿之皃壯健之質及新暴之病自宜消伐惟速去爲善如以弱質弱病而不顧虛實槩施欲速攻治之法則無有不危矣

凡素喜冷食者内必多熱素喜熱食者内必多寒故内寒者不喜寒内熱者不喜熱然熱者嗜寒多生中寒寒者嗜熱多生内熱内經所謂久而增氣物化之常氣增而久夭之由也凡治病者又當於素稟中察其嗜好偏勝之弊

凡飲食致病傷於熱者多為火證而停滯者少傷於寒者多為停滯而全非火證大都飲食之傷必因於寒物者居多而溫平者次之熱者又次之蓋熱則易於腐化流通所以停滯者少

馮楚瞻曰凡小兒傷食皆由胃氣怯弱今時之醫以平胃散為脾胃之準繩孰知平胃者胃中有高阜則使平之一平即止不可過劑過則平地反成坎矣又不若枳實丸為勝方為潔古老人所製用枳實一兩白朮二兩補多於消先補而後消也但此

丸原爲傷食者設、今若耑以爲補脾藥又誤矣、大枳實有推牆倒壁之功、用之不當、能無甚創、卽加山楂神麯麥芽、舉世所常用者、然山楂能化肉積凡多年母猪肉、煮之不爛、但入山楂一撮、登時皮肉卽爛、又產婦兒枕痛、以山楂煎服、兒枕立化、可見其破滯之功、豈可輕用、麯麥者、以米飯在磁缸中必藉麯以釀酒、必藉蘗以成糖、脾胃在人身中非磁缸比、原有化食之功、今食不化、因其所司者病也、只補其運用之能、而食自化、何必用此消導

藥哉、
大凡小兒原氣完固、脾胃素強者、多食不傷、過時不饑、若兒先因本氣不足、脾胃素虧者、多食易傷、如攻伐一用、飲食雖消、而脾氣復經此一番消伐、愈虛其虛、後日食復不化、猶謂前藥已效、湯丸疊進、展轉相害、羸瘦日增、良可悲矣、故醫有貧賤之醫、有富貴之醫、膏粱子弟、與藜藿不同、太平之民、與瘡痍自別、鄉村里巷、頑夫壯士、暴有所傷、攻伐之劑、一投可愈、倘膏粱幼穉、稟受怯弱、嬌養柔脆、一

例施之貽害不小矣、

楚瞻曰人之脾胃雖能化食實由於水火二氣運用其間非脾胃之所專能也、內火盛則脾胃燥水盛則脾胃濕皆不能健運乃生諸病如消渴證火偏盛而水不能制水腫證水偏盛而火不能化惟制其偏而使之平則善矣制者非謂去水去火之意人身水火本自均平、偏者病也火偏多者補水配火不必去火、水偏多者補火配水不必去水譬之天平此重則彼輕、一邊重者只補足輕之一邊決不

鑿去馬子蓋馬子一定之數今人見水利水見火
瀉火是鑿馬子者也、

小兒之病傷食最多故乳食停滯中焦不化而成病
者必發熱惡食或噯氣作酸或惡聞食氣或欲吐
不吐、或吐出酸水或氣短痞悶或腹痛啼叫此皆
傷食之候也、便宜損之、損之者謂姑止之、勿與食
也、使其自運、經謂傷之輕者、損穀則愈矣損之不
減、則用胃苓丸以調之調之不減、則用保和丸以
導之導之不去、則攻下之輕則木香檳榔丸重則

消積九、

傷食一證、最關利害、如遷延不治、則成積成癖、治之不當、則成疳成瘵、故小兒之强壯者、脾胃素實、恃其能食、父母縱之、以致太過、停留不化、此食傷脾胃、眞傷食也、可用前法治之、如小兒之怯弱者、脾胃素虛、所食原少、或因畧加、即停滯而不化、此乃脾虛不能消穀、轉運遲耳、非眞傷食、作傷食治則誤矣、惟宜六君子湯、助其健運、多服自愈、

凡小兒脾胃實者、倘縱其口腹、不知節制、則飲食自

倍腸胃乃傷而實者必致爲虛矣其體之虛怯者能節其飲食則腸胃不傷穀氣漸長而虛者終變爲實矣、

凡傷食吐瀉後則其所傷之物俱去只與和其胃氣或異功散或六神丸、

○入方

潔古枳實丸

治小兒傷食脾不運化以致面黃肚大此方補多消少誠爲傷食運化之良方、

漂白术二兩黃土拌炒　小枳實一兩酒炒

胃虛不思飲食者加　藿香葉五錢焙

西砂仁五錢酒炒　名香砂枳實丸

小兒體質肥白有痰者加　真廣皮五錢酒炒

法半夏五錢焙　名橘半枳實丸

右依炒製，以鮮荷葉包飯煨熟，去荷葉，將飯同前末擣勻，為丸極小，每一二錢，米飲白湯下。

胃苓丸

方見二卷傷濕門

保和丸

治飲食停滯胸膈痞悶腹脹等證

六神麯炒　真廣皮炒　法半夏　白雲苓炒各一兩

京查肉三兩　淨連翹炒　蘿蔔子炒各五錢

共爲細末煉蜜爲丸每服一二錢薑湯下

木香檳榔丸

治傷食消之不去以此下之

黑牽牛炒取頭末五錢　尖檳榔炒五錢　錦莊黄五錢酒蒸晒乾

南木香三錢　六神麯炒一兩

共爲細末、薑汁打米糊爲丸、量兒大小加減用之

此方亦不峻厲、白湯送下、

消積丸

方見三卷嘔吐門

六君子湯

方見二卷類搐門

異功散

專治脾胃虛弱、吐瀉之後、大病之後、以此調理、

官揀參切　漂白朮土炒　白雲苓乳蒸　真廣皮酒炒

炙甘草俱等分

生薑大棗水煎服爲末薑棗湯調服亦可、

六神丸

與異功散主治同、實脾之功勝之、

官揀參切焙　漂白朮土炒　白雲苓乳蒸　懷山藥乳蒸

白扁豆炒　炙甘草等分

共爲末、煉蜜丸彈子大每服一丸、薑湯化下、

○食積證治

經曰新積痛可移者易已也積、不痛難已也、○夫飲

姚明按勘當作戡

食之積、必用消導、消者散其積也、導者行其氣也、脾虛不運、則氣不流行、氣不流行、則停滯而爲積、或作瀉痢或成癥痞、以致飲食減少、五臟無所資稟、血氣日愈虛衰、因致危困者多矣、故必消而導之、輕則和解常劑、重必峻下湯丸、蓋濁陰不降則清陽不升、客垢不除、則真元不復、如勘定禍亂、然後可以致太平、若積因、脾虛、不能健運藥力者或消補並行、或補多消少、或先補後消、潔古所謂養正而積自除、故前人破滯削堅之藥必假參朮贊助成功。經曰：無致邪，無失正，絕人長命。此之謂也。夫食者有形之物，傷之則宜損其穀，其次莫若消之，消之不去則攻之，此治初傷乳食之法也。倘治之不早，以致陳莝菀聚，乃成積也。其候面色黃白，或青黃，腹大或緊，食少，腹痛發則數日不止。而醫者治積，不問平日所傷之物，是寒是熱，若不察兒之形氣，或虛或實，可攻不可攻，竟用偏寒偏熱峻下之藥，而犯虛虛之戒，其害豈勝言哉。如先傷熱乳熱食者，則為熱積；傷冷乳冷食者，則為冷積。五穀之類爲食積禽畜之類爲肉積菓菜之類爲冷積故用藥宜分寒熱冷積應用消積丸熱積木香檳榔丸仍用原傷之物作湯送之謂之遡源湯凡用攻下取積之藥必先補其胃氣如六君之類預服數劑扶其元神然後下之免傷胃氣也如小兒體質素怯者雖有積必不宜下當以補爲消六君子湯加莪蒁木香共爲細末薑汁打神麴糊丸每一二錢米湯下久服自消今兒稟受怯弱者衆有積皆當識此攻積之藥愼勿輕用

○入方

消積丸

方見三卷嘔吐門

香檳榔丸、

方見三卷傷食門

六君子湯

方見二卷類搐門、此加莪蒁木香、

○食積簡便方

消積丸

消食消水消氣消痞消脹消腫消積其功甚捷、惟人病虛羸者不宜用、此比前消積丸藥力輕緩不甚峻厲、

香附米 酒炒一兩　五靈脂 淘淨一兩　黑牽牛 炒取頭末二兩

共爲細末、醋打麪糊丸菉豆大、每服一二十丸、食遠薑湯送下、

治傷冷食及難化之物、用生薑紫蘇煎濃湯、置浴盆內、令患者乘熱坐湯內、以手揉其腹脇、以熱湯淋之、氣通即化矣、

又方以生薑搗爛、紫蘇搗爛、炒熱布包熨、胸腹、如冷再炒再熨神效

治傷食停積不消、用白酒麴、（即釀酒小麴炒二兩）老麥芽取淨末一兩共爲細末、每服二錢、白湯調下治粽傷及糯米所傷更效

治飲食停滯飽悶、不消、以糯米一升炒熱、以布包之分作二包、於臍腹上輪換、熨之助其脾氣轉運也立消、

因食肉停滯不消用山查子三十粒搥碎煎濃湯飲

之自化

因食大肉成積不治則殺人、用山查肉二十四粒、杏仁去皮尖二十四粒、煎濃湯飲自化、

因食牛肉腹脹不消、用乾稻草一把、煎濃湯滚熱飲之自消、

因麪食腹脹、生薑搗汁、冲好酒熱服即消、又方以生蘿蔔取汁、温熱服神應、　凡食麪必用醋斷不作脹、

因食菱角腹痛作脹、生薑搗取自然汁、以滚湯冲服

立消、

因食瓜菓生冷太多、以致腹脹氣急、用真青化桂去
麄皮取肉、研細末以飯搗和爲丸菉豆大、小兒每
服五丸稍長者十丸水送、病愈藥停、

凡小兒病、醫認證不確、錯用反藥、或煩燥不寧、或嘔
瀉不止、欲與解去其藥、用黑豆一杯、甘草三錢、煎
濃湯服之自解、倘無黑豆、菉豆亦好、

○發熱證治

經曰、陽勝則熱、陰勝則寒、重寒則熱、重熱則寒、寒傷

形熱傷氣，又曰氣實者熱也。○小兒之病，多有發熱，然幼科論證太繁，來學眩目，莫得其要。予謂小兒之證，惟宜明顯簡切，有裨於治療足矣。今以小兒發熱分爲四大證，一曰表熱，一曰裏熱，一曰虛熱，一曰實熱。表裏虛實既明，則大綱在手，然後逐證辨認，又豈能逃其冰鑑乎。

一小兒無故發熱，多由外感風寒，其證喜人懷抱，畏縮惡風寒，不欲露出頭面，面帶慘色，不渴，清便自調，吮乳口不熱，或鼻塞流涕，或噴嚏，渾身拘急，此

表熱也初起時一汗可解桂枝湯加柴胡粉葛熱服取微汗效若元氣怯弱者四君子湯加防風柴胡粉葛

一發熱時喜露頭面仰身臥揚手擲足揭去衣被渴欲飲水吮乳不休者口渴也吮乳口熱小便赤大便閉此裏熱也宜解利之導赤散煎送瀉青丸

一虛熱者多從大病之後或溫熱或潮熱如潮汐有定期也或渴或不渴大小便如常宜補之竹葉調元湯

一實熱者面赤腮燥鼻孔乾焦喜就冷或合面臥或

仰面卧、露出手足、揭去衣被、大渴不休、大小便秘、宜微下、集成沆瀣丹、

已上四熱爲綱、其下雜證爲目、有綱有目而猶不能辨別者、未之有也、

傷風發熱、其證自汗身熱、呵欠目赤、多睡、惡風喘急、此因解換褓褁受風所致、治宜解肌、柴葛桂枝湯、熱退之後、畧宜滋陰、

傷寒、發熱、其證無汗身熱、呵欠頓悶、項急面赤、喘急惡寒、口中氣熱、此因脫換受寒、所致、治宜惺惺散

熱退後、微服沆瀣丹、以防內熱、
既傷風寒、發熱、又兼吐瀉者、不可發散、此脾胃虛怯也、但以五苓散煎湯送理中丸、
傷熱發熱、多在夏月、其證身熱自汗、作渴昏睡、手足俱熱、此因天氣過熱、而包裹過厚、受其熱也、人參白虎湯以解其熱、次以調元生脈散補之、
傷暑發熱、夏月有之、其證身熱自汗、作渴昏睡、手足冷、此由高堂廣廈、陰冷太過、中氣受傷所致、先以調元生脈散補其氣、次服四君子湯以防吐瀉

心熱者渾身發熱面青自汗心悸不寧脈數煩躁狂叫恍惚此心熱也導赤散加黃連

夜熱者夜間作熱旦則退去此血虛也六味地黃湯加龜板當歸白芍斂納陰氣

傷寒無汗服表藥而汗出其熱不退又復下之熱仍不退乃表裏俱虛氣不歸元陽浮於外此爲虛熱不可誤用寒涼即當和其胃氣稗陽氣收斂其熱自退四君子湯加炮薑

疳熱者形色黃瘦食不長肌骨蒸盜汗泄瀉無恒肚

大腳小、多起於大病之後、失於將息、又或傷饑食飽、脾氣受傷、六君子湯加當歸白芍、

壯熱者、一向熱而不已、由氣血壅實、五臟生熱、鬱蒸於內、則睡臥不安、精神恍惚、蒸發於外、則表裏俱熱、燥急喘麁、甚則搐搦、以導赤散煎湯送瀉青丸、

大小便秘者、集成沆瀣丹、

煩熱者、燥擾不安、五心煩燥、四肢溫壯、小便赤濇、此心經有熱、宜導赤散加麥冬梔仁、

積熱者、面赤口瘡、大小便黃赤、此表裏俱實、或因內

傷酒麪煎炒炙煿、或誤投峻補之藥、或外因厚棉爐火、溫暖過度、皆能生熱、此人事所致、宜沆瀣丹清解之、

虛熱者、或汗下太過、津液枯焦、或大病之後、元氣受傷、皆能生熱、其證困倦少力、面色青白、虛汗自出、神慢氣怯、四肢軟弱、手足厥冷、此氣虛發厥、血虛發熱、大虛證也、四君子湯加炮薑、甚則加附子、熱退以平劑調之、

客熱者、乍有乍無、熱邪干心、則熱形於額、故先起於

頭畏而後身熱、恍惚多恐、聞聲則惕、此正氣虛而熱邪勝、故邪正交爭、發熱無定、乍進乍退、如客之往來、莫測也、導赤散先徹其邪、後以團參散護其正氣、

血熱者、每日巳午時發熱、過夜則凉、此心經血熱也、輕則導赤散、重則四順散、

〇入方

柴葛桂枝湯

治小兒傷風自汗發熱、

嫩桂枝一錢　杭白芍一錢五　北柴胡一錢　粉乾葛一錢

炙甘草八分　老生薑一錢　大紅棗五枚

淨水濃煎熱服、

惺惺散

方見二卷乳子傷寒門、

集成沆瀣丹

方見一卷胎疾門

五苓散

方見二卷傷暑門

理中湯

方見二卷乳子傷寒門

人參白虎湯

方見二卷傷暑門

調元生脈散

治夏月傷熱發熱以此扶其元氣、

官揀參六分　炙黃耆錢五　杭麥冬一錢　北五味五分

炙甘草五分

生薑三片、大棗三枚、水煎溫服、

四君子湯
方見三卷癰疾門
導赤散
方見四卷啼哭門
六味地黃湯
方見一卷胎疾門
六君子湯
方見二卷類搐門
瀉青丸

方見四卷啼哭門

團參散

方見二卷非搐門

四順清涼散

方見四卷腹痛門

○神奇外治法

疎表法

小兒發熱不拘風寒食飲時行痘疹並宜用之以

葱一握搗爛取汁少加麻油在內和勻指蘸葱油

摩運兒之五心頭面項背諸處、每處摩擦十數下

運完以厚衣裹之、蒙其頭畧疎微汗但不可令其

大汗此法最能疎通腠理、宣行經絡、使邪氣外出、

不致久羈榮衛、而又不傷正氣誠良法也、

清裏法

小兒發熱至二三日、邪已入裏或乳食停滯內成

鬱熱其候五心煩熱、睡卧不寧、口渴多啼、胸滿氣

急、面赤唇焦、大小便秘此為內熱、以鷄蛋一枚去

黄取清以碗盛之、入麻油約與蛋清等、再加雄黄

細末一錢，攪極勻，復以婦女亂髮一團，蘸染蛋清，於小兒胃口拍之，寒天以火烘煖，不可冷用，自胸口拍至臍輪止，須拍半時之久，仍以頭髮敷於胃口，以布扎之，一炷香久取下不用，一切諸熱皆能退去，蓋蛋清能滋陰退熱，麻油雄黃拔毒涼肌故也。此身有熱者用之，倘身無熱，惟啼哭焦煩，神志不安者，不必蛋清，專以麻油雄黃亂髮拍之，仍敷胃口，即時安臥。此法多救危險之證，功難殫述。

解煩法

明按水
即水銀

凡小兒實熱之證，及麻疹毒盛熱極，其候面赤口渴，五心煩熱，啼哭焦擾，身熱如火，上氣喘急，揚手擲足，一時藥不能及，用水粉一兩，以雞蛋清調勻畧稀，塗兒胃口及兩手掌心，復以釀酒小麴十數枚，研爛，熱酒和作二餅，貼兩足心，布帶之，少頃其熱散於四肢，心內清涼，不復啼擾。

開閉法

凡小兒風痰閉塞，昏沉不醒，藥不能入，甚至用艾火灸之亦不知痛者，蓋因痰塞其脾之大絡，截其陰陽升降之隧道也原非死證用生菖蒲、生艾葉、生薑生葱各一握、共入石臼內搗如泥以麻油好醋同前四味炒熱、布包之從頭項背胸四肢乘熱徃下熨之、其痰一豁、倏然而醒、此方不特小兒凡閉證皆效、

引痰法

凡小兒痰嗽上氣喘急有升無降、喉中牵鋸之聲、須引而下行、用生白礬一兩研末少入麪粉、米粉亦可、盐生礬見醋即化成水、入麪粉取其膠黏、故

也好醋和作二小餅、貼兩足心、布包之、一宿其痰自下、

煖痰法

凡小兒胸有寒痰、不時昏絶、醒則吐出如菉豆粉、濃厚而帶青色、此寒極之痰、前法皆不能化、惟以生附子一枚、生薑一兩、同搗爛炒熱、布包熨背心及胸前、熨完將薑附捻成一餅、貼於胃口、良久其痰自開、

納氣法

凡小兒虛脫大證、上氣喘急、真氣浮散、不得歸元、諸藥莫效、用吳茱萸五分、胡椒七粒、五棓子一錢、研極細末、酒和作餅、封肚臍、以帶紮之、其氣自順、

通脈法

凡小兒忽爾手足厥冷、此蓋表邪閉其經絡、或風痰阻其榮衛、又或大病之後、陽不布散於四肢、遂用生薑煨熟、搗汁半小杯、略入麻油調勻、以指蘸薑油摩兒手足、往下搓挪揉捩、以通其經絡、俟其熱回、以紙拭去之、　凡小兒指紋滯濇、推之不動、

悉以此法推豁之，蓋此法不論陰陽虛實，用之皆效。

定痛法

凡小兒胸中飽悶，臍腹疼痛，一時不能得藥，用食鹽一碗，鍋內炒極熱，布包之，向胸腹從上熨下，蓋鹽走血分，最能軟堅，所以止痛，冷則又炒又熨，痛定乃止。男婦氣痛，皆同此法。

已上九法，非古書所有，實予異授心傳，經驗既久，神應無方，筆之於書，以公世用。

○治病端本澄源至要口訣。

凡臨病家診視小兒無論病之輕重證之順逆稍長者令其本身忌口、乳子即令乳母忌口、嚴禁葷酒油膩酸鹹辛辣、但可香茶白飯稍用寄餓餚食而已、蓋乳房爲胃經所主、飲食入胃、腐化精微而爲榮血貯於衝脈衝脈載以上行遂變赤爲白而爲乳汁小兒賴此以爲命與乳母氣候相關吉凶共際、是以母食熱、子受熱、母食寒、子受寒、母食毒、子中毒、又惟葷酒油膩甘肥凝滯之物爲尤甚、故凡小兒有病、但得乳母忌口、即不藥亦能自愈、不覩窮鄉僻壤藜藿單寒之家，所育之子，肥實壯健，而且少病，病亦易愈。人但云他人之子何以易育，不知他家無甘肥凝膩，口腹清淡，所以病少而易育。自家乳母縱口飲啖，葷酒不忌，醫雖用藥得法，其如乳汁不清，胃口油滯，不能宣布藥力，所以多病難醫也。此至隱至要關頭，醫者不爲切戒，其咎在醫。至於病家，每多自誤，凡乳子有病，其母於房勞食飲、寒暑、喜怒，一毫不慎，惟責效於醫之草根樹皮，詎知刀頭圭角，能勝其無情之相火，能制其有

質之油膩耶、徒令醫者勞心、病兒受苦、深可悲憫、
復有婦人姑息之愛切要提防、昔予一堂弟年八
歲、因病傷寒幾死、得遇明者保全、稍能步履、醫囑
嚴忌葷腥、予伯母覿面承諾、私以爛蹄花一碗與
之、病人見肉登時食盡、時予目覩其事、夜即變證
四肢厥冷、口吐白沫、喉內痰鳴、兩目直視而絶、予
伯與醫者皆驚惶無措、莫測其由、因詢曾食何物、伯
母堅辭無有、微風不露、予亦莫敢直言、醫者無可
下手遂辭去、予取山查肉炒研細末、以濃薑湯調

灌數次、並山查多服、昰能通利、五更大瀉數行、所下油膩膠滯之物、內有精肉猶存、人事倏清、伯見所下之物、始知食肉生變、痛詈其母、幾至反目、幸予在側開解之、令予調理、予爲暢脾而安、此等曖昧、苟非予之目擊、伯母必不肯告、即至真死、彼亦不言、醫者亦不知其何以變證而死、可見婦女愼事、爲禍如此其烈也、凡類此者、以天下之大、又豈特、一人而已、故凡遇膏粱宦室、不可不諄切言之、以杜其姑息之害、小兒在胎之時，衝脈運血以養之，及其產下，衝脈載血以乳之，乳為血化，所以兒之脾胃獨與此乳汁相脗合，其他則皆非所宜矣。凡小兒一週二歲止可飲之以乳，切不可餔以穀食，蓋穀食有形之物堅韌難消，兒之脾氣未强，不能運化，每多因食致病，倘乳少必欲借穀食調養者，須以早米炒熟磨粉，微入白糖滚湯調服，不致停滯，至於肉食，尤為有害，凡小兒五歲之內，能忌肉食，終身無脾病，無奈愚夫愚婦，莫可理喻，見兒病稍愈，即以肉食飼之、謬云虛補不如實補、謂藥補爲虛、肉補爲實、不知此語出於何經、妄誕無知、直堪唾罵、及其脾胃凝滯、兒病復作、始爲倉惶懊悔、是誰之咎、故小兒病後、必不可妄用葷腥、只可素食調理、或一月半月、待其脾氣已健、始可畧與清湯、仍不得過用甘肥、葢甘肥之物、非但不能益兒、適足以致病、醫者能知此意、治病必不掣肘、病家能依禁忌、斷無反復之虞、此非摸擬之辭、實知之深、見之確、端本澄源、莫切乎此、予雖末學、臨證有年、病家之弊無不

周知故不得不剖心相告、庶後賢知所提備云、

○痢疾證治

經曰飲食不節、起居不時、陰受之則入五臟䐜滿閉塞、下爲飧泄、久爲腸澼、○夫飧泄者水穀不化也腸澼者下痢是也、小兒之痢、傷食最多、內有宿食停積更受外感則成痢矣古今方書、以其閉滯不利、故又謂之滯下、其證裏急後重或垢或血或見五色、或多紅紫、或痛或不痛、或嘔或不嘔、或爲發熱、或爲惡寒、此證之陰陽虛實最宜詳審庶不致

誤仍當以脈證辨之、凡身熱作渴脈數有力而能食者為熱、身凉不渴脈沉無力而不能食者為寒、

初起腹中苦痛裏急後重者為實宜急下之、集成沆瀣丹集成三仙丹二藥同服立應、

如兼外感者必身有寒熱不可遽下、凡痢由外感而發者最多急宜發散若下之早必致引邪入裏、而為綿延之證以倉廩散疎解之、

因傷風得之者、則純下清血蓋風傷其陰絡致血不循經、所以血妄下、宜胃風湯、

赤白相兼者，心主血，因傷熱得之，則心移熱於小腸，故赤；赤者從小腸來。肺主氣，因傷熱得之，則肺移熱於大腸，故白；白者從大腸來。皆以芍藥湯治之。調血則便膿愈，行氣則後重除，此治痢之要法也。又法以黃連阿膠丸加當歸、木香，治血痢於血中行氣；以胃苓丸加當歸、白芍，治白痢於氣中養血；有積者，治痢保和丸。

痢久不止，名休息痢，切不可止澀，和中丸最妙。後有集成至聖丹，專治久痢，百不失一。

有泄瀉變痢者、有痢變泄瀉者、先瀉後變痢者、脾傳腎也、爲賊邪難治、先痢後變瀉者、腎傳脾也、爲微邪易治、蓋初瀉變痢者、此氣病傳入血中、宜養血爲主、加調氣之藥、不可誤下以傷胃氣、初痢變瀉者、血病傳入氣中、以調氣爲主、加養血之藥、不可收濇、恐毒氣留而不去、復成痢也、瀉變痢者、加味四物湯、痢變瀉者、加味四君子湯、

痢人不止、脾胃受傷、中氣下陷、則爲脫肛、　熱毒上逆、則食入便吐、不思乳食、謂之禁口、　人痢陰傷

腎氣虛敗則兩膝紅腫、謂之鶴膝、

脫肛者、胃氣下陷後重不除努掙太過故腸頭脫出、宜養血調氣微加升提之品、則痢止肛自收矣升麻湯外用洗法托法、

禁口者、乃胃虛逆氣上衝而吐也有不思飲食皆虛損也宜參苓白术散米湯調服凡痢疾能食者吉不能食者凶、

鶴膝者、兩膝紅腫如鶴之膝小兒痢後多有此證、乃腎虛之極、宜補腎地黃丸加牛膝鹿茸

痢疾腹脹，中氣虛也，胃苓丸調之，倘因毒氣未盡，誤服澀藥而致腹脹者，爲實也，不可作虛治，保和丸消導之，

痢疾不治證　痢見五色五臟俱敗，　痢如煙塵水，如屋漏水　下痢人肛門如竹筒　如魚腥，人痢唇紅舌胎，氣促心煩，坐卧不安，大渴飲水，面容似朱者，皆死證也，

○入方

集成沆瀣丹

方見一卷胎疾門

集成三仙丹

方見二卷類搐門

倉廩湯即人參敗毒散加陳倉米

方見二卷小兒傷風門

治傷風痢疾及時行疫痢大小相似者宜先服此即人參敗毒散加陳倉米煎服即名倉廩湯喻嘉言以此方爲治痢之聖藥無論新人必用此藥升散之深得逆流挽舟之法也予每用之輒者三四

劑即愈矣、不必另方、重者服藥後、外證悉去、惟腹痛裏急後重未除者、以沆瀣丹三仙丹同服、推去積滯、無不愈者、蓋倉廩湯治痢、與用四逆散治痢同意、後賢宜深究焉、

胃風湯

治風冷客於腸胃、泄下鮮血、及腸胃濕毒、下如豆汁、或下瘀血、

官揀參一錢　漂白朮錢五　白雲苓一錢　白當歸一錢

正川芎五分　杭白芍一錢　上桂心五分　陳粟米一撮

薑一片棗一枚水煎溫服、

河澗芍藥湯

調血便膿愈行氣後重除此方是也、

杭白芍錢五　大當歸一錢　雅川連五分　實黃芩八分

錦莊黃五分　尖檳榔一錢　南木香三分　上桂心三分

淨水濃煎熱服、

黃連阿膠丸

治血痢於血中行氣、

正雅連一錢　東阿膠二錢　白雲苓一錢　當歸身一錢

南木香一錢

共爲細末、水丸、每一二錢、米飲下

胃苓丸

方見二卷傷暑門

治白痢於氣中養血、本方加當歸白芍白朮

治痢保和丸

治痢疾積滯未盡、或在先原未得下、今已脾虛不可下者、宜服此、

廣陳皮　法半夏　白雲苓　陳枳殼　川厚樸

正雅連　京查肉　六神麴　老麥芽 已上諸味各一錢

南木香　伏檳榔　炙甘草 各五分

共爲細末，另以神麴煮糊爲丸，每一二錢，米飲下。

和中丸

治休息痢及疳痢。

官揀參　炙甘草　當歸身　正川芎　車前子

結猪苓　宣澤瀉　六神麴　老麥芽　建蓮肉

已上各二錢　漂白朮　白雲苓　真廣皮　杭白芍

南木香　炮薑灰　肉荳蔻 各一錢

共爲細末，酒煮麪糊丸，每一二錢米飲下

加味四物湯

治先水瀉而變痢者，

當歸身　正川芎　杭白芍　懷生地　白雲苓

正雅連　南木香等分

水煎，空心熱服，

加味四君子

治先痢而變瀉者，

上官揀　漂白术　白雲苓　當歸身　杭白芍

炙甘草各一錢

生薑三片、大棗三枚、水煎溫服、

升麻湯

治虛痢脫肛、仍調氣養血、微帶升提、

綠升麻五錢　官揀參　漂白朮　白雲苓　芥穗

真廣皮　當歸身　杭白芍　北防風已上各一錢

炙甘草五分　肥烏梅一粒

水煎食後服、

脫肛洗藥

五棓子五錢　白芒硝一錢　荆芥穗五錢

煎湯熏洗仍以五棓子研末敷之方以軟帛托入

參苓白术散

方見三卷痞證門

補腎地黄丸

方見三卷哮喘門此加虎脛牛膝鹿茸

胃苓丸

方見二卷傷暑門

保和丸

方見三卷傷食門

○痢疾簡便方

治痢疾用乾馬齒莧煮爛紅痢以蜂蜜拌白痢以砂糖拌紅白相兼蜂蜜砂糖各半拌食一日二次白湯服之更妙　按馬齒莧名五方草其葉青梗赤根白花黃子黑五行俱備所以寒熱赤白皆治

六一散

此方取天一生水地六成之之義爲北方壬癸之精以其清暑熱去濕熱分陰陽利小便瀉丙火從

小水而出，故爲治痢妙方，

白滑石研細末，以清水調飛，其重濁滓質不用，待其水清去水，晒乾，每滑石末六兩，加甘草細末一兩，研勻聽用，

白痢用六一散七錢，乾薑末七分，紅痢用六一散七錢，紅麴末七分，各用薑汁打麪糊丸，梧桐子大，每服一二錢，白湯下，

人痢不止，用紅糖、白糖、餳糖各三錢，甘草一錢，陳茶葉二錢，同煎熟，露一宿，次早溫熱服，神效，

禁口痢不思飲食以臘猪肉去肉取骨鍋内煎濃湯徐徐服之百發百中

治赤白相兼用山查肉不拘多少炒研爲末每服一二錢紅痢蜜拌白痢紅砂糖拌紅白相兼蜜砂糖各半拌勻白湯調服空心下更妙此藥不分虚實不分久近皆效甚穩甚驗

集成至聖丹 新出

治冷痢久瀉百方無驗者一服即瘥凡痢之初起實熱實積易知而易治惟虚人冷積致痢醫多不

以爲意葢實熱之證外候有身熱煩燥唇焦口渴肚疼窘迫裏急後重舌上黄胎六脈洪數證候既急治者亦急輕則疎利之重則寒下之積去而和其陰陽無不愈者至於虚人冷積致痢外無煩熱燥擾内無肚腹急痛有赤白相兼無裏急後重大便流利小便清長此由陰性遲緩所以外證不急遇此切不可姑息但以集成三仙丹下之以去其其積倘不急下必致養虎貽患其積日久漸次下墜竟至大腸下口直腸上口交界之處有小曲摺

明按章
章字

隱匿於此、爲腸臟最深之處、藥所不到之地、證則乍輕乍重、或愈或發、便則乍紅乍白、或硬或溏、總無一定、任是神丹、分毫無濟、蓋此積不在腹內、而在大腸之下、諸藥至此、性力已過、盡成糟粕、安能去此沉匿之積、所以冷痢有至三五年、十數年不愈者、由此故也、古方用巴豆爲丸下之者、蓋恐人病神虛、不敢輕用、今以至捷至穩鴉膽子一味治之、此物出閩省雲貴、雖諸家本草未收、而藥肆皆有、其形似益智子而小、外殼蒼褐色、內肉白而有油其味至苦、用小鐵鎚輕敲其殼、殼破肉出、其大如米、蔵碎者不用、專取全仁用之、三五歲兒二十餘粒、十餘歲者三十多粒、大人則四十九粒、取天圓肉包之、小兒一包三粒、大人一包七粒、緊包空腹吞下、以飯食壓之、使其下行、更藉此天圓包裹、可以直至太腸之下也、此藥並不峻厲、復不肚痛、俟大便行時、有白凍如魚腦者、卽冷積也、如白凍未見、過一二日再進一服、或微加數粒、此後不須再服、服藥時忌葷酒三日、戒鴨肉一月、從此除根、永不再發。倘次日肚中虛痛，用白芍一根、甘草一根，俱重三錢，紙包水濕，火內煨熟，取起搥爛，煎湯服之，立止。不忍隱秘，筆之於書，以公世用。

○瘧疾證治

經曰：痎瘧皆生於風。又曰：夏傷於暑，秋必痎瘧。○夫風與暑，陽邪也；寒與水，陰邪也。然風爲陽中之凉氣，暑爲熱中之寒邪，合是四者而言，無非皆屬乎寒，故俗號爲脾寒，謂病邪客於肌肉之間，而脾應肉也。及瘧之將發，必先手足厥冷，以脾主四肢也經言暑者，言時氣也。寒者，言病氣也。雖邪氣自淺而深，鬱寒成熱，然終不免寒爲本，熱爲標耳。人而不解，縱實亦虛，非大補眞氣，大健脾胃，莫能瘳也。瘧必有寒有熱，蓋外邪伏於半表半裏，正在少陽所主之界。出與陽爭，陰勝則寒；入與陰爭，陽勝則熱。即純熱無寒爲溫瘧，純寒無熱爲牝瘧，要皆自少陽而造其極偏。故補偏救弊，亦必還返少陽之界，使陰陽協和而後愈也。謂少陽而兼他經則有之，謂他經而不涉少陽，則不成其爲瘧矣。瘧之不離

乎少陽、如咳嗽之不離於肺也、

凡小兒觸冒風寒暑濕、客於皮膚、積於臟腑、邪正相攻、陰陽偏勝、發為寒熱往來、陽不足則先寒後熱、陰不足則先熱後寒、寒多熱少者、陰勝陽也、熱多寒少者、陽勝陰也、陰陽互攻、則寒熱相半、其初也必內有痰食、致臟氣不流、故發而為瘧、

瘧之止發有定期、其間有一日、間日、二三日者、此臟氣有盛衰、邪之輕重不等也、發於夏至後、處暑前者、三陽受病、傷之淺而暴也、發於處暑後、冬至前

曉明按：項壹作頷

者、三陰受病、傷之遠而深也。發在子後午前者、陽分受病易愈。發在午後子前者、陰分受病難愈。尤當以寒熱多寡、稟受強弱而參之、則得矣。

瘧疾之證、始而呵欠、繼而足冷、面色青黄、身體拘急、戰慄、鼓項、腰脊俱痛、寒去未已、内外皆熱、頭痛而渴、但欲飲水、嘔惡煩滿而不嗜食者、皆其候也。由小兒脾胃素弱、邪氣得以乘之、雖有寒熱虚實之不同、然要不離乎脾胃。其證亦有五、乃風寒暑濕食也。治法之要、宜分初中末而治之、初則截之謂邪氣初中、正氣未傷、畧與疎解、卽驅之使去、不可養以爲患也、中則和之、謂邪氣漸入、正氣漸傷、或於補中加截藥、或於截中加補藥、務適其中、以平爲期、末用補法、謂邪人不去、正氣已衰、當補其脾胃爲主、使正氣復强、則邪不攻自退矣、

一風瘧、因感風得之、惡風自汗、煩渴頭疼、風陽也、故先熱後寒、初時宜發散、桂枝白朮湯、不退、小柴胡湯加常山檳榔烏梅截之、久而不退、補中益氣湯多服自愈、

鼎鍥幼幼集成卷之四

羅浮陳復正飛霞氏　輯訂
廬陵劉　勷宋孟氏　校正
遂陽周宗頤虛中氏　叅定

○腫滿證治

經曰：膚脹者，寒氣客於皮膚之間，腹大，身盡腫，皮厚，按之窅而不起，腹色不變，此其候也。又曰：諸濕腫滿，皆屬於脾。又曰：水病下爲胕腫大腹，上爲喘呼，不得臥者，標本俱病。

夫腫滿之證悉由脾胃之虛也脾土喜燥而惡濕因中氣素弱脾虛無火故水濕得以乘之而脾愈不運則乳食凝而不化停積於中而腫滿作焉治腫者當以脾胃為本而以浮腫為標斯庶幾矣若以消伐剋削為能事未有不致危殆者

治腫當分上下經曰面腫者風足腫者濕凡腫自上而起者皆因於風其治在肺宜發散之參蘇飲合五皮湯

腫自下而起者因於腎虛水泛或因於脾氣受濕宜

滲利之故仲景云治濕不利小便非其治也宜五

苓散加防已檳榔

一身盡腫者或胎禀不足卒冒風寒或因瘧痢脾虚

皆能作腫輕者胃苓丸重者加味胃苓丸當與末

條參攷

凡小兒之腫在表者頭痛身熱此風寒在表宜微汗

之五苓散少加麻黄葛根蘓葉杏仁以發之若身

無熱五苓散加肉桂膀胱氣化小便利而腫消矣

陽水腫身熱大便秘小便赤澁煩燥口渴以五皮湯

作煎送流灌丹微下之、

陰水腫、身不熱口不渴身冷怯寒、二便自調、平胃散

加白苓、草菓木香藿香

凡腫證先起於腹而散於四肢者可治、先起於四肢

後歸於腹者不可治、

若小兒元氣本虛、復遇大病之後而渾身浮腫、四肢

冷不渴、小便清長、大便滑泄、不思飲食此陰寒之

極、脾胃將絶、治腫之方俱不可用、惟以四君子湯

加青化桂炮薑砂仁白蔻以救其脾胃、斯可矣昧

者但見其腫、不知元氣之竭絶、而猶消導利水、復

以舟車禹功暨大戟芫花甘遂刼奪之者、此殺人

之事、慎之戒之、

○入方

參蘇飲

方見三卷咳嗽門、

五皮湯

方見二卷傷濕門

五苓散

方見二卷傷暑門

胃苓丸

方見二卷傷濕門

加味胃苓丸

即胃苓丸本方加後藥

頭面腫、初起畧加麻黄、作喘加桑白皮杏仁、

小便黄赤加木通、身腫加五加皮

腹脹加砂仁白蔻、丁香枳殼

脚冷不溫、加附子上桂防已、

平胃散

方見三卷瘧疾門

加味四君子湯

治脾敗胃傷，陰寒作腫，多服自消。

官揀參一錢　漂白朮一錢　白雲苓錢五　上青桂八分

黑炮薑一錢　西砂仁一錢　白荳蔻一錢　公丁香三分

炙甘草五分

大棗三枚，水煎半鐘，溫服，以愈爲度。

○水腫簡便方

凡小兒患腫，切須忌鹽，鹽助水邪，服之愈甚，必待腫消之後，以鹽煆過，少少用之。

治水腫從脚起，入腹則難治，用紅飯豆五升，本煑極熟，取湯四五升，温浸兩膝之下，冷則重煖，若已入腹，以紅豆煑湯，日日服之，亦消。蓋紅豆之功，專於行濕，利小便故也。

治脚腫，掘杉木根，切斷，而內色紅者為油杉，方可用。若切開白色者，不堪，以紅根切碎，煎濃湯，將腫脚先熏後洗，一二次自消。

光明按大豆恐倒

又方以紅糟一大碗，加入生薑生葱三味同煎湯，先熏後洗。

又治頭面手足俱腫，用苦葶藶一兩隔紙炒熟研細末，以大紅棗蒸過去核取肉，和前末杵匀爲丸，如小大豆，每服七粒，白湯下，日三服，五七日則小便多，腫自消也，忌鹹酸生冷。

傷寒傷濕腫，以羌活切片，萊菔子二味等分同炒香，取起，揀去萊菔不用，只以羌活爲末，每服一錢，日一服，二日二服，三日三服，效。

曉明按：熱當作熟

腫證氣喘，男婦大小腫因積得，既取積而腫再作，小便不利，若再用利藥性寒，而小便愈不通矣。醫者至此束手。蓋中下二焦氣不升降，爲陰寒否隔，水遂凝而不通。用熱附子三錢，生薑二錢，沉香三分，同煎濃湯，冷服。大人附子一兩，生薑六錢，沉香磨濃汁，以附薑湯對服，不拘服數，以愈爲度。

身面浮腫，坐卧不得，取向東桑枝燒灰淋汁，煮紅豆數升，每饑即食之，不得別飲湯水。

水腫本於脾虛不能制水，水積妄行而爲腫，當以參

术補脾爲主，使脾氣實則能健運，而水自行。切不可下

○脹滿證治

經曰：足太陰虛則鼓脹。又曰：胃中寒則脹滿。又曰：濁氣在上則生䐜脹。○夫脹滿者，腹脹氣滿也，出於脾肺氣虛，不能健運，所以作脹也。有虛脹、實脹、熱脹、寒脹。大抵虛脹、冷脹十之七八，實脹、熱脹十之二三。蓋實熱之證，人所易見，或因傷食，或因傷[illegible]入裏，所以易知而易治。虛冷之證，由中氣虛衰，脾氣不化而脹，所以難見而難醫。若以虛冷之脹而

誤以爲實熱之脹治之其變不可勝言矣、

虛脹者或因吐瀉之後或因服藥攻下太過致成腹脹者宜溫中調氣厚樸溫中湯若虛而兼寒者加附桂、

實脹者腹中原有食積或飲食過飽固結於中外證則胃口胸前高脹身熱口渴倦臥不語腹痛微喘目閉不開儼然虛極之象小兒此證最多而難識、昧者不爲詳察見其四肢不舉目閉不開誤以爲慢驚而用寧神導痰之藥千中千死無一活者不

知大實有羸狀即此是也急宜下之集成沆瀣丹

集成三仙丹同服

熱脹者或傷寒熱邪入裏大便閉結小便短赤渾身壯熱面赤煩燥集成沆瀣丹

寒脹者由中氣素寒冷滯鬱結無身熱口渴面唇青手足厥冷氣喘腹脹先以塌氣丸消之後以異功散調其脾胃

凡遍身瘡疥因淋洗塗搽逼毒歸內而腹脹者輕則荊防敗毒散升散之重則集成沆瀣丹微利之瘡

出脹消者吉癃不出者凶

經謂藏寒生脹滿蓋脾爲陰中之至陰因脾濕有餘無陽不能施化、如土之久於雨水則爲泥矣豈能生育萬物必待和風暖日、濕去陽生、自然生長也

凡此宜以辛熱之藥運用之可也、

經謂下之則脹已、此以濕熱飲食有餘、脾胃素實形體氣質壯實者言之也若脾虛內寒而氣不能運精微以成脹滿者、只宜以甘溫補脾爲主、少佐辛熱以行壅滯之氣、庶使脾土健旺、脹滿運行斯可

愈矣此經之所謂塞因塞用從治之法耳醫者不
察乎此惟執下之脹已急於獲效病者喜行利藥
以求通快不知暫快一時則真氣愈傷脹滿愈甚
去死不遠矣
諸家治脹治腫但知行氣利水蒐削並行輒用猛劑
下之此速死之道不知脾氣虛極而腫而脹愈下
愈虛惟刼目前之快而陰損真元禍不旋踵後
幸加意焉
○入方

厚樸溫中湯

治胃寒心腹脹、

紫厚樸五錢　真廣皮一錢　黑薑灰一錢　白雲苓一錢

草蔻仁五分　南木香五分　炙甘草五分

虛兼寒者、加熟附子五分　青化桂五分

生薑三片、大棗三枚、水煎半饑服、

塌氣丸

治寒氣鬱結、肚腹虛脹、

胡椒仁一兩　全蝎尾五錢揀去鈎子洗淨炒乾

虎明按顛當作癲下

右以胡椒畧去皮取淨一兩炒過和蝎尾研末麪
糊丸極小每服一二錢陳皮湯送下

集成沆瀣丹

方見二卷胎疾門

集成三仙丹

方見二卷顛搐門

異功散

方見二卷傷食門

荆防敗毒散

治瘡疥毒氣內陷肚腹作腫、

荆芥穗　扎防風　淨連翹　陳枳殼　綠升麻

南薄荷　川羌活　川獨活　粉乾葛　川木通

金銀花　片黃芩　正川芎　黑梔仁　炙甘草

每味各一錢

上身腫加葱三莖下身腫加燈心十莖、水煎服

○腹脹簡便方

治氣脹水脹、用羯鷄糞乾者一升炒焦黃色出火毒、

研細末以百沸湯三升淋汁每服一盞調木香檳

榔末各五分此中滿蠱毒脹有一無二之方也、
治食脹氣脹、用蘿蔔子一兩、研細末水調濾汁用砂
仁一兩以蘿蔔子汁浸一宿炒乾又浸又炒共七
次爲末每服一錢米飲調下

○黄癉證治

經日身痛而色微黄、齒垢黄、爪甲上黄、黄癉也又曰
溺黄赤安卧者黄癉、已食如饑者胃癉、○夫黄癉
之證、古人多言爲濕熱、及有五癉之分皆未足以
盡之予謂黄之大要亦惟有二、曰陽黄曰陰黄而

寒熱虛實總括二者之中無餘義矣

一陽黃證因濕多成熱熱則生黃此則所謂濕熱證也其證必身熱煩渴或燥擾不寧或消穀善饑或小便熱痛或大便秘結其脈實而有力此證不拘外感風濕內傷食飲皆能致之但察兒之元氣尚強脾胃無損而濕熱果盛者直宜清火邪利小便茵陳五苓散最穩胃苓湯加茵陳亦佳若大便秘結熱甚者集成沆瀣丹

一陰黃證全非濕熱而總由氣血之敗蓋氣不生血

所以血敗血不華色所以色敗凡病黃而絶無陽證陽脈者便是陰黃或因大病之後或脾胃久虧故脾土之色自現於外其證喜靜惡動喜暗畏明神思困倦言語輕微畏寒少食四肢無力或大便不實小水如膏此皆陽虚之候與濕熱發黃者反如氷炭使非速救元氣大補脾胃終無復元之理且此證最多而昧者不察遂云黃癉同是濕熱而用茵陳梔子清火利水則無有不隨藥而斃者如四君子五君煎溫胃飲是其宜也

凡小兒脾胃素弱，常有積滯，面色多帶黃白，不可消積，惟以集成肥兒丸多服，使脾胃健，食自消，灌溉臟腑，流行榮衛，自然五色脩明，何黃之有。

小兒黃病，昧者一槩呼爲濕熱，無非除濕利水、清熱退黃，除此之外，無別法矣。豈知濕熱發黃者少，脾虛發黃者多，蓋脾土强者，足以捍禦濕熱，必不生黃，惟其脾虛不運，所以濕熱乘之。治此者無非暫去濕熱，茵陳五苓散亦佳，黃稍退，即速健脾，不得屢用消耗，而謂有是病用是藥也。

若面目俱黃而帶虛浮唇白舌淡口不渴身不熱夜無煩熱小便不澁不可認爲濕熱而分利之速救脾胃四君子六君是其宜也

凡服分利之藥黃久不退以致口淡心慌四肢輭弱憎寒發熱小便帶濁皆爲虛甚宜四君子煎送八味地黃丸不可再行分利以致脾敗腎絕而死矣

○入方

茵陳五苓散

方見二卷傷濕門

胃苓湯加茵陳

方見二卷傷濕門此加茵陳一錢

集成沆瀣丹

方見一卷胎疾門

四君子湯

方見三卷瘧疾門

五君煎

治脾胃虛寒嘔吐泄瀉而兼濕者

官揀參一錢　漂白术二錢　白雲苓二錢　炮薑灰一錢

炙甘草一錢

水一鍾半煎服

溫胃飲

治中寒嘔吐、吞酸泄瀉、不思飲食、

官揀參一錢　漂白朮二錢　白扁豆一錢　廣陳皮五分

炮薑灰一錢　大當歸一錢　炙甘草六分

水一鍾煎七分服

集成肥兒丸

治小兒脾胃虛弱、飲食不消、肌膚瘦削、多服能令

兒肥、此丸久經效驗、比諸家肥兒丸功獨勝、

建連肉二兩四錢去心皮炒　西砂仁六錢酒炒　漂白朮一兩土炒

官揀參一錢切焙　京查肉四錢炒　杭白芍四錢酒炒

廣陳皮四錢酒炒　法半夏四錢炒　白雲苓一兩乳汁蒸曬

眞雅連二錢薑製　苡仁米六錢炒　六神麴六錢炒

炙甘草二錢

共爲細末、煉蜜爲丸、彈子大、每日早午晚各服一丸、米飲化下

六君子湯

方見二卷顛撲門
八味地黄丸
方見一卷保産門
○黄癉簡便方
小兒急黄以絲瓜連皮帶子火燒存性研末每服一
錢米湯下連進數服愈
小兒黄如金色因積滯凝於脾家以糯稻草煎濃湯
飲之數次效
治小兒黄癉如金取山間薏苡仁根洗極淨煎湯服

之自愈。

治濕熱發黃，用生薑半觔，茵蔯半觔，同搗爛，以布包之，時時周身擦之，其黃自退。

○腹痛證治

帝曰：願聞人之五臟卒痛，何氣使然？岐伯對曰：經脈流行不止，環周不休，寒氣入經而稽遲，泣而不行，客於脈外則血少，客於脈中則氣不通，故卒然而痛。○凡病心腹痛者，有上中下三焦之別。上焦者痛在膈上，此即胃脘痛也；中焦者在中脘脾胃間病也下焦痛者在臍下肝腎病也然有虛實之分不可不辨辨之之法但察其可按者爲虛拒按者爲實久病者多虛暴病者多實得食稍減者爲虛脹滿畏食者爲實痛徐而緩莫得其處者爲虛痛劇而堅一定不移者爲實虛實既確則治有準則

夫腹痛之證因邪正交攻與臟氣相擊而作也有冷有熱有蟲痛有食積辨證無訛而施治必效

挾冷痛者面色或青或白冷甚者面色闇淡唇口爪甲皆青此脾氣虛寒之極輕者當歸散重者燒脾

散、有吐瀉者保童丸、
挾熱痛者面赤壯熱四肢煩手足心熱宜四順清涼
散、加青皮枳殼大便秘者、木香檳榔丸、大便調者
芍藥甘草湯、
食積痛者、口中氣溫、面黃面白、目無精光、或白睛多
多眠惡食大便酸臭、宜三稜丸、甚者消積丸、下後
六君子湯調之
蟲痛者、面白唇紅六脈洪大、心腹疼痛、口中涎沫及
清水出、腹內結聚成團摸之梗起一條、小兒脾胃

虚者最多此證宜烏梅丸、

凡腹痛喜手按及熱熨者爲虚爲寒速宜温補如手

不可按者爲實速宜下之

○入方

當歸散

治腹痛有寒無熱、

大當歸五錢　南木香五分　青化桂一錢　大揀參一錢

炙甘草五分

生薑三片、大棗三枚水煎温服、

燒脾散
治傷生冷菓菜停積中焦心脾冷痛
黑炮薑一錢　紫厚樸一錢　草蔻仁五分　西砂仁一錢
六神麯一錢　老麥芽一錢　真廣皮一錢　高良薑五分
炙甘草一錢
或丸或散或水煎俱可
保童丸
因傷風冷食積肚疼泄瀉嘔惡
官揀參焙切　漂白术土炒　紫厚樸薑炒　正廣皮酒炒

白雲苓炒 結豬苓焙 宣澤瀉炒 藿香葉炒

公丁香揾 法半夏焙 白乾薑炒 青化桂去粗

白蔻仁炒 杭青皮醋炒 肉荳蔻煨 南木香屑

炙甘草俱等分

共焙燥爲細末神麯糊丸彈子大每服一丸米飲化下

四順清涼散

治挾熱腹痛面赤壯熱四肢煩手足心熱

杭白芍二錢 白當歸一錢 錦莊黃一錢 炙甘草五分

淨水煎滚熱服、

芍藥甘草湯

此方無論寒熱虛實、一切腹痛服之神方、

白芍藥一根重三錢　粉甘草一根重二錢

右二味俱要整的、用紙七重包之水濕慢火煨熟取起杵爛煎湯服寒月暑加肉桂數分更妙

三稜丸

治食積胃脘痛心腹痛小腹痛、癖痛、蟲痛

京三稜煨　蓬莪蒁煨　半夏麯焙　小枳實麩炒

正川連姜炒　吳茱萸泡　正廣皮酒炒　杭青皮醋炒
南木香屑　尖檳榔炒　川厚樸薑製　川楝肉炒
小茴香酒炒
共爲末，神麯糊丸，量兒小大加減，米飲調服
木香檳榔丸
方見三卷食積門
烏梅丸
治胃冷蟲痛攻心嘔吐四肢冷
官揀參　川黃蘗　北細辛　青化桂　川熟附

已上各六錢　川黃連五錢　正蓽椒　大當歸　黑薑灰

已上各四錢　肥烏梅三十個蒸去核取淨肉搗爛

共爲細末、酒蒸烏梅肉、搗膏和藥、少加煉蜜爲丸如芡實大、每服一丸、水送、每日二三服、以十分之一、水煎服亦可

○腹痛簡便方

一切胃痛胸痛腹痛腰痛疼、如錐刺、不可忍者、花椒不拘多少、研爲細末、和少麪粉醋和成餅、貼於痛處、上鋪艾絨、用火灸之、疼立止、

仍妙按妙當作炒

一切腹痛不問虛實寒熱皆效用小麥稈燒灰地上出火毒將布包之滾水淋汁一服立止

一切疼痛或寒或熱或積食或積血證莫能辨藥不能施有起死回生之妙用生薑一觔搗爛畧擠去汁入鍋內炒熱用布分作二包先以一包熨痛處冷即換熱者勿令間斷如薑已乾畧加前汁拌之仍妙又熨痛止乃已

凡小兒腹痛摸其肚有一塊梗起者蟲痛也不須服藥惟令大人以手㨿揉其塊處久久搓之半日許

其蟲將死，皆從大便而出，痛立止，

小兒腹痛啼哭不止，用南木香明乳香黑沒藥俱去油，各五分，水煎溫服

小兒胎寒腹痛啼哭吐乳，大便青色，身出冷汗，用薑黄一錢，南木香乳香沒藥俱去油，各三錢，共爲細末，蜜丸芡實大，每服一丸，薑湯調下

小兒盤腸氣痛，月內之兒多有之，其證腹內如蛙聲啼哭不止者是也，蓋寒熱不和，臟氣不行，用梔仁五錢，附子三錢，同炒極枯，取起揀去附子不用，單

曉明按据本草綱目乾漆附方以恐當作似

取梔仁加入白芷一錢爲末、每五分、小茴香湯下、

小兒腹痛啼哭不止用乳香一錢去油、燈花七枚、同爲末每二分、乳汁調服

小兒蟲痛口流涎沫、使君子取肉微炒爲末五更時米飲調下、

小兒腹痛、一痛即死者、名爲蟲痛、以痛、用乾漆燒灰白蕪荑二味等分爲末每五分、米飲調下、證重者每服一錢、

小兒盤腸腹痛、濃煎葱湯澆洗兒腹仍以葱搗爛炒

熱作餅貼臍上、良久屎出痛止、

○癖積證治

經曰新積痛可移者易已、積不痛難已也、又曰胃之大絡名曰虛里、貫膈絡肺、出於左乳下、其動應衣脈宗氣也、結而橫有積矣、

凡飲食之積、其漸積者、不過以飲食偶傷、必在腸胃之內、故可行可逐、治無難也、惟飲食無節、以漸留滯者、多成癖、積於左脇膈膜之外、此陽明宗氣所出之道也、若饑飽無論、飲食疊進、以致陽明胃氣

一有所逆、則陰寒、之氣得以乘之、而脾不及化、故餘滯未消、併腸外汁沫摶聚不散、漸成癥積矣、然其初起甚微、人多不覺、及其既久、則根深蒂固、而藥餌難及、今西北小兒多有此疾、而尤於食麪之鄉爲最、正以麪性多滯、而留積於皮裏膜外、所以不易治也、惟當以、漸消磨、求法治之、幸毋孟浪欲速、妄行攻擊、徒致胃氣受傷、而積仍未及、以、速其危也、

癖者血膜裹水、側癖脇傍、時時作痛、時發潮熱、或寒

熱往來似瘧、故瘧家多有此證、凡瘧疾發過之後、必令其熱退極盡、方可飲食、若熱未盡而飲食之、則中脘多蓄黄水、日久而成癖積、

小兒臟腑和平、脾胃壯實、則榮衛宣暢、津液流通、縱使多飲水漿、不能爲病、惟脾胃不勝、乳哺失調、三焦不運、水飲停滯、冷氣搏之、結聚而成癖也、體素弱者消癖丸、氣壯實者赭石挨癖丸、大約有癖之兒、虛者居多、攻下之藥、非可常用、即不得已而用之、待其畧減、用消癖丸、緩緩消之、至爲良法、

○入方

消癖丸

治癖在脇下面黄肌瘦午後發熱似瘧

官揀參切焙　漂白朮上炒　正廣皮酒炒　白雲苓乳蒸

杭青皮醋炒　川厚樸薑製　小枳實麩炒　法半夏焙

西砂仁酒炒　六神麴炒　陳麥芽炒已上俱各二錢

九肋鱉炙三錢　京三稜煨　蓬莪蒁煨　南木香已上俱各一錢　青化桂　炮黑薑各一錢二　正雅連薑汁炒二錢

共爲細末早米粉糊爲丸每服一二錢量兒大小

加減米飲下以癖消藥止

赭石挨癖丸

治腹中癖塊或生寒熱或時作痛小兒壯實飲食素强者方宜用之脾胃素虛者切不可服惟以前消癖丸攻補兼施久之自愈

代赭石火煅醋淬至酥研末水飛過用　杭青皮醋炒　蓬莪蒁煨

南木香銼屑　青化桂各三錢　巴豆霜去油極淨取霜一錢

川大黃二錢

右爲細末醋煮麪糊丸蘿蔔子大每服五丸淡薑

湯送下

○癖積簡便方

治癖積心腹内結如拳及臍腹痛不可忍用莊黄一兩酒蒸炮薑五錢熟附子三錢九肋鱉甲八錢用好醋將鱉甲煮一時久取起酥炙黄色爲度共爲細末用三年老米醋一升熬至半升和前末爲丸菉豆大每服十丸空心米湯下取下積如魚腦敗血爛肉青泥即愈後用補脾調理　按此方藥廉功大比挨癖丸力勝十倍允稱神妙

小兒好食茶葉成癖、用鮮榧子一觔、空心晌午黄昏、每服十四粒。喫完即愈、榧子京菓舖有賣、

小兒食積結痞塊、用大紅棗一觔、皮硝一兩、同煮以水乾爲度、曬乾、每日食此棗、徐徐服之自消、

小兒積久而成鱉、腹内有形、摇頭擺尾、大者如杯、小者如錢、上侵人喉、下蝕人肛、或附脇脊、或隱腸腹、用生硫黄研極細末、每日老酒調服一錢、空心下、久服自化、硫黄須色如初出鵝雛者方可用、帶青帶赤帶黑色者皆不堪、此物最平穩、任多服無礙、

蟲痛證治

經曰腸中有蟲瘕蛟蛕皆不可取以小鍼又曰飲食者皆入於胃胃中有熱則蟲動蟲動則胃緩胃緩則涎出

夫蟲痛者蚘蟲也葢由小兒脾胃虛弱多食甘肥生冷留而爲積積化爲蟲動則腹痛發則腫聚一塊痛有來去乍作乍止嘔惡吐涎口出清水久而不治其蟲長至一尺則貫胃傷心殺人矣外證面白唇紅六脈洪大是其候也凡腹內有蟲必口饞好

甜或喜食泥土茶葉火炭之類宜攻去之檳榔丸

小兒蟲痛凡脾胃怯弱者多有此證其攻蟲取積之法却又未可常用及取蟲之後速宜調補脾胃或集成肥兒丸或烏梅丸或六君子湯多服之以杜蟲之復生

○入方

檳榔丸

治小兒一切蟲積能殺諸蟲

小檳榔一兩　南木香五錢　鶴虱子五錢　光貫仲五錢

廣錫灰五錢　陳漆渣灰燒　正輕粉二錢　白雷丸二錢

巴豆霜一錢

以漆渣灰五錢，同衆藥研爲細末，醋煮麪糊丸，麻子大，每服二十丸，五更時苦楝根皮煎湯下。

集成肥兒丸

方見四卷黃癉門

烏梅丸

方見四卷腹痛門

六君子湯

方見二卷類摘門

〇下蟲簡便方

凡小兒甘肥過度或糖食甜物太多乃致濕熱久停而成積積久生蟲時發腹痛以手摸之腹內有塊或一條梗起外證面白唇紅六脈浮洪其痛時作時止痛止即能飲食者蟲痛無疑又有腹痛一痛即死者亦是蟲證欲去此蟲無如苦楝根皮誠天下打蟲第一神方其法於月初旬蟲頭向上之時行之先夜掘苦楝根須取每年結子者方是母樹

其根浮於土面者有毒不可用專取土中者淨洗泥土以刀刮其紅皮止取白皮四五錢兒大者六七錢切碎聽用次早以油煎雞蛋令兒嗅之以引其蟲頭向上而求食另於別室以水一盞濃煎苦楝皮湯一小杯不可使兒聞其藥氣一聞其氣蟲即潛伏矣俟藥熟以雞蛋與兒食即服藥半日不可飲食俟蟲下後方飲食之服藥後兒似困頓萬萬放心蟲下後精神如舊仍當急爲健脾庶蟲不復生永無患矣

○諸汗證治

經曰陽之汗以天地之雨名之又曰陽加於陰謂之汗又曰心爲汗○夫心之所藏在內者爲血在外者爲汗蓋汗乃心之液而自汗之證未有不由心腎兩虛而得之者然陰虛陽必湊之故發熱而自汗陽虛陰必湊之故發厥而自汗是皆陰陽偏勝所致也

小兒臟腑嬌嫩膚腠未密或重衣厚被致內臟生熱熱搏於心故心液不能自藏而額汗出也額爲心

之位宜收斂心氣，團參湯、

大病後氣血兩虛，津液自汗，或潮熱或寒熱，發過之後身涼自汗，日久令人黃瘦，失治則變蒸痟，宜黃耆固真湯、

睡中汗出，醒來則止，此心虛盜汗，宜斂心氣，養心血，用團參湯、

睡中遍身有汗，覺來久不乾者，此食積盜汗，脾冷所致，益黃散、

脾虛泄瀉，自汗後而遍身冷，有時遇瀉則無汗，不瀉

則有汗、此為大虛之候、急當補脾、理中湯、待瀉止
黃耆固真湯、
凡自汗上至胸、下至臍、此胃虛也、當補胃、四君子湯
加黃耆、
肺虛自汗、面白唇白、六脈無力、蓋因久嗽脾虛、故令
自汗、四君子湯加麥冬、五味、
傷風自汗、宜實表、桂枝湯、傷寒汗出、自頭至頸而止
者、欲發黃也、茵陳湯、
如有實熱在內、煩燥汗出不止者、胃實也、宜集成沆

灑丹微下之

諸汗服藥久不止者，用五棓子一個研細末醋和作一小餅貼肚臍以帶帮之效

○入方

團參湯

收斂心氣固心血能止自汗

官揀參切焙　當歸身切焙各二錢

右二味分作二服用豶猪心一個切作二片用前藥二錢猪心一片水一鍾煎湯空心服

黃耆固眞湯

治氣虛自汗

嫩黃耆一錢　官揀參五分　漂白朮五分　當歸身一錢

炙甘草五分

天圓肉三枚，水煎服。

益黃散

治食積盜汗

正廣皮五錢　杭青皮四錢　柯子肉四錢　粉甘草四錢

公丁香二錢

共爲末大兒二錢小者一錢如感冒吐瀉加薑棗

同煎服、

理中湯

方見二卷乳子傷寒門、

四君子湯

方見三卷癱痪門、

桂枝湯

方見二卷小兒傷寒門、

茵陳蒿湯

治頭汗至頸而還，將欲發黃，

茵陳蒿五錢　川黃蘗一錢　黑梔仁一錢

燈心十莖，水煎滚熱服，

○汗證簡便方

凡男婦小兒及產母一切虚證，偶然大汗，諸藥莫能止者，蓋由玄府太開，一時難閉，所以服藥不能止，先將五棓子末，醋調作小餅子，納入臍中，以布帶之，然後以舊蒲扇燒灰，多加糯米粉和勻，以夏布袋裝之，自頭至足，遍身輕撲之，使其粉入毛竅，玄

府自閉，虛汗卽止，神治也，

○疝氣證治

經曰：邪客於足厥陰之絡，令人卒疝暴痛，又曰：病在小腹痛，不得大小便，病名曰疝，得之寒，○故疝氣者，寒邪結聚而成也，內則臍腹絞痛，外則卵丸腫大，專屬肝經，與腎無涉，蓋肝主怒，小兒性急多哭，而得之者，此氣動於內，謂之氣疝，應行氣開鬱，初宜柴苓湯升散之，次宜加減二陳湯，或木香內消丸，

如因久坐濕地得之者、此冷氣入腹、謂之寒疝、宜溫中散寒、加減當歸散、茱萸內消丸、

有腫而不痛、由中濕所致、卵雖腫而無熱、復不痛、宜行濕消腫、加減守病丸、

小兒素有疝氣、或一年半年發者、發則有形、外連睾丸、內貫小腹、腫硬一條、如小指、約長五六寸、大小便不通、宜當歸木香湯、

小兒木腎、腫大不痛、逾年不消者、不足治、便爲終身痼疾、宜茱萸內消丸、加牽牛子半生半炒、取頭末

用、更灸臍傍章門穴、大效、取穴法、以本兒手掌第五指本節橫紋對臍中心、其中指頭盡處是穴、

小兒濕地上坐、或有蚯蚓吹其卵、腫大而垂者、以鹽湯浸洗之、蓋鹽能殺蚯蚓毒也、或以蒼术煎湯加鹽少許洗之效、

小兒陰囊生瘡潰爛者、謂之脫囊、用紫蘇葉研末、敷之、以荷葉包之、或用生荷葉火烘令軟包之、雖囊丸露出、亦可治也、

小兒外腎腫臭、時復濕癢、柴胡龍膽湯、癢甚不可止

煮胡椒煎湯洗之。

○入方

柴苓湯

治少陽膽經有邪而病瘧。

官揀參一錢　北柴胡錢五　枯黃芩一錢　法半夏一錢

漂白朮一錢　白雲苓一錢　結猪苓一錢　宣澤瀉一錢

青化桂五分　炙甘草五分

生薑一片，大棗一枚，水煎熱服。

加味二陳湯

治性急多哭卵腫痛連小腹謂之氣疝、

正廣皮　法半夏　白雲苓　小茴香　正川芎已上各一錢　青化桂　炙甘草各五分

生薑三片、水煎溫服、

木香內消丸

治證如前、

南木香屑　京三稜煨　結豬苓焙　宣澤瀉炒

川楝肉炒　正廣皮酒炒　香附米酒炒已上各七錢

杭青皮醋炒二錢

共為末，酒煮米糊為丸，每服一二錢，空心鹽湯下。

加味當歸散

治受寒濕之氣，小腹絞痛，外腎紅腫，並腹痛啼哭等證。

當歸身五錢　吳茱萸三分　青化桂五分　正川芎五分

黑薑灰一錢　南木香五分　小茴香一錢　炙甘草五分

水煎，臨服加鹽七分，空心溫服。

茱萸內消丸

治寒濕所襲，留伏作痛，癩疝偏墜，

吳茱萸醋浸一宿焙乾炒過　青化桂去皮　淨棗皮蒸去核搗

元胡索醋炒　大茴香鹽炒　化橘紅炒　杭青皮醋炒

已上各一兩　光桃仁炒　白蒺藜炒　南木香屑已上各五錢

共爲細末，酒煮麪糊丸龍眼核大，每服一丸，淡鹽湯送下。

加減守病丸

治卵脹不痛，此濕氣也，又名木腎。

漂蒼朮鹽炒　製南星炒　香白芷焙已上各一兩

京楂肉炒　正川芎炒　廣橘核炒　法半夏焙
六神麴炒　吳茱萸炒已上各二錢五分
共爲細末酒煮麪糊丸龍眼核大每服一丸小茴香煎湯化下

當歸木香湯

治小兒久疝不愈
京楂核　全當歸　正川芎　川木通　小茴香
川楝肉　杭青皮　結猪苓　宣澤瀉已上各一錢
南木香　黑梔仁各五分

右用淨水濃煎，空心熱服。

龍膽湯

治小兒外腎臊臭，時復濕癢。

北柴胡二錢　宣澤瀉一錢　車前子八分　川木通一錢

懷生地一錢　當歸尾六分　龍膽草五分

水煎，空心服，以飲食壓之。

○疝氣簡便方

治小兒疝氣腫痛，用荔枝核炒焦五錢，大茴香酒炒二錢五分，共為細末，每服一錢，温酒調下。

又方不論小兒及男婦一切疝氣以及諸般氣痛用荔枝核四十九箇炒焦留白陳皮九錢生硫黃四錢共爲末鹽水打麪糊爲丸菉豆大遇痛時空心酒研送九丸良久再進一服不過三服全安

小兒腎腫硬痛橄欖核荔枝核山查核三件等分俱燒過存性研末每服一錢空心小茴香湯送下

小兒疝氣痛全蝎不拘多少炒焦爲末每三分小茴香煎酒送下

小兒冷疝作痛陰囊浮腫川楝子去核五錢吳茱萸

二錢五分炒研為末、酒打麪糊為丸、小豆大、每服十丸鹽湯化下

小兒疝久陰囊堅硬如石、名為木腎、用瓜蔞連皮蒂子二錢、蓽撥二錢、生薑二錢、葱白二錢、酒煎熱服被覆煖臥取汗效、

○啼哭證治

小兒初生百日一周之內、神安意靜、不妄笑多哭者易養、如日夜啼哭不止、為母者心誠求之、渴則飲之、饑則哺之、痛則摩之、癢則抓之、其哭止者中其

意也、如哭不止、當以意度之、蓋小兒初生性多執拗、凡有親狎之人、玩弄之物、一時不見、其心不悅而哭、謂之拗哭、急與之、勿使怒傷肝氣致病也、假如又不止、請醫視之、如大哭晝夜不止者、肝熱也、瀉青丸、如日夜啼哭、身熱煩燥者、心熱也、導赤散、俱用燈心湯服、

○入方

瀉青丸

此肝經之主藥、凡幼科中截風定搐之方、多用金

石腦麝無益有損惟此方清心平肝疎風凉血凡小兒作熱不退將成風搐或已成風搐但服此丸其應如響方雖古方人不知用予昔遊潭州遇師指授始能用之凡幼科中抱龍保命至寶新安金藥蘇合香丸一槩不取惟此丸爲幼科截風定搐之第一神方也

川羌活　正川芎　黑梔仁　龍膽草　全當歸

北防風已上俱各一兩　錦莊黃五錢

右藥合爲一處以火烘燥研爲細末煉蜜爲丸青

黛爲衣、如大豆大每服一二丸茶清化下、

導赤散

治心經有熱、一切煩啼、不安皆效、

懷生地二錢　川木通五錢　枯黄芩一錢　生粉草五分

淡竹葉十四

燈心十根、水煎熱服、

○夜啼證治

小兒夜啼有數證、有臟寒、有心熱、有神不安、有拗哭

此中寒熱不同、切宜詳辨、

臟寒者，陰盛於夜，至夜則陰極發燥，寒甚腹痛，以手按其腹則啼止，起手又啼，外證面青手冷，口不吮乳，夜啼不歇，加減當歸散。

心熱煩啼者，面紅舌赤，或舌胎白濇，無燈則啼，稍息見燈則啼愈甚，宜導赤散加麥冬、燈心，甚則加川連、膽草。

神不安而啼者，睡中驚惕，抱母大哭，面色紫黑，蓋神虛驚悸，宜安神丸，定其心志，有吐瀉後及大病後夜啼，亦由心血不足，治同上。

凡夜啼見燈即止者，此爲點燈習慣，乃爲拗哭，實非病也，夜間切勿燃燈，任彼啼哭二三夜自定。

○入方

當歸散

方見四卷疝證門

導赤散

方見四卷啼哭門

十味安神丸

治神虛驚惕，至夜則啼，

官揀參　白茯神　大杭冬　懷山藥　正龍齒煅已上各二錢　鏡面砂水飛　寒水石水飛　粉甘草已上各五分
梅花片一分　赤金箔十片
共爲細末煉蜜爲丸芡實大每服一丸燈心湯下
○夜啼簡便方
小兒心熱面赤夜多啼泣朱砂五分牛黃一分共爲末每一二分犀角磨湯調下
又治同前證夜啼青黛研篩過每服二一分燈心十莖煎湯調服

小兒一百二十日內，夜啼用蟬蛻四十九箇，剪去前半截，用後半截焙乾燥研末，每服四分，鈎藤湯下。

又方用蟬蛻十四箇，去翅足，焙乾，入朱砂一分，共研末，蜜調塗母乳頭上，令兒吮之，納兒口中亦可。

小兒夜啼，不論有餘不足，皆有效，用五構子研末，口中津唾和作餅，下納肚臍，以帶帮之效。

又方以竈心土研末二錢，朱砂飛過一錢，麝香少許，共爲末，蜜丸菉豆大，每服五丸，水調下。

二便證治

經曰北方黑氣入、通於腎、開竅於二陰、○夫二陰者前陰竅出小便後陰竅出大便又云前陰主氣後陰主血蓋膀胱之津液血所化也、由氣而後能出、太陰之傳送氣之運也、由血而後能潤此便溺之流通見氣血之依附而人之所以爲生者、以其有此出入關竅耳、清陽出上竅謂呼吸也濁陰出下竅謂大小二便也倘一息不運則機緘窮而死矣故二便不通加以腹脹氣喘嘔噦煩燥者、不可治也、凡二便秘、宜八正散外用掩臍法、蜜導法、則前

後俱通矣、

○又方

八正散

治熱聚下焦二便不通、

淮木通　白滑石　黑梔仁　車前子　瞿麥穗

錦莊黃　白芒硝 俱等分看兒大小加減之

除大黃芒硝在外、將六味水煎極熟加入大黃再煎十數沸、取起斟出澄清、以芒硝冲服、

掩臍法

治中下二焦積熱大小便秘

連鬚葱七莖不洗生薑一大塊淡豆豉三錢食鹽三錢同搗爛作一餅銚子烘熱掩肚臍以帛紮定良久氣通二便自利

蜜導法

治二便不通以此通其大便則下焦氣行而小便自通矣

用冬蜜八兩煉至滴水成珠不散入皂角細末二錢和勻稍冷捻如小指大一條外以葱涎塗上輕

輕插入穀道中氣通則便利矣、

○二便不通簡方

大小便不通經二三日危急者以皂角燒灰研末米湯調下一錢立通、

又方以蜂蜜一盞皮硝一錢白湯一盞空心調下另以皂角於桶內燒煙令兒坐桶上熏之即通、

又方用草烏一個削去皮略以麝香搽上抹以香油輕插穀道內名霹靂箭至捷、

二便不通百方不效肚腹脹痛咽喉窒塞或痰壅氣

喘，水米不下，死在須臾，宜急救之，用甘遂五分，麪
包煨熟，取出爲末，入麝香三釐，擣飯爲丸，小兒服
二分，大人五分，薑湯送下。
又方以小竹筒抹以葱涎，插入穀道，以芒硝五錢研
細，香油半盞，皂角末少許，令人口含灌入穀道中，
少時即通。
○小便不利證治
經曰：膀胱者州都之官，津液藏焉，氣化則能出矣。又
曰：膀胱不利爲癃，不約爲遺溺。又曰：肝有熱則小

便先赤、○凡小便赤澁爲熱、小便自遺爲寒、熱者火有餘、水不足、治宜瀉心火滋腎水、加味導赤散、寒者、火不足水有餘、治宜溫腎水益心火、益智散、

小便不通、乃由臟氣虛受熱壅滯、宜化不行、非塞非痛、但閉而不通、腹脹緊滿、宜五苓散、加車前燈心、

大病之後、氣虛津液不足、而小便閉者、不可利之、利則中氣日虛、津液愈涸、宜人參散、

小兒患淋、小便淋瀝作痛、不必分五種、然皆屬於火熱、宜清利之、海金沙散、

小兒久病氣虛而淋病者，不可利小便，宜六味地黃

丸，滋其化源。

小便自出而不禁者，謂之遺尿，睡中自出者，謂之尿

牀，此皆腎與膀胱虛寒也，益智散加附桂龍骨。

小兒初便黃赤，落地良久，凝如白膏者，謂之尿白，傷

脾所致，久而成疳，胃苓丸鹽湯下。

小兒小便出時色白渾濁，隨尿而來，謂之白濁，此心

經虛熱，宜清心蓮子飲

○入方

加味導赤散

治心熱肝熱小便赤澁

淮木通　懷生地　炙甘草　枯黄芩　黑梔仁

宣澤瀉　淨前子　北柴胡已上各一錢

淡竹葉七片燈心十莖水煎空心熱服

益智散

治水有餘火不足而遺溺

益智仁五錢鹽水炒　補骨脂三錢鹽水炒　白雲苓五錢酒炒

共爲細末每服一錢鹽湯調下

五苓散

方見二卷暑證門

人參散

治氣虛津液不足小便不通、

官揀參一錢　大麥冬二錢　川黄蘗五分　炙甘草一錢

生薑三片水煎服、

海金沙散

治小兒諸淋皆屬於熱、

香附米酒炒　芷川芎酒炒　赤茯苓酒炒已上各五錢

白滑石水飛各一兩　陳枳殼炒　宣澤瀉啓

陳石葦焙　尖檳榔炒已上各二錢五分

共爲細末每服一錢淡鹽湯調下

六味地黃丸

方見一卷胎疾門

胃苓丸

方見二卷濕證門

清心蓮子飲

專治白濁

建蓮子二錢　白雲苓五錢　益智仁一錢　遠志肉五分
大麥冬一錢　官揀參五分　石菖蒲五分　車前子五分
漂白术六分　宣澤瀉四分　生甘草三分
燈心十莖，水煎，空心服。
○小便簡便方
凡小便不通，服藥無效，用商陸五錢，研末，入麝香少許，先以舊夏布盐於臍上，將藥放布上，待藥氣入腹，一時即通。
小便數日不通，遍身手足腫滿，諸藥不應者，用蘇葉

一觔煎濃湯、入脚盆內、令患者坐盆上熏之冷則
又滚熱湯、外用炒鹽熨臍上、及遍身腫處、良久便
通腫消而愈、
又方用連鬚葱白一觔、搗爛炒熱、分作二處、各以布
包、輪留熱熨臍下、即通、
小便閉結不通、藥不能效、用食鹽一兩、調温水服之、
良久以指入喉中探吐、一吐即通、蓋上竅不通、下
竅閉也、
又方以皂角研末、吹些微入鼻中、令其噴嚏、亦是上

升之意，如水注閉其上竅，則下竅不通，稍升提之，即時通矣。

○大便證治

經曰：太陰司天，陰痺，大便難，陰氣不用，病在於腎。又曰：太陽之勝，隱曲不利，互引陰股。○夫飲食之物，有入必有出也，苟大便不通，出入之機幾乎息矣，急宜通之，使舊穀去而新穀得入，然有實閉，有虛閉，最宜詳審。如形實、氣實、脉實，又能食者，的有可下之證，則下之，如八正散、承氣湯、木香檳榔丸之類擇而用之中病即止不可過也而形虛氣虛脈虛而兼食少者雖有可下之證宜緩不宜急但用保和丸加枳實微利之如平素便難者血不足也宜潤腸丸蜜導法

○入方

八正散

方見四卷二便門

承氣湯

方見二卷傷寒門

木香檳榔丸

方見三卷傷食門

保和丸

方見三卷傷食門

潤腸丸

治老人虛人、小兒產婦大便閉結、

火麻仁去殼　光杏仁去皮　光桃仁去皮　當歸尾酒潤

陳枳殼已上各七錢五分　金井膠炒　蘿蔔子炒

家蘇葉已上各三錢

共爲細末煉蜜爲丸、每服一二錢、量人加減、白湯送下

蜜導法

方見四卷二便門

○頭項顖證

經曰頭痛耳鳴、九竅不利、腸胃之所生也、○小兒頭顖之證、多有由脾胃而得、又頭爲六陽所會、七竅居焉、故小兒之頭四時宜凉、但見頭熱、即有病生、宜預防之、

解顱者、謂頭縫開解而顱不合也、是由禀氣不足、先天腎元大虧、腎主腦髓、腎虧則腦髓不足、故顱爲之開解、然人無腦髓、猶樹無根、不過千日則成廢人、其候多愁少喜、目白睛多、而㿠白色、若成於病後者猶凶、宜久服地黃丸、外用封顖法、

顖腫者、顖門腫起也、脾主肌肉、若乳哺不常、饑飽無度、或寒或熱、乘於脾家、致使臟腑不調、其氣上衝、爲之塡脹、顖突而高、如物堆垛、毛髮短黄、骨蒸自汗、然亦有寒氣衝上而腫者、則牢鞕堅硬、熱氣衝

上而腫者則柔軟紅色然寒腫者十之一熱腫者十之九更有因包裹嚴密蓋覆過厚陽氣不得外出亦令赤腫皆用封顖法熱腫者瀉青丸寒腫者參蘇飲

顖陷者有因泄瀉久而氣血虛弱不能上充髓腦故下陷如坑此乃胃虛脾弱之極宜急扶元氣若與枕骨同陷者百無一救此中有禀受父精不足母血虛羸而陷者有因久病而陷者然枕陷尤甚於顖陷二者皆腎元敗絶之證也俱參苓白术散或

八味地黃丸、

天柱骨倒、小兒有體肥容壯、不爲瘦悴、孰知形體過肥、中氣愈弱、是盛於外而歉於內也、忽然項軟傾倒者、此肝經風熱也、小柴胡加粉葛、當歸、白芍、

有因久病之後、或泄瀉日久、忽然頸項傾側、名天柱骨倒、最爲危候、速救真元、十全大補湯加鹿茸、

有小兒生下頸便軟者、胎氣不足也、由禀父之腎元虛敗、峻補先天、其庶幾矣、補腎地黃丸、與六君子湯間服、

天柱骨倒之證雖則三條總係眞陽大敗之候爲小兒之惡證保救眞元是其大要外以生筋等藥貼之可也、

○入方

六味地黄丸

方見一卷胎疾門

封顖法

治頭縫不合名曰解顱、

天南星不拘多少以薑汁炒枯研細末醋調塗於

絹帛上烘熱貼顖門上、以合爲度、

瀉青丸

方見四卷啼哭門、

參蘇飲

方見三卷咳嗽門、

參苓白术散

方見三卷疳證門、

八味地黃丸

方見一卷保產門

小柴胡湯

方見二卷傷寒門此加粉葛當歸白芍、

十全大補湯

方見一卷保產門

補腎地黃丸

方見三卷吼喘門

六君子湯

方見二卷類搐門

生筋散

治筋軟無力，天柱骨倒，

木鱉子六箇　蓖麻子六十箇並去殼

以藥研如泥，先抱頭起，以手摩其頸令熱，津唾調

藥塗頸項，

又方貼項軟，生附子去皮二錢，生南星去皮臍二錢

共研末，薑汁調攤貼患處，

○頭項宿便方

小兒解顱，或因病後，忽然顖門寬大，頭縫四破，此腦

髓不充，大虛之候，用鹿茸，防風，白芨，栢子仁，四味

各五錢、共爲末、乳汁調作餅、貼顖門上一日一換

以合爲度、

治小兒顖陷如坑、由久病真元不足、氣血兩虛、大凶之候、速宜十全大補加鹿茸、薑棗煎服、外用狗頭骨炙黃爲末、雞蛋清調敷之效、

○目病證治

經曰諸脈者皆屬於目、又曰東方青氣入通於肝、開竅於目、○夫目雖爲肝竅、而五臟俱備、神之所托、故白珠屬肺、黑珠屬肝、瞳仁屬腎、兩角屬心、上下

眼胞屬脾五臟五色、各有所司、心主赤、赤甚者心實熱也、赤微者心虛熱也、肝主青、青甚者肝熱也淡青者肝虛也、脾主黃、黃甚者脾熱也、淡黃者脾虛也目無精光、及白睛多而黑睛少者、肝腎俱不足也、

目內赤色、心經積熱上攻、宜瀉丙火從小便而出、導赤散加黃連防風、

目內黃者脾熱也、宜瀉黃散、上下眼胞腫者、脾經風熱、亦同上治、

目連劄者，肝有風也，凡病或新或久，肝風入目，上下左右如風吹，兒不能任，故連劄也，瀉青丸。

目直視者，肝有熱也，熱氣入目，障其筋脈，目之兩角俱緊，不能轉運，故直視也，瀉青丸。

小兒初生目閉，此胎熱也，內服生地黃湯，外用膽草煎湯洗目上，一日七次，恐延纏則損目。

小兒生下眼胞赤爛者，由產時拭洗不淨，以致穢惡侵漬兩目角，故兩胞赤爛，至長不瘥，真金散。

小兒久嗽，其目兩眶腫黑，如物傷損，白珠紅赤如血

謂之血眼、內服瀉白散、外用貼法、

小兒生下數月之內、目不見物、謂之雀目、由肝虛也、六味地黃丸、常以猪肝煮熟壓藥、

小兒熱病、其目羞明喜暗者、風熱也、宜疎散風熱清陽散火湯、

○入方

導赤散

方見四卷啼哭門

瀉黃散

治脾經積熱白珠生黃

藿香梗二錢　黑梔仁一錢　熟石膏一錢　北防風一錢

炙甘草五分

淨水煎半饑服

生地黃湯

治小兒胎熱初生眼閉不開

懷生地五錢　赤芍藥一錢　正川芎五分　大當歸一錢

天花粉酒炒　炙甘草各五分

燈心十莖長流水煎熱服

眞金散

治小兒眼胞赤爛

雅川連　川黄檗　大當歸　赤芍藥已上各二錢

光杏仁去皮尖五分

右剉碎、以乳汁浸一宿、飯上蒸過、取濃汁點眼內、

瀉白散

治小兒久嗽、兩眶黑腫、白珠如血、

芽桔梗　炙甘草　廣陳皮　桑白皮　地骨皮

四味等分水煎熱服、

貼藥

大生地一兩　大黑豆一兩

二味用水同浸一夜、取起搗爲膏、貼眼皮上、其血

自散、血淚既出、腫黑即消、

六味地黃丸

方見一卷胎疾門

淸陽散火湯

治小兒風熱眼疾羞明喜暗、

小條芩　荊芥穗　正川芎　北防風　淨連翹

黑梔仁　當歸尾　熟石膏已上各用一錢　川羌活

炙甘草各五分

燈心十莖，水煎食後服。

○眼目簡便方

治目生弩肉，赤脈貫瞳，白膜遮睛，諸般雲翳，用白丁香，即麻雀屎也，倒者爲雌雀屎不用，取豎立者雄雀屎也，不拘多少，取來研末水飛過，如飛朱砂樣，渣滓不用，候藥澄底傾去清水，晒乾，每以些微同乳汁研化，點翳上，其翳自去，神方也。取麻雀屎，寺

院中暨城樓上有、

赤眼腫痛用樸硝一撮以碗張豆腐一塊將硝放豆腐上飯上蒸之俟硝巳化去豆腐不用取汁點眼自愈、

敷火眼及風熱眼生南星五錢紅飯豆五錢共爲末取生薑自然汁調作二餅貼兩太陽穴、

又敷火眼痛極用大紅棗取肉五六枚葱三四根共搗如泥作二小餅閉目貼之令其發散葢眼無風寒必不疼痛以此疎散立時見效眯者以爲火眼

必用凉藥敷點、而用黄連黄檗之類、不知抑遏其火邪、不能外出、必變眼珠疼痛、久不能愈、慎之、

治爛弦風眼、百藥不治、此方最神、用鮮色銅綠三錢研細末、以生蜂蜜濃調、塗粗碗內、要調略乾、稀則少時流出矣、用艾燒煙、將碗覆艾煙上熏之、須熏至銅綠焦黑爲度、取起冷定、以乳汁調勻、飯上蒸過、搽眼皮上爛弦處、百不失一、

治眼毛倒睫不起、用五棓子爲細末、蜜調敷眼皮上、其睫自起、

又方以無名異為末、紙捲作撚點燈吹滅閉目熏之、瞼自起

赤眼腫痛不消以精豬肉切一片、如指甲大、以水洗淨其血貼於眼皮上、良久易一片、即消、

○耳病證治

經曰北方生寒在臟為腎、在竅為耳又曰腎氣通於耳、腎和則耳能聞五音矣○故耳本屬腎、耳珠前屬少陽膽經、小兒有因腎經氣實其熱上衝於耳、遂使津液壅而為膿或為清汁、亦有因沐浴水入

耳中、灌為聾者、內服蔓荆子散、外用龍骨散搽之、

耳珠前後生瘡、浸淫不愈者、名月蝕瘡、俗謂以手指月則令耳之前後生瘡、皆用外治之法、黃蘗散搽之、

若耳中忽作大痛、如有蟲在內奔走、或出血水、或乾痛不可忍者、用蛇蛻散、

有忽然氣塞耳聾、此由風入於腦、停滯於手太陽經宜疏風清火、導赤散加防風、或通竅丸、

耳傍赤腫者、熱毒也、若不急治、必成大癰、外用敷毒

散、內服消毒飲、

○入方

蔓荊子散

治小兒腎氣上衝、灌為聤耳、

蔓荊子　粉乾葛　赤芍藥　信前胡　桑白皮

淮木通　懷生地　杭麥冬　赤茯苓已上俱各一錢

綠升麻　小甘草各五分

燈心十莖、水煎服、

龍骨散

治小兒聤耳、流膿出汁、以此吹之、

石龍骨煅　明白礬煅　眞鉛丹炒已上各三錢

胭脂胚一錢　當門子五釐

共爲末、以綿展乾耳內膿水、用小竹筒吹藥入耳、

黃蘗散

治小兒耳珠前後生瘡、浸淫不愈、

川黃蘗　白枯礬　海螵蛸　白滑石　石龍骨

已上五味皆等分、共爲末、瘡濕用乾摻、瘡乾用猪油調摻、

蛇蛻散

治耳中痛不可忍或出血水或乾痛、

蛇蛻燒存性爲細末鵝毛管吹入耳中、取蛇之善蛻以解散鬱火也、

導赤散

方見四卷啼哭門

通竅丸

治小兒耳忽暴聾、

雄磁石煅一錢 真麝香五釐

共爲細末、以棗研爛、和爲一丸如棗核大、綿裹塞耳中、又以生鐵一小塊、熱酒泡過、含口內、須臾氣即通矣、

敷毒散

治小兒耳傍赤腫熱毒也、恐防作癰、

用菉豆粉不拘多少、以老醋調成膏、敷腫處、乾則易之、

消毒散

治小兒耳傍赤腫、內服之藥、

川羌活　北防風　片黄芩　淨連翹　苦桔梗
官揀參　正川芎　當歸尾　北柴胡已上俱七分
小甘草四分
生薑一片燈心十莖水煎服、
○耳病簡便方
治小兒無故耳聾、取龜尿滴入耳中效或以生蔴油
日滴三五次數日即愈、
耳內腫痛流膿出水用虎耳草、又名倒垂蓮、搗取汁
多灌入耳中、常常用之、此治耳聾之妙藥、略加枯

糝更妙、
耳內膿水不乾用千層石榴花焙乾爲末、以小竹筒
吹入耳內、
耳外生瘡、用黃丹一錢松香八分輕粉一分共爲細
末、香油調搽、
小兒耳後生瘡、爲腎疳、以地骨皮研末、篩出嫩末、香
油調搽、粗末煎水洗、
諸蟲入耳、取猫尿滴入耳中、其蟲自出、若用麻油滴
之、則蟲死難出、　取猫尿法、以生薑擦其鼻、則尿

自出、

一切惡蟲入耳、用稻草燒灰淋汁、瀝入耳中、其蟲即死而出也、

〇鼻病證治

經曰西方白氣入通於肺、開竅於鼻、叉曰五氣入鼻藏於心肺、有病而鼻爲之不利也、〇蓋鼻爲肺之竅、鼻塞者肺氣不通於竅、然肺主皮毛、風寒外感則肺氣壅閉、而鼻塞川芎膏、

鼻涕者肺爲寒風所襲、而津液不收則爲鼻涕、細辛

散疎之、
鼻齆者、肺受風寒、久而不散、膿涕結聚不開、使不聞香臭則齆矣、萬金膏、已上三證、皆宜疎利、俱用通氣散、
鼻乾者、心脾有熱、上蒸於肺、故津液枯竭而乾、當清熱生津、導赤散加麥冬、
如病已極、鼻乾而黑竅張、長出冷氣者肺絕也、不治之證、
鼻淵者、流涕腥臭、此膽移熱於腦、又名腦崩、宜用辛

夷散

凡小兒初生三朝一七忽然鼻塞不能吮乳不得呼吸者因乳母夜臥之時不知迴避鼻中出氣吹兒顖門或因洗水未避風寒所以致兒鼻塞通關散

鼻衄者五臟積熱所致蓋血隨氣行得熱而妄動溢出於鼻宜涼血降火加減地黃湯外用吹鼻散

○入方

川芎膏

治小兒外感風寒肺氣壅閉而鼻塞

正川芎　北細辛　小藁本　香白芷　炙甘草以上各三錢　梅花片一分　當門子一分　光杏仁去皮尖一錢
共爲末，煉蜜爲丸，龍眼核大，每服一丸，燈心湯化服

細辛散
治小兒風寒所襲，鼻流清涕，
官揀參　信前胡　北細辛　北防風　正川芎
炙甘草俱等分
共爲末，每服一錢，薑葱湯調服，

萬金膏

治小兒風熱侵肺，鼻齆不聞香臭，

川羌活　正川芎　北細辛　淮木通　淨麻黃

石菖蒲各一錢

共爲末，每服一錢，以蜜和勻，薑湯化服

麗澤通氣散

治小兒鼻寒，鼻淵，鼻齆，

川羌活　川獨活　漂蒼术　北防風　綠升麻

荊芥穗　粉乾葛　香白芷　正川芎　淮木通

已上各一錢　淨麻黄　北細辛　炙甘草已上各五分

生薑三片、大棗三枚、水煎食後服、

辛夷散

治小兒鼻流濁涕而腥臭、

辛夷仁五錢　蒼耳子炒二錢五　香白芷一錢　薄荷葉

雅黄連各一錢

共晒乾為末、每服一錢、葱湯調下

通關散

治乳子鼻塞不能吮乳、

香附米　正川芎　荆芥穗　直殭蠶　北細辛

猪牙皂已上各五錢

共爲細末，以葱白搗成膏，每用藥末五錢，與葱膏和勻，攤軟帛上，臨卧烘熱，貼兒顖門上，早晨取去。

治小兒鼻中出血。

加减地黄湯

懷生地二錢　片黄芩　黑梔仁　赤芍藥

川鬱金　白茅根各一錢

水煎，空心熱服。

吹鼻散

治小兒鼻中出血、

黑梔仁炒　亂油髮燒存性俱等分

共爲極細末、以些微吹鼻中、

○鼻病簡便方

鼻疳破爛、用杏仁去皮尖搗碎、以紙包壓去油、以成白粉爲度、每杏仁粉二分、對眞輕粉一錢、和勻吹患處、

鼻流濁涕不止、名曰鼻淵、乃風熱在腦故也、用蒼耳

子炒辛夷仁、白芷、薄荷、等分爲細末、每用一錢臨

臥葱湯調服、不以數拘、以愈爲度、

鼻中流臭黄水、名控腦沙、用紫貝子、俗名南蛇牙齒、

粤人呼狗屎螺、取二三枚、火煅醋淬爲末、紙包放

地上去火毒、每服一錢、大人二錢、以絲瓜藤煎湯

調藥、空心服、以愈爲度、

鼻被破傷、或擦落、急以猫兒頭上毛剪碎、以口中津

唾調敷之、自愈、

疳瘡蝕鼻、破爛不堪、用五棓子燒灰存性、研末以臘

猪油和塗之

口瘡證治

經曰中央黄色入通於脾開竅於口、又曰脾氣通於口、脾和口能知五味矣、○故口者脾之外候、凡鵝口者、口内白屑滿舌、如鵝之口、此肺熱而心脾爲甚、故發於口也、内服沆瀣丹、外以保命散吹之、

口瘡者、滿口赤爛、此因胎禀本厚、養育過温、心脾積熱熏蒸於上、以成口瘡、内服沆瀣丹、外以地鷄擂水搽瘡上、 地鷄即扁蟲、人家磚下有之、

口靡者、滿口生瘡潰爛、乃膀胱移熱於小腸、膈腸不便、上爲口靡、以導赤散去小腸之熱、五苓散去膀胱之熱、當以二方合服、

口瘡服凉藥不效、乃肝脾之氣不足、虛火泛上而無制、宜理中湯、收其浮遊之火、外以上桂末吹之、若吐瀉後口中生瘡、亦是虛火、理中湯、味者以爲口瘡悉爲實熱、槩用寒凉、必不救

上腭有脹起如懸癰者、此名重腭、由脾胃挾熱、氣血不能收歛而成、用針刺去惡血、內服沆瀣丹、外以

碧雪吹之

小兒兩頤流涎浸漬胸前者此名滯頤葢涎者脾之液口爲脾竅脾胃虛寒不能收斂津液故涎從口出而滯於頤宜溫脾丹

小兒口頻撮者氣不和也葢唇應乎脾氣出於肺脾虛不能生肺故口頻撮異功散補脾生肺愈矣

小兒口撮而青多哭此陰寒之至肝脾虛冷臍下痛也理中湯溫之

小兒悉欲吮乳而口不能吮者心脾有熱舌不轉運

瀉黄散清之

〇入方

集成沆瀣丹

方見一卷胎疾門

保命散

治小兒鵝口瘡

箭頭砂　枯白礬　明牙硝三味俱五錢

共爲細末吹之

導赤散

方見四卷啼哭門

五苓散

方見二卷傷暑門

理中湯

方見二卷乳子傷寒門

碧雪散、

治小兒懸癰重腭

蒲黃　洋青黛　白硼砂　明牙硝　生甘草

五味俱等分、共爲細末吹之、

溫脾丹

治小兒脾冷流涎，浸漬頤間，

南木香　法半夏各五錢　黑炮薑　漂白朮各二錢

廣陳皮　杭青皮各一錢

右為末，煉蜜為丸，龍眼核大，每服一丸，米飲下。

異功散

方見三卷傷食門

瀉黃散

治小兒心脾有熱，舌不轉運，不能吮乳，

赤茯苓　片黃芩　川黃檗　川黃連　黑梔仁
宣澤瀉　茵陳蒿各一錢
燈心十莖，水煎熱服。

○口瘡簡便方

口瘡破爛，并治咽喉喉癬喉癰，用鳳凰衣，即伏雞子殼內皮也，微火焙黃，橄欖燒存性，兒茶三味俱等分，共爲末，以一錢爲則，加冰片五釐，口噙搽患處，喉病吹入之，即能進飲食。

口瘡久不愈，虛火也，用生附子一箇，切焙爲末，醋和

作餅男左女右貼脚心引火下行自愈

小兒口角生瘡名燕口瘡以亂髮燒灰存性米飲調服外即以此敷之　又方蒸飯時收甑蓋上流下氣水搽之即愈

口唇腫黑癢痛不可忍先以磁鋒砭去惡血以古銅錢磨猪油塗之

治走馬牙疳及各樣口疳多年田野中白螺螄殼研爛少加兒茶共爲細末吹患處即愈

治口疳瘡及咽喉疼痛用吳茱萸一二兩研末少加麵

粉醋調作二餅，貼兩足心，以布扎之，過夜即愈。

○舌病證治

經曰：南方生熱，熱生火，火生心，心主舌，在竅爲舌。又曰：心氣通於舌，心和則舌能知五味矣。○夫舌爲心之苗，胃之根，小兒多生舌病，以心脾之積熱也。故有重舌、木舌、弄舌、舌胎等證，宜辨其虛實而治之。

重舌者，心脾有熱，蓋脾之大絡出於舌下，有熱則氣血俱盛，附舌根下，忽重生一舌而短小，內服沆瀣

丹、外以針刺去惡血，用蒲黃黃蘗末敷之、

木舌者，心脾積熱之氣上衝，故令舌腫，漸漸長大，塞滿口中，若不急救，必致害人，內服沆瀣丹，外以針刺去惡血，以碧雪散，竹瀝調令敷之、

弄舌者，脾臟虛熱，令舌絡緊，時時舔舌，妄人稱為蛇絲驚者是也，切勿以凉寒攻下治之，少與瀉黃散服之，不效，四君子湯，或渴欲飲水，面無紅赤色，此脾胃津液不足，不可誤認為熱，宜七味白朮散

面黃肌瘦，五心煩熱，而弄舌者，此府證也，須從府證

門參散，宜集聖丸。

大病後，精神困憊，飲食少思而弄舌者，凶候，蓋氣血兩虛，精神將脫，速以十全大補湯挽救之。

舌上黑胎，其熱已劇，急以薄荷煎湯洗之，如舌轉紅色者可治，凉膈散下之，洗不紅者不治。

泄瀉後舌上白胎，此津液不榮，不能上潮於口，爲虛熱也，理中湯。

〇入方

集成沆瀣丹

方見一卷胎疾門

碧雪散

方見四卷口瘡門

瀉黃散

方見四卷口瘡門

七味白朮散

方見三卷泄瀉門

集聖丸

方見三卷疳證門

十全大補湯

方見一卷保産門

凉膈散

治心脾有熱舌上黑胎

淨連翹壹錢　黑梔仁六分　錦大黄五分

薄荷葉六分　片黄芩六分　芒硝五分

生甘草四分

竹葉七片燈心十莖水煎臨服加生蜜十匙對服

○舌病簡便方

治重舌木舌腫滿強鞕或疼不止不能言語宜用粗
鍼線帶筋頭上刺患處甚者數十刺爲妙只鍼舌
尖及舌兩傍舌中　及舌下切不可鍼犯之令出
血不止其刺出之血以紅色者爲輕紫色者爲重
黑色者最危仍以蒲黃研末擦舌上即消
舌或脹大腫鞕即時氣絕名爲翣舌（翣衫入聲）用皂礬不
拘多少新瓦上以火煅變紅色爲度放地上候冷
研細搽舌上立愈重舌木舌皆效（翣蔽棺之筋謂如翣之蔽於棺
上也）

舌腫滿不能出聲以梅花冰片研爛敷之或以食鹽
　百草霜共爲末井水調敷即效

絆重者舌根下有筋一條絆其舌尖令舌短縮不能吮乳細視之明見舌根之下有筋如線牽絆其舌用針輕輕挑斷之挑時但挑此筋不可誤傷舌根爲禍不小曾見愚婦以刀割斷之誤傷舌根流血不止而死

舌斷能重生用活蟹一隻炙乾爲末敷之此方至神至驗

○齒牙證活

經曰天有列星人有齒牙又曰手陽明之脈入下齒中足陽明之脈入上齒中○故知上牙屬胃下牙屬大腸齒屬腎凡齒生遲者腎氣不足也盖腎主骨齒者骨之餘腎不足則髓虧不能克手齒所以齒遲宜地黃丸○上下牙牀腫者此手足陽明實熱也涼膈散爲君加知母石膏升麻爲佐頻頻含嚥

重齦者腎藏積熱附齦而腫痛也以鍼刺去其血用

鹽湯洗淨黃蘗爲末敷之
小兒有多食肥肉齒牙臭爛下可近者名爲鼻息此胃膈實熱也内服沆瀣丹外以荆瀝和薑汁含漱
牙疳者初作臭氣次則齒牙黑甚則齦肉爛而出血名爲宜露此由腎熱其氣直奔上焦故以走馬爲喻宜速治之若上下唇破鼻穿齒落者名曰崩沙氣喘痰潮飲食減小則不可治内服沆瀣丹外以如聖散敷之
夢中咬牙風熱也由手足陽明二經積熱生風故令

相擊而有聲也必任夢中者風屬陽動則風行於陽靜則風歸於裏也宜風散

咬牙一證惟痘疹見此爲危候餘則皆無大害亦有因病戰慄鼓項而鬪牙者治其本證則自止矣

牙齒落後不復生者由於舌舔之故其内頑厚用鍼刺去其以鼠骨散搽之蛨

○入方

六味地黄丸

方見一卷胎疾門

涼膈散

方見四卷舌病門

如聖散

治小兒走馬疳并崩沙宜露

○用婦人尿桶中白垢刮下瓦上煅至烟盡壹錢

銅綠二分　麝香半分

○共爲末先以蠟樹葉浸米泔水洗淨後搽此藥

宜風散

治小兒夢中咬牙

尖檳郎五錢　廣陳皮壹兩五錢　炙甘草五錢

○共爲末每服一二錢蜜湯調空心服

鼠骨散

治小兒齒落不生

用雄鼠一隻爛去皮取骨炙枯研細末加麝香一分擦刺處良久以薑湯漱之

○齒病簡便方

牙齦潰爛諸藥不效者用鹽欖二三個連皮帶核火中煆過存性加冰片半分搽之神效

走馬牙疳臭爛出血、紅棗三枚去核、以明雄研末填满棗內、新瓦盛之、火煅存性、研末搽之、

又方鳳凰衣、未見水者、焙黃、少加枯礬、共爲細末搽之、

○咽喉證治

經曰咽喉者、水穀之道也、喉嚨者、氣之所以上下者也、又曰一陰一陽結、謂之喉痹、○嗌咽者胃管、主納水穀而居後、喉者肺管、專主呼吸而居前、爲人一身之總要、若胸膈鬱積熱毒、至生風痰壅滞不

散發於咽喉、病名雖多、無非熱毒、速宜清解、緩則有難救之患、輕則甘桔湯、重則化毒湯、

如痘瘡咽喉痛者、毒氣上攻也、加減甘桔湯、喉中生瘡不能吮乳、化毒湯、

小兒爲諸骨所哽、骨大難嚥者、以鵝毛掃咽吐之、骨小者、用海上方治之、

○入方

甘桔湯

治小兒胸膈積熱、致生風痰、而患喉痺、

粉甘草四錢　牙桔梗四錢

以淨水煎細細嚥之、

化毒湯

治小兒咽喉證危廹者、

牙桔梗　南薄荷各二錢　荆芥穗　炙甘草各二錢五

白芒硝一錢　山豆根五錢　馬牙硝　白硼砂各二錢五

明雄黃　鏡面砂各二錢

共爲細末、每服一錢、白湯調下、仍以此藥吹喉中、

海上方

治小兒諸骨所哽

用金鳳花根搗碎，以米醋濃煎，用有嘴瓶盛之，口啣瓶嘴，仰面吸藥吞之，其骨即下。吞藥勿令露牙。又或以玉簪花根亦可，如上法煎嚥。

○咽喉簡便方

治喉閉乳蛾，用鷄內金勿洗，陰乾，燒過存性，研末，以小竹筒吹入，即破而愈。鷄內金即鷄肶胵內之黄皮也

咽喉內生瘡，鼻孔內亦爛，若作喉風治立死。用白霜梅一個，燒存性，枯礬一錢，穿山甲炙枯一錢，共為

細末、吹喉中、神效、

喉瘡已破、瘡口疼痛、難進乳食、用猪腦髓蒸熟、薑醋調和、服之自愈、

咽中結核、不通水食、危困欲死、用百草霜、以蜜和為丸、如芡實大、每一丸、白湯化開灌之、甚者不過二次愈、

悞吞針、用磁石研末、以黃蠟鎔化、和丸如豆大、吞下、針共丸藥同從大便出、

悞吞銅錢金銀釵環之類、只以米餳多服之、人之自

曉明按：茹恐姑字

出、

悞吞銅錢、生慈茹搗汁多飲、自然消化、生荸薺搗汁飲更妙、

悞吞竹木及魚骨哽咽不下、用象牙磨濃汁水調服

若吞鐵釘子、以沙糖拌象牙末服、

治諸骨哽咽不下、用葳靈仙三錢煎湯頻頻嚥之、其骨即軟如綿而下、

諸骨哽咽、用狗一隻倒吊取口涎徐徐與嚥、即化、又或以狗涎半盞沙糖半盞、調服立消、

凡悞吞金銀銅鐵之類以鹽欖燒灰研末水調下其物即出此方經驗極多

凡諸骨哽咽穀樹葉搗爛取汁服其骨自軟而出蓋威靈仙穀樹葉楮實子皆能軟骨故也

○龜胸龜背

龜胸者胸高脹滿形如覆掌多因乳母多服五辛酒麪炙煿之類或夏月熱乳宿乳與兒蓋兒肺氣最清為諸臟華蓋日久痰滯則生風熱肺受火邪則胸骨脹起麻痘之後多有此證宜清肺降火杏仁煎

龜背生下不能保護以客風入於骨髓或兒坐早勞傷氣血或咳嗽人以致肺虛而腎亦無所生矣腎主骨風寒乘虛而入於骨髓致精血不能流通故成龜背宜松蕊丹外以龜尿塗法此從前所論證治也

予按龜胸有治龜背乃不治之證前人證治猶有未盡雖曰客風入骨坐早勞傷咳嗽肺虛然未窺其病源無非以現在者言之也凡小兒禀受真元足者嘗見其赤身裸體當風露坐半週之後坐以座

欄從未聞有客風入骨坐早勞傷嗽久而病龜背之說此證葢由禀父母精髓不足元陽虧損者多有之不觀小兒龜背正在命門之間漸次骨節浮露其腰如弓實因骨痿不能支撑之故豈風邪爲患哉此證百不一救原無治法而前人强立松蕊丹反用麻黄大黄獨活防風一派攻伐之藥適足以速其殤也若以鄙見但當以六味地黄丸加上桂鹿茸救其先天復以四君六君之類扶其胃氣或可以十中保一除此之外並無治法若謂松蕊

丹能治龜背吾不信也、

○入方

杏仁煎

治小兒肺受熱邪而患龜胸、

錦大黄好酒九蒸九晒　天門冬去心　真杏仁去皮尖取淨仁

淮木通各一錢二　桑白皮　甜葶藶　熟石膏各八分

水煎臨卧時服、　加增分兩以蜜爲丸徐服更妙

松蕋丹

治小兒龜背姑存之可也、

黃松花　陳枳殼　北防風　川獨活已上各一兩

淨麻黃　信前胡　川大黃　青化桂已上各五錢

爲末蜜丸菉豆大每服十丸米飲下

六味地黃丸

方見一卷胎疾門

四君子湯

方見三卷瘧疾門

六君子湯

方見二卷類搐門

○鶴膝證治

小兒鶴膝，因禀受腎虛，血氣不充，以致肌肉瘦削，形如鶴膝，外色不變，膝內作痛，屈伸艱難，若㷔腫色赤而作膿者，為外因，可治。若腫硬色白，不作膿者，是屬本性，難治。屬外因者，十全大補湯，加蒼术、黄蘗、防已；屬本性者，以六味地黄丸，加鹿茸，補其精血，仍須調補脾胃，以助生化之源。

○入方

十全大補湯

方見一卷保產門　此加蒼术黄蘖防巳

六味地黄丸

方見一卷胎疾門

○五輭五鞕

小兒生後，有五輭五鞕之證，乃胎元怯弱，禀受先天陽氣不足，不耐寒暑，少爲六淫所犯，便爾五輭見焉。五輭者，頭項輭，身體輭，口輭，肌肉輭，手足輭，是爲五輭。然頭項輭，肝腎病也。肝主筋，腎主骨，肝腎不足，故頭項輭而無力，手足輭，脾胃病也，脾主四肢、脾胃不足、故手軟而懶於擡、足軟而慵於步也、身體軟、陽衰髓怯、遍身羸弱而不能強立、口軟者、虛舌出口而懶於言、肌肉軟者、肉少皮寬肌體虛尫之象也、總之本於先天不足、宜地黃丸以補肝腎、而更所重者在胃、蓋胃爲五臟六腑之化源、宜補中益氣升舉其脾氣、倘得脾胃一旺、則臟氣有所禀、諸軟之證、其庶幾矣、

五鞕者、手鞕、腳鞕、腰鞕、肉鞕、頸鞕也、仰頭取氣、難以動搖、氣壅疼痛、連於胸膈、手心腳心、冰冷而鞕、此

陽氣不榮四末也爲獨陰無陽難治若肚筋青急

乃木乘土位俱宜六君子湯加薑桂升麻柴胡以

補脾平肝若面青而小腹𩍐者不治。

〇入方

六味地黄丸

方見一卷胎疾門　此加鹿茸上桂

補中益氣湯

方見一卷保産門

六君子湯

方見二卷類搐門　此加乾薑上桂升麻柴胡

○丹毒證治

小兒赤遊丹毒、皆由心火內壅、熱與血摶、或起於手足、或發於頭面胸背、遊移上下、其熱如火、痛不可言、赤如丹砂、故名丹毒、凡自腹出四肢者易治、自四肢入腹者難治、治丹之法、先用辛涼解表、使毒漸消、方可搽敷、若先不解毒、遽用搽敷、必逼毒入腹、以致不救、小兒一歲以外者易治、未週歲者難治、

治之得法、無論大小、予嘗治百日內外火丹、

從陰囊下起，按法治之，三日後陰囊蜕去一殼而愈。

小兒十種丹毒，如三日不治，攻入腸胃，則不救，宜逐一辨認，依方治之，百不失一。

凡治丹毒，俱宜先服防風升麻湯，以解毒發表，次用磁鋒針去其血，則毒隨血散，至神至捷，百發百中。

〇入方

防風升麻湯

總治十種丹毒

北防風、綠升麻 黑梔仁 大麥冬、荆芥穗
淮木通 粉乾葛 南薄荷 潤玄參 牛蒡子
粉甘草（已上十味各一錢甘草減半）便閉加大黄利之、
燈心十莖、水煎熱服、

鎡鍼砭法

用上清鎡器、輕輕敲破、取其鋒銳者一枚、將筯頭劈破、横夾鎡鍼露鋒於外、將線扎緊、以鎡鋒正對丹毒之處、另以筯一條、於鎡鋒筯上輕輕敲之、其血自出、多刺更妙、毒血出盡、立時見功、 治丹若不砭去惡血，專用搽敷，十不救一。

〇十種丹證

一飛竈丹，從頭頂起腫，然後散開，先用葱白擣取自然汁塗之，效。

二走竈丹，從頭項起紅腫，痛苦異常，用紅飯豆研末，鷄蛋清調塗。

三鬼火丹，從面部起紅腫，用竈心土研爲細末，鷄蛋清調塗。

四天火丹，從背上起赤點，用桑白皮切碎焙乾爲細

末、羊油調塗、

五天竈丹、從兩臂赤腫黃色起、用柳木燒炭研末淨水調塗、

六水丹、先從兩脇起赤腫、用多年繡鐵磨濃汁猪油調塗、

七葫蘆丹、先從臍下起、用尖檳榔切碎、焙乾研末、米醋調塗、

八野火丹、先從兩脚起紅腫、用乳香去油研末、以羊油調塗、

九煙火丹，從脚背上起紅腫，用豬槽下土研末，麻油調塗。

十胡濔丹，從陰囊下起紅腫，用門檻下千脚土，研末羊油調塗。

更有胎毒重者，遍體皆是，速用芸薹子，即油菜子也，秤過一兩，酒一大壺，和研濾去渣，取酒復煎數沸，不拘時溫服一盞。

又方芸薹菜，即油菜也，取菜葉搗爛敷之，隨手即消。如無生菜，乾者爲末，水調敷，凡丹毒遍身，或連腰

周匝百方不能治者、惟此最神、

○水痘露丹

水痘似正痘、外候面紅唇赤、眼光如水、咳嗽噴嚏、涕唾稠黏、身熱二三日而出、明淨如水泡、形如小豆皮薄痂結中心、圓暈更少、易出易靨、溫之則痂難落而成爛瘡、切忌薑椒辣物、并沐浴冷水、犯之則成蓋疥水腫、自始至終、惟小麥湯爲準、

小兒生後百日內外、半歲已上、忽然眼胞紅腫、面青黯色、夜間煩啼、臉如胭脂、此因伏熱在內、發之於

外初則滿面如水痘，脚微紅而不壯，出沒無定，次至頸項，赤如丹砂，名爲露丹，以三解散疎散之。

○入方

小麥湯

治小兒水痘

白滑石　地骨皮　生甘草各五分　官揀參

川大黄　淨知母　川羌活各四分　葶藶子五分

小麥一十四粒引，水煎熱服。

三解散

治露丹

官揀參　北防風　明天麻　川鬱金　節白附

錦莊黃　枯黃芩　直殭蠶　北全蝎　陳枳殼

南薄荷　京赤芍　小甘草　隨宜加減

燈心十莖、水煎熱服、

○破傷風證

小兒或因跌撲或刀斧破傷風邪暗襲傷處發腫、謂之破傷風、速宜治之、不然則發痙矣、內服疏風活血散外以紫金錠塗之、

疎風活血散

治小兒破傷風、已痓未痓者皆治、

全當歸　懷生地　赤芍藥　北防風已上各一錢二

鮮紅花　大川芎　廣蘓木　炙甘草已上各六分

生薑三片、大棗一枚、水煎熱服、

紫金錠

山慈菰三兩　五棓子三兩　芽大戟一兩五錢　明雄黄

鏡辰砂各一兩　眞麝香三錢

共爲細末、糯米飲和藥爲錠、磨水塗之、

○癍疹癮疹

小兒癍與疹，宜別證候陰陽。其掀腫於外者，屬少陽相火，謂之癍。其證發於面部，或背部，或四肢，極其稠密，色如錦紋。紅赤者胃熱也，紫黑者胃爛也，宜消癍青黛飲。

其紅點發於皮膚之內不出者，屬少陰君火，謂之疹。其證發於胸腹手足，稀而少者，此由無根失守之火，聚於胸中，上蒸於肺，隱於皮膚而成小疹，其狀如蚊跡蚤斑，而非錦紋也，理中湯。

瘢疹自吐瀉者、慎、勿止之、因其毒氣從上下出、宜調中氣、若吐瀉後遍身發熱、斑如錦紋者、恐防熱氣乘虛入胃、其夏月多有此證、化斑湯、

癮疹多屬於脾、以其隱隱在皮膚之間、發而多癢、或不紅者、俗人名為風丹、加味羌活散、

○入方

消斑青黛飲

治陽毒發斑

正雅連　熟石膏　淨知母　北柴胡　黑梔仁

潤玄參　綠升麻　懷生地　片黃芩已上俱各一錢

官揀參　洋青黛　炙甘草各五分

生薑三片、豆豉二十一粒、水煎熱服、

化斑湯

即人參白虎湯治陽明胃熱發斑、

官揀參一錢　熟石膏四錢　淨知母二錢　炙甘草一錢

淡竹葉一錢

粳米一撮、水煎熱服、

加味羌活散

治癮疹作癢世俗謂發風丹者是也、

川羌活　信前胡　苦桔梗　蘇薄荷　陳枳殼

明天麻　香白芷　正川芎　淨蟬蛻已上俱各一錢

官揀參　炙甘草各五分

生薑三片水煎熱服、

搽藥方

芸薹菜搗爛取汁、生鐵鏽、生大黄、等分研末、以芸

薹汁調塗之、

○諸瘡證治

經曰諸痛癢瘡瘍皆屬心火○世間瘡瘍癤疥惟小兒最多豈其稚陽純氣易與歲運火政相乘耶抑不識不知而寒溫動定之乖其道耶復有父母之遺毒爲兒終身之害者可不有以治之乎

小兒初生遍身蟲疥與乎流水風瘡一皆胎毒也切勿外治宜内服胡麻丸倘誤用搽洗逼毒入腹以致腹脹危候也急服解毒湯爲佳

凡頭面遍體有瘡原未搽洗而瘡忽自平更加痰喘氣急者切不可下宜速麴丸解托之

小兒未過週歲，無論一切瘡疥，皆不宜搽洗，總以胡麻丸爲主治，至穩。

小兒生癰毒腫癤，皆氣血凝而火熱乘之，內服大補湯，外以紫金錠塗之。

頸上結核腫脹發熱者，內服胡麻丸，外以五楠子爲末，醋水調敷，一日二易爲妙。

〇入方

胡麻丸

治小兒風瘡疥癬

嫩苦參五錢 何首烏蒸 胡麻仁炒 蔓荊子炒
葳靈仙炒 荊芥穗焙 皂角刺炒已上各三錢
石菖蒲炒 白菊花各二錢
右爲細末酒打米糊丸每一二錢量兒大小竹葉
煎湯調下

解毒湯

治小兒瘡疥誤用搽洗逼毒入腹以此托之、
潤元參 淨連翹 綠升麻 片黃芩 京赤芍
全當歸 川羌活 北防風 懷生地 荊芥穗

淮木通已上各一錢　炙甘草五分　大便秘加酒大黄

燈心十莖水煎熱服

連翹丸

治小兒瘡疥毒陷入裏以此托之

淨連翹　桑白皮　白頭翁　粉丹皮　北防風

川黄蘗　青化桂　淡豆豉　海螵蛸　蘄秦艽

川獨活已上各三錢

右爲細末煉蜜爲丸龍眼核大每一丸燈心湯下

大補湯

治小兒或生癰疽出膿之後或頑瘡破爛久不收口凡一切瘡瘍皆屬不足切不可再用寒凉、

官揀參一錢 嫩黄耆 正川芎 淨連翹 香白芷

白雲苓 大歸身 漂白术 懷生地 赤芍藥

炙甘草已上俱錢二分

每日一劑、生薑三片、大棗三枚、水煎半饑服、

○瘰癧證治

小兒瘰癧由肝膽二經風熱血燥而成葢二經常多氣少血倘怒則肝火動而血熱腎陰虛則不生木

而血燥，燥則筋病，累累然結若貫珠，其候多生於耳之前後，連及頤項，下至缺盆及胸腋之側，又謂之馬刀，初起如豆粒，漸如梅李，或一粒或數粒，按之則動而微痛，不甚熱，久之則日益以甚，或頸項強痛，或午後微熱，或夜間口乾，飲食少思，四肢倦怠，或堅而不潰，或潰而不合，皆由氣血不足，往往變成瘰癧，此證本非外科，切忌刀針爛藥取去其核，昧者不識病源，誤用爛藥取核，不知肝膽二經內有相火，抑鬱不伸，而生瘰癧，爲之益氣養榮舒

筋散鬱、猶恐不暇、何敢用刀針爛藥、以致破爛不收膿血交併耶、予目擊其誤治致死者不可勝紀

凡小兒患癧、不可妄治只宜內服單方、切忌取核慎之戒之、

凡小兒頸項結核、或三五粒、十數粒、或痛或不痛、或熱、或不熱、用墻根下鳳尾草、梗如鐵線而黑、葉似鳳尾、本草內名石長生、即墻縫中所生小蕨萁也、單取其根、水洗淨、每用一兩、以糯米濃酒一碗、瓦瓶濃煎、去渣服酒、每日一服、勿求速效、多則一月、

少則二十日、其核全消、再不復發、此藥氣味平淡更不苦寒、實爲神授藥賤、而功弘、誠仙方也、

凡小兒耳之前後、忽有瘡作核如杏核、大小不一、名馬刀瘡、爲瘰癧之根、用桃樹白皮、切三指大一塊刮去外皮、留內一層、貼瘡上、以艾炷於桃皮上灸之、覺熱痛即止、毋令傷皮、明日又灸、不數次而核消矣、

治小兒瘰癧、未潰者令內消、已破者能收口、服此一月全愈、用直殭蠶半觔、先用清水洗三次、去石灰

淨，晒乾炒枯，另將晚米半觔炒熟，共研細末，米糊爲丸，重一錢一顆，每日空心時，以夏枯草煎湯，兒大者二丸，小者一丸，研爛調服，常須以甘肥葷潤之物滋澤之。

紫霞膏

治瘰癧初起，未成者貼之自消，已成者貼之自潰，已潰核存者貼之自脫，并治諸色頑瘡，破爛不愈疼痛不已者，俱皆神效。

用明淨松香一觔，研末，鮮色銅綠二兩，研末，以眞麻油四兩入鍋內先煎數沸、滴水中不散、方下松香熬化、次下銅綠煎至白煙將盡、其膏已成、退火、傾入磁礶收之、凡用時於熱湯內頓鎔、旋攤旋貼、

集成白玉丹

專治瘰癧破爛、多年不愈、連及胸腋、

老子曰、下士聞道大笑之、不笑不足以為道、此則世人聞方大笑之、不笑不足以為方、藥則至賤不堪、功則神丹莫並、專治瘰癧破爛、連及胸腋、臭穢難聞、三五載十數載不愈者、藥到病起、用新出窰礦

石灰一塊滴水化開成粉用生桐油調匀乾濕得中先以花椒葱煎湯洗淨其瘡以此塗之不數日全愈真奇事也昔予道門一友患瘰癧爛及胸腋十數載不愈一愚人傳此方用之立應後以治人無不愈者誠仙方也

○楊梅瘡證

夫梅瘡一證以其腫突紅爛狀如楊梅故爾名之西北人名天泡瘡東南則名棉花瘡蓋小兒患此者實由於父母胎毒傳染而致也然非尋常胎毒之

可比、蓋青樓艷質柳巷妖姬、每多患此、而少年意興、誤墮術中、由洩精之後、毒氣從精道乘虛直透命門、以灌衝脈、所以外而皮毛、內者筋骨、凡衝脈所到之處、無不受病、此其爲毒最深最惡、設初起之時、治不如法、去毒未淨、而隨至敗壞殞生者有之矣、或遺毒兒女、以致生而不育者有之矣、世人見此惡道、而不寒心知避者、愚亦甚矣。

小兒亦有不因遺毒而成、蓋因偶傷濕熱、即或患此亦不過在皮膚肌肉之間而已、治之者能知清熱

解毒除濕自必全愈無足慮也、

○附案

予高友少年不慎嘗發梅瘡治不如法以致毒氣內伏、外雖愈而內成結毒每夏月則手心多現紫疹、如鵝掌風樣及其生子皆於月內二十七日必發、此毒初從陰囊之下紅癍數點似火丹之狀不數日則延及遍體皮肉潰爛形類火燒晝夜啼號諸藥莫救延至半月則精神竭脫而死連生三子有如一轍友悔恨無及力懇於予予雖感其誠敬而

實不得其法因靜思熟計恍然有得葢此毒從淺
精後乘虛透入命門直灌衝脈已爲負嵎之虎矣
而且盤踞多年根深蒂固何可動搖倘勦捕不得
其法反致蹂躪疆塲損我民物古人云多筭勝少
筭不勝苟非攻堅破壘擣巢覆穴不足以絕其根
株因自製一方名竄鼠毒丸以鱗鯉甲頭尾胸脊以
及四足各用鱗甲數片取其穿山透穴率領諸藥
直趨毒巢則内而臟腑外而經絡凡衝脈所行之
地無處不到以之爲君用刺蝟皮仍依上法各取

其刺雖搜毒之功不如鱗鯉而以毒攻毒力則過之故以爲臣用蟬蜕蛇蜕雖爲解毒清熱之需實所以取其蜕脫之義以之爲佐以芩連梔蘗清其雷龍之火用皂刺土苓槐花領毒外出不使久留精竅以之爲使復略加人參護其胃氣使之宣行藥力庶無潰亂壅遏之虞以爲四路救應製而服之誠所謂得心應手鍼芥相投藥未盡而毒出忽於左脚膝發一惡瘡皮肉紫黑痛苦異常號呼牀第一月方瘥嗣是手掌如故所生子女不特不發

梅瘡、而併毫無疥癬、可見病有萬殊、理無二致、予素未諳外科、而能拔兹社鼠城狐之毒、恃此理也、倘無其理、而欲邀天之幸、吾未能信、

小兒梅瘡、最爲惡候、倘發於一二月間、或半週之內、最難救治、以其毒禀先天、來路既遠、力藥難及、卽日服數匙之藥、杯水車薪、終難有濟、昧者但以搽洗之法治之、適足以阻其出路、反致內攻不救、只當緩以圖之、庶能保全、先以胡麻丸修製精細、每日服之、三七之後、內毒將盡、方用點藥、不三日而

瘡盡愈矣，此法至神至捷，第不可用之太早，恐內毒未盡也。

梅瘡點藥

杏仁一兩，熱湯泡去皮，以綿紙包之，木捶緩緩捶去油。此物極難得乾，必數十換紙，方得油淨，以成白粉爲度，謂之杏霜。每杏霜一錢，加入真輕粉八分，明雄一分，共研勻。先以槐花煎濃湯，將瘡洗淨。瘡濕則以藥乾摻之，瘡乾則以公豬膽汁調搽，三日全愈，百發百中。此方不特治小兒梅瘡，凡外科

下疳瘡蠟燭瘡藥到病除久經效驗

〇瘡疥雜方

凡半週一歲乳子偶患瘡瘍最忌外治必先服解毒之藥數劑然後稍用外治無不愈者倘不先解毒而妄用搽敷必致逼毒入內反爲大害慎之

治疥神方　大風子肉三錢　輕粉　明礬各五分共爲末聽用先以臘豬油二兩入麻黃五錢同入鍋內熬之以麻黃色黑爲度濾去渣退火冷定調前末搽之

治癩痢白禿頭瘡方、用鷄蛋十個、去殼攪勻、入小鍋、香油盪成一餅、乘熱蓋兒頭上、一時許、蛋冷取下、又將上面用油煎熱、再覆頭上、數次全愈、妙不可言、

黃水頭瘡、即肥瘡也、其瘡黃水流下、即沿生漸至眉耳、不治則殺人、用黃連五錢、輕粉三錢、共爲細末、麻油調成膏、塗粗碗內、須乾濕得中、將碗覆轉、下燒艾煙熏之、緩緩燒煙熏至黑色爲度、放地上出火毒、次加氷片三分、研勻、香油調搽、數次即愈、

一切無名腫毒諸般火丹熱瘭濕瘡取陰地蚯蚓糞四兩皮硝二兩共研末新汲井水濃調厚敷患處乾則易之

治熱毒瘡疥用生石膏生硫黃陳細茶各二錢共爲末以生猪油和藥搗令搽之

小兒諸般疳瘡生於面上遍身爛成孔臼儼如大人梅瘡於蒸糯飯時甑蓬四邊滴下氣水以碗盛取掃瘡上數日即愈百方不效者此法如神

神治小兒熱瘡用鷄蛋五枚煮熟去白專取蛋黃再

以亂髮一團如鷄子大、同入鍋內、以炭火熬之、初甚乾、次則髮焦、乃有液出、火熬則液漸多、而黃髮盡化而成液、以黃髮盡爲度、取起冷定、取塗瘡上、即以苦參末滲之、此神方也、

神治小兒頭上軟癤、此癤愈而復發、至難除根、用枳殼一個、刳去穰、麼令口平、以麪糊塗抹枳殼四圍、安貼於癤上、於一邊安一燈心、以通膿水、則膿自出、愈後枳殼自脫、更無痕跡、　枳殼鮮者更妙、即臭橘子是也、樹名鐵籬笆、多刺而艱、人家園墻多

梳之、以禦脊人者、此方不獨治軟癤、凡人年頑瘡臁瘡、不能收口、依法用之、無不愈者、

○湯火簡方

凡湯火傷、初起即以食鹽研末、用米醋調勻敷患處類塗不絕、暫時雖痛、却能護肉不壞、然後用藥敷貼、切不可用冷物搨、冷水洗、并涼藥敷貼、予每見以冷水冲擊者、使熱氣不得出、必致內攻而不救慎之、

凡湯火傷悶亂不省人事、急以蜂蜜調湯灌之、若至

重者，急以煮過好熟酒數十壺，入浴盆內，以患兒浸酒中，雖至垂重者不死。

一女兒火燒手且髮髮至掌，即以酸醋升餘浸之，出醋尙痛，少時痛止，不潰不膿不疤痕，奇方也。

神治湯火傷人經效驗者，凡湯火傷爛，皮已脫去，惟有鮮肉，或臭爛不堪，諸藥不治者，用猪毛一斤，以破鍋炭火煅紅，入猪毛在內煅之，少時猪毛消化而成黑液，取起冷定，略加大黃數錢，共研細末，再加冰片一分，研勻，香油、茶油、蠟燭油俱可調搽，至

神至靈之方也、

凡遭火藥燒壞者、先以好酒洗淨、次用鷄蛋黄熬油聽用、以大黄研末、鷄蛋油調搽、即愈、

中医经典古籍集成（影印本）

幼幼集成（下）

清·陈复正 编撰

李剑 张晓红 选编

SPM
南方出版传媒
广东科技出版社
·广州·

图书在版编目（CIP）数据

幼幼集成：全3册／（清）陈复正编撰．—影印本．—广州：广东科技出版社，2018.4
（中医经典古籍集成）
ISBN 978-7-5359-6884-5

Ⅰ．①幼… Ⅱ．①陈… Ⅲ．①中医儿科学—中国—清代 Ⅳ．①R272

中国版本图书馆CIP数据核字（2018）第045232号

幼幼集成（下）
YOUYOU JICHENG（XIA）

责任编辑：曾永琳　吕　健
封面设计：林少娟
责任校对：盘婉薇
责任印制：彭海波
出版发行：广东科技出版社
（广州市环市东路水荫路11号　邮政编码：510075）
http：//www.gdstp.com.cn
E-mail：gdkjyxb@gdstp.com.cn（营销）
E-mail：gdkjzbb@gdstp.com.cn（编务室）
经　　销：广东新华发行集团股份有限公司
印　　刷：广州一龙印刷有限公司
（广州市增城区荔新九路43号1幢自编101房　邮政编码：511340）
规　　格：889mm×1 194mm　1/32　印张10.125　字数200千
版　　次：2018年4月第1版
2018年4月第1次印刷
定　　价：288.00元（上、中、下）

清·陈复正　编撰

幼幼集成

（卷五至卷六）

据广州中医药大学图书馆馆藏清乾隆十六年（一七五一年）广州登云阁刻本影印广东省立中山图书馆配补

鼎鍥幼幼集成卷之五

羅浮陳復正飛霞氏　刪潤

萬氏痘麻　　廬陵劉　勷宷孟氏　校正

遂陽周宗頤虛中氏　參定

○天元賦

痘本胎毒，俗曰天瘡，傳染由於外感，輕重過於內傷。初起太陽壬水，尅乎丙火，次歸陽明，血水化爲膿漿。所喜者紅活鮮潤，可畏者黑陷焦黃，勢若燃眉，變如反掌，皮膚臭爛，血氣虛尫，若救焚兮，徙薪何如焦額似拯溺兮落井不及寬裳原乎一元肇化二索成祥慾火動而妄作胎毒熾而流殃啼聲驟發機毒深藏命門養火胞戶收斂待四時之疫癘動五臟之皮囊榮氣逆於腠理惡血發於膀胱二火相煽四大成瘡毒之輕者發則微貴乎調養毒之重者發則害急於隄防至於運氣推遷有於勝復升降時令乖異無非寒熱溫涼苟陰陽之逆理為氣候之反常五行鬱而災見九曜室而變彰厲氣流行無論郡邑鄉黨惡毒傳染豈分黎庶侯王

此則不形於診、貴在能制其亢先事解散兮、十全八九、臨時區處兮、止曰尋常、

大抵氣運先歲、痘疹屬陽、春夏為順兮、樂其生長、秋冬、為逆兮、惡其收藏、暴寒、兮恐邪毒之鬱遏、暴熱、兮、慮腠理之開張、膿疱春而莫療、黑陷夏以為殃、秋斑實惡、冬疹非祥、此逆四時之令、休誇三世之方、且如證候殊形、臟腑異狀、肝主淚而水泡、肺主涕而膿漿、心斑紅艷、脾疹赤黃、惟腎經之無證、惟變黑而可妨、所以觀乎外候、因而辨其內臟、呵欠

頻悶兮、肝木之因，咳嗽噴嚏兮、肺金之相，手足冷而昏睡兮、脾土困於中央，面目赤而驚悸兮、心火炎於膈上，耳骫屬腎，溫煖如常，三處燥熱兮、下極火炎而必斃，四肢厥冷兮、中州土敗而傾亡，

先分部位，次察災祥，陽明布於面中，太陽行於頭上，心肺居胸膈之要，肝膽主脇腋之旁，手足司於脾胃，腰背統於膀胱，泄瀉者邪甚於下，嘔吐者邪甚於上，氣逆而腹痛隱隱，毒深而腰痛皇皇，心熱甚而搐搦，胃邪實而顛狂，鼻燥咽乾，肺受火邪而液

竭、屎鞕溺澁、腎由火旺、而精亡、氣弱減飡者、不任其毒、神強能食者、不失其常

欲決重輕、但觀發熱、如占順逆、須認其瘡、毒甚兮身如炎火、熱微兮體或清凉、若寒熱之來往、定徵兆之佳祥、數番施出兮、春回陽谷、一齊湧出兮、火烈崐崗、蚊跡蚤斑、刻期而為鬼籙、蛇皮蠶殼、引日而返泉鄉、不喜珠紅、更嫌灰白、最宜蒼蠟、切忌紫黃、常要明潤兮、恐薄嫩之易破、不宜乾枯兮、防搔癢之難當、惡候如此、上工審詳、面頰稀而磊落清安

可保，胸膈寬而連串，凶吉難量。頂要尖圓，不宜平陷，欒宜飽滿，切忌虛空。叶康 顏色喜老而惡嫩，皮膚愛糙而怕光澤，起根窠終防癢塌，丹浮皮肉必主夭殤。頭面預腫兮，三陽亢甚；手足厥冷兮，五臟摧傷。瘡堆喉舌，毒纏頸項，咽喉痛而呼吸則難，飲食少而吞吐則嗽。此天命之安排，豈人力之可伏。煩燥悶亂兮，七神離散；譫語昡冒兮，五毒猖狂。鼓項戰慄兮肺敗，咬牙口禁兮腎傷，渴不住兮焦膈，瀉不止兮滑腸，失聲兮咽爛，吼氣兮腹脹，晝夜搔爬兮，將榮衛之外脫，乳食斷絕兮，必胃氣之受戕，腫忽消，毒歸於裏，色反黑，疔起於瘡，食穀則嗆兮，在嬰兒之命促，飲水則噴兮，較醫工之短長。

輕重反復，調理乖張，輕變重而可畏，重變輕而莫慌。風寒素慎，飲食如常，出入禁乎男女，蓋覆適其溫涼，內無妄動，治不乖方，此則變輕之候，實爲保命之良。若當犯乎禁忌，或誤投乎丸湯，徒肆房室，不順陰陽，外感不正之氣，內傷不時之糧，平人且痳，患者敢當，是以順則逆而逆則險，宜乎輕變重而

重則云、

發自脈經、相連脾臟、氣熱味辛燥金受尅形寒飲冷、

華蓋先傷、浩飲則水來侮土而成泄痢、過食則脾

不運化而作痞脹皮毛虧損肌肉虛尫起發遲而

不胖壯收靨緩而作膿瘡輕則延綿乎時日重則

泣送於郊郭、奈愚夫之不曉、致生命之天云、不信

醫而禱諸神鬼、枉殺牲而號乎穹蒼、

藥貴中病、醫不執方、喜行溫補者、動稱爲文中專用

涼瀉者、祖述乎仲陽、貴其因人而治、相時而行、正

氣爲先戒開門延寇解毒爲急休觀虎如狼首尾不可汗下法之固執緩急各有權宜治之經常拘其繩墨者如守株之待兎惑於方書者似多岐以亡羊

且如紅擲紫腫分凉血爲上灰白平陷分補氣最良出不快分責表實而發散可用便或秘分責裏實而疏利何妨毒不能速解毒甚者令微汗之散越熱不可盡除熱劇者使小便之清長三陰多寒分必投辛熱三陽多熱分無過苦凉安可惡寒而喜

熱、莫知貴陰而賤陽、
是故補氣者、參耆白朮、養血者歸芎地黃、發散表邪
輕葛根而重官桂、疎通裏實、微枳殼而甚大黃、解
毒兮芩連梔子、快斑兮荆防牛蒡、連翹樂肉之要
領、甘草方中之君相、咽痛求諸甘桔、頭腫取乎羌
防、朮通利其小水、人屎攻其黑瘡、氣逆兮青皮陳
皮、胃寒兮丁香木香、泄瀉無如苓朮、嘔吐莫若生
薑、麥冬乾葛而止渴、厚樸腹皮而消脹、望月砂退
翳有準、穿山甲折毒無雙、枳實麥芽山楂子消宿

食而魁化、大黃乾葛地骨皮、解餘熱以清涼、咳嗽以枳桔、又用杏仁、痢疾以黃連再同木香、苦參主平熱毒、瀉白治其痈瘡、用之合宜、工可稱良。

其諸藥物各有主張、春夏桂枝而少服、秋冬芩連而莫嘗、瘡若乾枯、白朮非其所貴、色如紅艷、黃耆豈可入方、裏虛少食者、勿授枳實、表虛多毒者、休使生薑、汗自出兮、用乾葛重虛其表、瀉本數兮、加木通再損其陽、泄瀉酸臭兮、柯蔻不宜輕用、嘔吐清冷兮、連梔安得作湯、凡用芩連、必資炒製、如加丁

桂須假寒涼應制伏而不誅無過保和平而萬壽
無疆
大勢若平餘邪須講楸毒流肝兮雙睛生翳火邪入
脾兮四肢成瘍口內生瘡兮爛齦破舌腹中作痢
兮腐胃敗腸皮膚嫩而洗浴太早因以添熱臟腑
虛而甘肥太過遂致內傷若中風寒凝痰作嗽如
逢掎掐灌蝕歸瘡
嗟夫罹此證候其若非常外纏皮肉內連臟腑改換
形容如蛇蛻皮龍蛻骨淋漓膿血若蚓在灰蟮在

湯、軒岐置而未言、秦漢棄而無方、古無此證、或云起於建武、今有是疾、相傳得於南陽、拘於日數者、不知輕重之責、執其偏見者、枉增虚實之防、本温再熱、已寒又涼、徒自膠而必固、反致惡而見殃、骨髓之真詮、非其人而不授、宣肺腑之秘奥、牢記誦、而莫忘、

○痘疹西江月　凡四十九首

痘疹毒從何起、母胎火毒流傳、生來穢物下喉咽、藏在命門裏面、一旦天行時氣、感令相火熬煎、毒從

骨髓見皮間、彼此一般傳染、

五臟各有形證、認時須要分明、往來寒熱睡脾經、呵欠頓悶肝證、咳嗽噴嚏受肺、面紅驚悸屬心、惟腎清靜忌邪侵、手足耳尻俱冷、

五臟各有一證、其間治法難同、肝爲水泡肺爲膿、大小痘形異種、脾證發爲疹子、心經現作斑紅、腎爲黑陷病多凶、縱有靈丹何用、

痘疹要知順逆、天時人事相隨、大端陽火是根基、若遇陰寒不喜、春夏發而多吉、秋冬逆以何疑、如逢

稠密必凶危、稀少方為平易、

治法而今不定、清凉溫補分明、各持一見論紛紜、目日予為神聖、解毒喜行凉瀉、補中愛使辛溫、不明時令與元神、枉自捕風捉影、

假令天時暄熱、辛溫助為灾殃、嚴凝凉解雪加霜、病者何如抵擋、壯實再行溫補、虛尫又使寒凉、虛虛實實伐元陽、無異隔靴爬癢、

看取時行疫癘、天時熱氣炎炎、精神肥健食能兼、解毒清凉甚便、若是風寒太甚、虛羸吐瀉連綿、此宜

温補法爲先、又在醫人活變、

痘疹要知輕重、吉凶順逆精通、毒輕瘡少順家風、湯藥不宜妄用、瘡窩毒重爲逆、皮膚寸寸成膿、此般形證倒多凶、仔細扶持休縱、

輕者三四次出、頭面胸背稀疎、小便清利大便稠、飲食如常充足、重者遍身齊出、狀如麻子麥麩、咽疼泄瀉悶悠悠、飲食不思可惡、

多有先輕後重、只因觸冒風寒、房勞不避穢腥干、食飲偏於冷暖、間雜人帶穢厭、諸般禽獸盤極庸工

術淺誤湯丸、反使痘瘡變換、
重者變輕何以、常常和暖衣衾、房中謹密少人行、飲
食隨時添進、未見誤投湯藥、不曾妄喫酸腥、此爲
人事奪天靈、安可歸於有命、
要識痘瘡死證、無過五證分明、紫黑喘渴悶何寧、癢
塌咬牙寒噤、灰白頂陷腹脹、皮嫩易破成坑、泄瀉
氣促見鬼神、聲啞頭面足冷、
既識五般死證、其間吉凶如何、瘡頭飽滿作膿窠、任
是推磨不破、四畔根盤紅活、安眠静臥平和、光壯

收靨不蹉跎，管取介疾勿藥，

黑陷乾枯腎敗，咬牙寒戰肝傷，失聲喘氣肺，摧劊，泄瀉脾虛，腹脹癢塌悶亂心死，狂言見鬼神亡，皮嫩易破氣無陽，便血陰崩模樣，

首尾不可汗下，汗時腠理開張，風寒，易入透斑瘡，收靨不齊火旺，悞下必犯脾胃，無事自取內傷，泄瀉黑陷致傾亡，枉使寃靈飄蕩，

大抵痘瘡未出，先須升葛參蘇，如斯不出汗怫疏，紅點見時藥任，大便若還秘結，輕輕四順相徐假饒

自利伐無辜、定與閻羅掌簿、

調痘無過二法、補中解毒兼行、補中參术草耆苓枳實山楂有應、解毒芩連梔蘗連翹枳實防荊芎歸養血妙如神、加減消詳前定、

血氣要分虛實、但於瘡色推求、紫腫紅掀血實由、四物內加解毒、灰白中陷氣弱、四君子是良謨、畧加解毒藥相符、補氣實脾無誤、

但是痘瘡初出、如逢熱盛昏酲、解毒發散藥先行、莫待臨渴掘井、桔梗升麻乾葛連翹甘草黃芩、牛蒡

梔子木通荆、蟬蜕防風作引、
若是如常潮熱、只消乾葛升麻芩連甘草赤芍加、牛
蒡連翹無價、或用參蘇飲子、青皮木香内加、煎來
一服勝靈砂、痘見表疏纔罷、
初熱多生搐搦、急將導赤疏通、木通甘草與防風、生
地黄連同用、再着辰砂調服、須臾救護朦朧、此方
端的有神功、管取行之必中、
壯熱不曾出現、大便秘結難通、顛狂唇裂眼珠紅、此
證凶危堪慟、急與芩連梔蘗、大黄酒炒疏中、連翹

牛蒡與木通，貫衆射干俱用。
自此出而稱寄，認他虛實調醫。虛家泄瀉色如灰，大
補十全堪取。若是腫掀紅綻，芩連梔蘗芎歸。翹蒡
升葛桔甘奇，此個真機妙秘。
灰白不能起發，又加泄瀉頻頻。溫中妙藥不宜停，急
急扶危濟困。當歸黃芩芍藥，甘草乾薑人參。木香
梔子及青陳，官桂丁香靈應。
毒甚常生咽痛，可憐飲食難嘗。射干甘桔最相當，連
翹升麻牛蒡。若是痘堆頸項，此名鎖膈悽惶。一朝

破爛命將亡變作喑啞水嗆、

起發狀如蠶殼乾枯不見水漿此名血竭毒歸藏不治必然命喪、當歸地黃養血、參耆甘草溫良、連翹牛蒡與木香、桔梗青皮發旺、

起發常將撚視、切防黑陷來攻若然黑陷現其中、藥點許多妙用、豌豆七粒燒過亂髮火煅和同、珍珠水浸胭脂紅、針破搽之自腫、

藥點反加黑陷、喪門吊客怱怱、百祥牛李與宣風總是脫空賣美不如人猫鷄犬、四般屎煅和同、木香

湯引妙無窮，妙法半文不用。

起發初生搔癢，比於癢塌爭差。傷寒身癢表留邪，痘亦同茲休訝。治用踈風凉血，荆防翹蒡芎麻，地黄歸葛效堪誇，竹葉木通無價。

大抵痘宜脹痛，最嫌虛癢相干。只因飲食濕邪攢，心火熱而悶亂。外宜茵陳艾炬，內宜參术湯丸，若還癢止證方安，抓破面皮凶斷。

何爲正面怕癢，面含五臟精華。假如破損實堪嗟，氣散魄飛魂罷。尤忌先傷正額，心經火帶虛邪，幾番

試驗不爭差寄語明人體察、
人相火居正額出現胖壯休先果然額上痘蟬聯大
抵凶而不遠喜是兩顋口鼻始終都在其間任教
稠密勢纏綿到底終無傾險、
起發成漿欲靨忽然泄瀉來攻此時脾胃不宜空變
出百端可惱多是內傷飲食只求藥有神功若還
消腫泄淋膿父母北邙泣送、
先用人參白术黃耆炙草煨薑茯苓山藥及木香大
劑煎來溫養不效次求荳蔻木香芡實良方三番

只有異功良此實盡頭酌量、

記取成漿欲靨、最防厭穢腥羶、大黃蒼朮共燒烟、可解一切穢厭內服調元飲子、黃耆炙草人參當歸蒼朮酒芩連犯着荆防即變、

到得成漿痘發依時、都要成痂、若還腐爛臭腥加、此是表虛堪訝急進參耆歸朮、荊防蒼葛升麻連翹牛蒡密蒙花休得失真成假、

若是痘瘡發爛皮破膿血淋漓、內服歸朮與參芪牛蒡連翹官桂外用多年敗草、晒乾研細成灰鋪開

床席任施爲退解火邪毒氣、

痘疹不能收靨反行破爛成瘡一時焦痛甚難當請

問如何發放但取甘草滑石辰州豆粉清涼蜜調

塗上便安康此法不留書上、

有等痘瘡純正緣何日久難收請君仔細問根出不

可臨時差謬或是曾傷冷水或因秘結熱留兩般

治法各推求不枉青囊異授、

傷冷水濕傷脾胃皆虛脾應肌肉主中區無

怪血膿流注可用參耆蒼白青陳甘桔無拘丁香

官桂有方書收裏收表妙處、

如是大便秘結、三朝一七未通、此為熱氣內蒸烘、因此毒難開縱、內服歸黃麻子、大黃略入相攻、再行膽導妙無窮、管取成痂去壅、

收後許多餘證、醫家須要分明、毒留肝臟目生疾、翳障瞳人隱隱、毒入肺脾臃腫、黃歸手足陽明、內傷外感要調停、免致多生怪病、

兩目忽然腫痛、痘家毒入肝經、輕為浮翳掩瞳睛、重則終身廢病、去翳菊花蟬蛻、蒙花蒺藜穀精、各為

細末共和匀湯煮豬肝作引、

癰毒發於肢節常常膿血不乾不知調理早求安瘳疾終身爲患內服千金托裏外塗太乙金丹排膿長肉未爲難任是千金不換、

痘後不宜澡浴痘疤皮嫩易傷不知禁忌受寒涼遍體熱生痛偏此因傷寒勞復不宜官桂麻黃只須九味羌活湯次以補中調養、

痘後或傷飲食致令腹痛非輕不宜轉下損脾經滑導方爲對證白术人參枳實黃芩大麥青陳山查

白茯與砂仁、積化痛疼、俱定、
痘爛不齊收靨、正面灌痛泥膿、急防兩目毒來攻、解
毒清涼好用、酒炒芩連梔蘗、連翹蟬蛻木通、升麻
牛蒡苦參同、細研酒丸酒送、
大凡痘瘡一證、名爲百歲聖瘡、如龍蛻骨換心腸、又
似蟬蛻殼樣出現光壯、收靨落痂顔色相當、飲食
寒暑順陰陽、自此精神長旺、
○痘有順險逆并五善七惡之證
順證○氣血沖和、痘毒宣暢、精神素健、食飲如常、不

必施治、
險證○氣血不舒、痘毒壅遏、或雜證攪擾、開落失期、速宜施治、
逆證○痘毒凝結、氣血乾枯、怪證叢生、病不對藥、治之無功、
五善○一飲食如常　二大小便調、　三瘡色紅活、皮厚堅實、　四脉靜身凉、手足温暖、　五聲音清亮、動止安和、五者不能盡得、得一二亦自清吉、
七惡○一煩燥悶亂、譫妄恍惚、　二嘔吐瀉利、飲食

不能、三黑陷焦枯癢塌破爛、四頭、面預腫、鼻煽肩擡、目張唇裂、五喉舌潰爛、食入卽嘔、飲水則嗆、六寒顫咬牙、聲啞色黯、七腹脹喘促、四肢厥冷、七者不必皆有、有一二亦自難爲、

七惡之外、又有渾身血泡、心腹刺痛、伏陷不起便溺皆血、譫言撮空、是又卒死而不可救者、

○一痘疹總畧歌 凡一十一首 共一十五方

痘雖火毒肇胚胎 不遇天行不見災

郡邑若逢疵癘日 預施靈藥解將來

先痘疹之證、皆由父母胎毒蓄於命門之中、命門者下極丹田也、爲人身生化之源、或遇冬溫、陽氣暴泄、人則感之、觸動相火、至春夏生長之時、即發傳染相似、是謂天行疫癘也、未出痘疹者、但覺冬溫宜先服解毒之藥、如辰砂散、三豆湯、代天宣化丸之類、使毒氣無傾伏留連之患、如脾胃素弱者、更宜調其胃氣、間以四君子湯加陳皮、木香之屬與之、使胃氣和暢、榮衛流通、庶痘易出易靨

予按、代天宣化、即韓氏之五瘟丹也、苦寒尅伐、以

胃敗脾、縱能解疫癘之毒、未必能預解先天之毒、即使能之、亦只可行於藜藿禀實之兒、倘膏粱禀怯、不察妄投、吾恐毒未解而胃先損、痘未至而中已寒、預伐無辜、暗傷真氣、及出痘時、反不能救天枉相仍、咎將誰諉、葢藜藿禀實而毒輕、無俟於解膏粱禀薄而毒重、勢不能解、豈有先天之毒、深藏潛伏於命門之中、毫未發覺、而敢用此沉陰沍寒之品、預伐其生機、誠為危道、必不可行、即欲解之又不若三豆湯之為得也、

欲知痘疹吉凶機　察色觀形在細微

年壽山根猶緊要　鮮明可喜黯青非

痘疹未出之先，欲知吉凶輕重，但於面部推之，其色紅黃明潤者吉，青黑昏黯者凶。相書以山根管命宮，年壽管疾厄，所以二處猶爲緊要也。

汗下雖然謂不宜　刻舟求劍豈通醫

能分虛實知權變　可越乾坤造化維

首尾不可汗下，誠痘科固執之言，然亦自其平證語之耳。若遇風寒外襲，應出不出，則汗劑仍不可少。

如大便連日不通、煩悶狂燥、不與下之、寧不天八生命、是下劑在所必用、但能消息虛實、與時權變、斯可謂之通醫、

始終便溺自調嘉　便若艱難事可嗟

腹脹喘呼多壅遏　急行疏導免留邪

此言可利則利者也、大抵豆瘡始終、小便清利而大便滋潤者爲順、若小便或秘、急宜利其小便、宜八正散、若大便秘結、速用通幽湯滋潤之、

痘家脉證喜中和　徐疾由來不可過

弦急浮洪爲實候　微遲短濇屬虛多

夫人以胃氣爲主、脉亦當以胃氣爲主、脉有胃氣則氣象中和、所謂弦不弦、石不石者是也、太過爲實、不及爲虛、最宜消息、

痘疹傷寒證一般　上工臨證貴詳端

休將汗下輕相試　解表和中病自安

痘疹發熱與傷寒相似、但傷寒只見一經形證、若痘疹則五臟之證皆見、如呵欠頓悶肝證也、乍冷乍熱手足稍冷好睡脾證也、面燥腮赤咳嗽噴嚏肺

證也、煩悸不寧心證也、尻涼耳涼腎之平證也、若尻耳俱熱、則邪伏腎經也、

痘疹雖然本屬陽　往來微熱始相當
倘逢晝夜身如火　解毒須教小便長

凡痘疹屬陽、非熱不成、故治痘不可盡除其熱、如熱太甚毒未發盡、只宜解毒兼利小便、宜連翹升麻葛根湯、

食飲能多胃氣充　自然榮衛兩豐隆
休言食少無他慮　但恐脾虛毒內攻、

痘疹始終能食者、其人脾胃素強、自然氣血充實、易壯易靨、若一旦食減、即宜詢問、或咽喉腫痛、宜甘桔湯、傷食者、橘皮湯、若非已上二證、因脾胃氣弱不能消食者、宜參苓白术散運用之、

最宜安靜號和平　表裏無邪心自清
忽爾燥煩宜審諦　更防神喪欠分明

痘瘡以安靜爲貴、此表裏無邪、不必服藥、但有煩燥、必毒氣壅併、表裏不寧、宜審諦之、如搔爬不寧、瘡癢也、心神不寧、裏熱也、呻吟不止、瘡痛也、非折肱

之乎莫能識其病情、已上治療見後、

四時分治證須真　暑濕風寒各有因

異氣莫教輕觸犯　災危反復立纏身

大凡治病之道、春夏養陽、秋冬養陰、故春病治在肝、夏病治在心、秋病治在肺、冬病治在腎、不可逆也、治痘之人、切須識此、如天有烈風暴雨、酷暑嚴寒、常要謹其帷幔、避其寒溫、寒則益覆欲厚、熱則居處欲清、苟傷熱則血氣淖澤、瘡易腐爛、偏寒則血氣凝滯、瘡難起發、若有觸犯、輕則變重、卒生異證、是謂灾怪，如暴風連日，病見傷風之證，治以桂枝葛根湯；如寒威凜烈，病見傷寒之證，治以正氣散；若酷暑熏烝，病見熱證，治以人參白虎湯；倘值久雨侵淫，有受濕之證，泄瀉身重，治以胃苓湯。

治痘皆言在補脾　補中有害少人知

虛虛實實休輕放　審證施方貴合宜

凡痘瘡始終以脾胃為本，若飲食如常，六腑充實，不須服藥；若補其脾，反增煩燥，為害匪輕。倘不能食，常多泄瀉，此氣虛也，宜四君子湯助之可也。

○入方

辰砂散○預解時行痘毒

鏡面砂一錢研末水飛　乾絲瓜近蒂三寸連皮帶子燒灰存性

右研末，蜜水調分三次服，

三豆湯○預解痘毒，不損元氣，

紅飯豆一升　黑大豆一升　鮮菉豆一升　生甘草三兩

右以三豆淘淨，甘草切碎，入雪水八升，若無雪水以長流水代之，同煮豆熟為度，去甘草，將豆晒乾又入原湯內，再浸再晒，汁盡為度，逐日取豆與兒

食之、最解痘毒、

代天宣化丸 即五瘟丹

預解時行疫癘、傳染相似、併治痘毒、

人中黃 屬土甲己之年為君　片黃芩 屬金乙庚之年為君

川黃蘗 屬水丙辛之年為君　黑梔仁 屬木丁壬之年為君、

雅黃連 屬火戊癸之年為君　鮮苦參 佐　荆芥穗 佐

北防風 佐　淨連翹 佐　山豆根 佐　牛蒡子 佐

家蘇葉 佐

前五味視年之所屬者以為君、其餘四味以為臣、爲君者分兩倍之，爲臣者半之，爲佐者如臣四分之三，冬至之日修合爲末，取雪水煮升麻湯加竹瀝在內，煮神麯糊爲九，龍眼核大用辰砂明雄爲衣，每服一九，竹葉湯下。

製人中黄法，取大甘草不拘多少，納於新竹筒中，緊塞其口，放在糞缸中浸七七日，取起晒乾聽用。

八正散○治痘疹小便秘澁，宜清心火，利膀胱

淮木通　白滑石　小甘草　净連翹　綠升麻

結猪苓　赤茯苓　陳瞿麥　淡竹葉已上各一錢

燈心十莖水煎熱服

通幽湯○治痘疹大便秘結宜潤腸涼血降火

紫草茸　當歸尾　懷生地　火麻仁　陳枳殼

酒大黃　尖檳榔　鮮紅花　桃仁泥 俱等分

生薑一片為引水煎熱服

連翹升麻葛根湯○治痘毒不能盡發宜升托之

淨連翹　綠升麻　粉乾葛　京赤芍　芽桔梗

酒黃芩　黑梔仁　淮木通　麥門冬　牛蒡子

白滑石　炙甘草

淡竹葉七片燈心十莖爲引水煎熱服

加味甘桔湯○治痘疹不能飲食由咽喉作痛

大甘草　芽桔梗君　牛蒡子　鮮射干　綠升
麻　荊芥穗

燈心十莖水煎熱服

橘皮湯○治痘疹不能飲食由傷食所致

廣陳皮　杭青皮　陳枳殼　南木香　生甘草
山楂肉　白雲苓

麥芽一撮爲引水煎空心服

曉明按下桔當作梗

參苓白术散○治痘疹脾胃虛弱不思飲食

官揀參　漂白术　白雲苓　粉甘草　京楂肉

真廣皮　芽桔桔　南木香

砂仁三粒為引水煎半饑服

桂枝葛根湯○治痘疹初起傷風咳嗽自汗

柳楊桂　京赤芍　粉乾葛　北防風　炙甘草

生薑三片大棗三枚水煎熱服暑煖葢覆

正氣散○治痘疹初起因傷於寒作熱無汗頭身痛

肢強

漂蒼术　廣陳皮　川厚樸　南木香　淨麻黄

栁楊桂　炙甘草

生薑三片、大棗一枚、水煎溫服、

人參白虎湯

治痘疹初起、夏月傷暑、大熱煩燥作渴、

官揀參　淨知母　煅石膏　陳香薷　大麥冬

藿香葉　白扁豆　淡竹葉　炙甘草

粳米一撮爲引、水煎熱服、

胃苓湯○治痘疹初起傷濕泄瀉身重

漂蒼朮　廣陳皮　紫厚樸　漂白朮　白雲苓
結猪苓　宣澤瀉　嫩桂枝　炙甘草
燈心十莖水煎熱服
四君子湯○治痘疹脾虛食少、更多泄瀉、
官揀參　漂白朮　白雲苓　炙甘草
生薑三片、大棗三枚引、水煎服、
四物湯○治痘疹能食大便秘、瘡紅腫、
白當歸　正川芎　杭白芍　懷生地
生薑一片引水煎熱服

○一　發熱證治歌凡十五首共二十五方

痘瘡初起身先熱　輕重吉凶何以別
熱輕毒淺吉堪云　熱重毒深凶可說

凡發熱乍進乍退，與微熱者，其痘必稀而輕，毒亦淺，不必服藥。若蒸蒸作熱，煩燥昏眩，其痘必稠而重，毒亦深，宜發表解毒，托裏加味葛根湯

初逢熱渴邪藏裏　切忌冰瓜兼冷水
生津止渴是良圖　小渴任之而已矣

凡發熱作渴，因痘毒內蒸，銷其津液，故令口乾而渴，

微者類以炒米湯與之，切不可以冷水凍柿柑梨西瓜菱角之類食之，反傷胃氣，亦不可以椒薑湯飲之，恐生瘡毒而有他變。渴甚不止，宜解毒葛根湯。

如痘已出齊，或起發，或收靨，而渴不止者，宜人參麥冬散。

如泄瀉不止而作渴者，此脾胃虛弱，津液枯也，宜七味白朮散。

腹痛訶逢發熱時　毒攻於裏報君知

大腸秘結須攻下　莫待臨危悔已遲

書云發熱腹中痛、痘瘡毒内攻、發多生不久、發少更防癰、可見痘疹腹痛、即是毒氣内攻、便當托裏化毒爲上、不可逡巡以生他變、若飲食如常而腹痛者、宜化毒湯、

如大便秘結、煩燥作渴而腹痛者、宜三黄解毒湯、若泄瀉而腹痛者、宜建中托裏湯、

發熱腰疼毒伏留　幾人逢此得優游

人參敗毒眞奇絶　痛減瘡稀病可瘳

凡痘疹發熱腰痛、其證最惡速用人參敗毒及托之

服藥後痛止者吉、不止者凶、

初時發熱多風搐　要識病源屬肝木

木能勝土又歸心　風火相爭脾不足

凡痘瘡發熱有作搐者、因木邪盛而侮土、以導赤散

加辰砂服之即止、此痘甚好、以搐搦發散於四肢

故也、

如痘應出不出而搐搦不止、宜瀉青導赤散解之服

藥後搐止、但心煩啼叫、用麥冬、導赤散清之、

若痘已收靨，餘熱不退而作搐，此大虛之候，多不可救。但父母不忍坐視，強而治之，當以寧神湯合抱龍丸，倍加人參服之，輕者可愈。

熱時吐瀉相兼作　上下毒伸無鬱遏
三焦火盛熱中求　日久須防脾胃弱

凡痘瘡發熱，有嘔吐者，有泄瀉者，有吐瀉兼作者，不可驟止，令毒上下得出。但痘瘡現形，吐瀉即止者，吉兆也。如久不止，先以理中湯和之，如仍不止，以豆蔻丸止之。服藥後吐瀉既止，更服調中湯使脾

氣實其豆易壯易靨也、

狂言燥擾疑逢鬼　神識昏迷熱在裏

鎮心解毒以平期、　譫妄不休應不起

凡痘瘡發熱妄有所見而譫語者、或昏昏好睡夢中囈語喃喃、或狂走尋衣摸牀皆毒氣內攻神室不清所致也、急用鎮心解毒之藥以辰砂導赤散主之、服藥神情復舊者吉、不止則凶、不可治也、

渾身發熱四肢寒、　脾胃虛衰陰冷干

益氣補中應令暖、　仍前瘡盛急尋棺

凡痘瘡渾身宜熱、獨耳尻二處宜凉、所以痘疹之證頭宜凉、手足宜溫、若反冷者、此脾胃虛弱也、四肢脾胃所司、宜補中益氣、狀其中氣斯可矣、

發熱熏蒸血妄行　不知何道血如傾
但從鼻出方無忌　別道來時禍立萌

人身之血不可妄動、痘疹之火熏爍於內、迫血妄行、又隨火而動、或從口出、或從大小便出、皆死證也、但從鼻出者、或有可救之機、宜玄參解毒湯清之、若煩燥悶亂出血不止、此陽痘出血之證、多不可治、

晨昏發熱渾無歇　口舌生瘡唇破裂
咽喉塞痛食難嘗　方用黃連及甘桔

凡痘未出而熱不止，晝夜煩燥，口舌生瘡，唇裂咽痛，此毒火熏蒸，其熱甚急，治不宜緩，急以黃連解毒湯合甘桔湯治之，服藥不效者不治。

微微熱汗吉之機　腠理疎通毒發稀
但恐汗多陽氣弱　調元固胃效無遺

凡痘疹發熱自汗，此不必治，蓋腠理疏通，毒氣發越無鬱遏也，所以古人喻如庖人蒸籠之法，但欲其

鬆耳如恐汗出太多衛氣反弱痘瘡不能成就用調元湯以止之、

惡熱憎寒且戰競　表虛邪正兩相凌

但將柴葛加官桂　升散餘邪吉可稱

痘疹所忌者寒戰如發熱之時憎寒振振戰動者其人表氣素虛痘疹欲出不出留連於肌膝之間邪正交爭振戰火之象也宜柴葛桂枝湯升散之、

發熱綿綿不現形　其間凶吉費調停

解肌托裏須斟酌　施治詳明內外寧

凡痘發熱三日便出者常期也、如過四五日猶不出
熱勢綿綿無休歇者、吉凶之兆未可卜也、急與解
肌托裏、分內外治之、疎者吉、密者凶、
如勞苦之人、皮膚粗厚、腠理閉塞、及風寒外感、瘡爲
外邪所遏、不易出者、此外因也、宜麻黄解毒湯、
如因虛吐瀉、毒氣內陷而不出、及傷飲食陳物菀莝
腸胃之間、與毒合併、鬱而不出者、此內因也、體虛
者以托裏十補湯托之、體實者以枳實導滯湯微
利之、

發表之時少定方　古人專用葛根湯

能通權變知增减　何必勞勞問短長

時師治痘方其發熱、但知用葛根湯、一見紅點、便禁、而不用此乃不知權變者也如痘見熱除、表裏無邪、所以不可再用葛根湯、若痘已見、熱甚不退此毒深於内、倘恐葛根力小不足勝任、寧可止而不飲耶、

解毒升麻湯最良　紅斑雖見飲何妨

時師膠柱無通變　一見紅斑未敢嘗

凡痘發熱初用解毒之劑詳見各條之下此不重贅

但附葛根湯加減之例於後俾臨證擇用可也

○入方

加味葛根湯○治痘初熱毒氣深重大熱眩暈

綠升麻 粉乾葛 京赤芍 炙甘草 荆芥穗

北柴胡 牛蒡子 白桔梗 淨連翹 淮木通

北防風

水一碗淡竹葉七片爲引如大便結加紫草紅花

作渴加麥冬花粉腹痛加酒大黃或秘結亦用酒

大黃解之、

解毒葛根湯○治痘疹初熱口渴不止、

粉乾葛　天花粉　綠升麻　杭麥冬　懷生地

酒黄芩　粉甘草　茅根汁

水煎衆藥以茅根汁對服、

人參麥冬散○治痘已出或收或靨而渴不止、

官揀參　杭麥冬　粉乾葛　漂白术　天花粉

酒黄芩　炙甘草

水煎以竹瀝乳汁對服、

七味白术散○治痘因泄瀉津液不足而作渴者、

官揀參　白雲苓　漂白术　南木香　藿香葉

炙甘草等分　粉乾葛君

水煎徐徐代茶飲、

化毒湯○治痘初起飲食如常、别無他證而腹痛、

粉乾葛　杭白芍　杭青皮　廣木香　陳枳殼

京檳肉　淨連翹　炙甘草

水煎熱服

三黃解毒湯○治痘初熱煩燥作渴、大便秘結腹痛

酒黃芩　酒黃連　紫草茸　鮮紅花　小枳實
淮木通　小檳榔　酒大黃
水煎滚熱服、
建中托裏湯○治痘初熱因泄瀉而腹痛、
官揀參　炙甘草　綠升麻　粉乾葛　白雲苓
陳枳殼　芽桔梗　小川芎　北柴胡　川獨活
水煎薑引、加竹瀝對服或五苓散加獨活亦可、
導赤散○治痘初起發熱作搐、
大生地　淮木通　蘓薄荷　北防風　炙甘草

鏡辰砂另研

燈心十莖引、水煎以辰砂末調服、

瀉青導赤散○治痘應出、不出而作搐、

當歸尾　淮木通　黑梔仁　川羌活　北防風

小川芎　酒黃連　生甘草

淡竹葉七片燈心十莖引以竹瀝對服、

麥冬導赤散○治搐搦後心煩啼叫不寧、

淮木通　杭麥冬　黑梔仁　生甘草

燈心引水煎服、

寧神湯○治痘後作搐至危之候、

石菖蒲　白茯神　黑梔仁　川雅連　淮木通

官揀參　炙甘草

燈心十莖爲引、水煎入竹瀝人參湯對服、

抱龍丸○合前寧神湯、治痘後搐搦、

膽南星四錢　天竺黃五分　真牛黃三分　明雄黃五分

鏡辰砂二分

共爲末、甘草煎濃湯煮麪糊爲丸、不用麝香、以痘瘡忌麝故也、

理中湯○治痘已現形、而吐瀉不止、

官揀參一錢　漂白朮二錢　炙甘草一錢　綠升麻一錢

煨薑三片、大棗三枚、水煎服、

荳蔻丸○治痘出吐瀉服理中湯不止者

南木香三錢　西砂仁二錢　石龍骨五錢　白枯礬七錢

肉荳蔻麪包煨五錢　赤石脂煅過七錢五分　柯子肉淨肉五錢

共爲末、米糊丸如胡椒大、三歲兒十九、四歲以下

二十九、陳米飲下、

調中湯○治吐瀉旣止、速調中氣、

官揀參　炙黃耆　漂白术　杭白芍　南木香
廣陳皮　炙甘草
大棗三枚爲引、水煎服、　若三焦火盛者、又當甘
凉之劑解之、不在此例、
辰砂導赤散○治痘毒內攻、神室不清、或譫妄狂惑、
官揀參　正雅連　黑梔仁　漂白术　淮木通
大麥冬　辰硃砂另研
燈心十莖、水煎入竹瀝、調辰砂末服之、
補中益氣湯○治痘初熱、四肢厥冷、中氣弱也、

官揀參　炙黃耆　漂白朮　廣陳皮　當歸身
青化桂　炙甘草
煨薑大棗引、水煎服、服藥後手足煖者生、逆冷不
回者死、

玄參解毒湯○治痘初熱熱毒火熏蒸而見鼻血、
潤玄參　枯黃芩　炒梔仁　苦桔梗　懷生地
粉乾葛　荊芥穗　炙甘草
水煎入茅根汁、加京墨磨濃調服、

黃連解毒合甘桔湯○治痘煩熱不止口舌生瘡、咽

喉痛

酒黃連　酒黃芩　黑梔仁　煅石膏　苦桔梗

淨連翹　南薄荷　荆芥穗　牛蒡子　生甘草

水煎和竹瀝服、

調元湯○治痘證自汗過多衛氣反傷宜止之、

大官揀　炙黃耆　條黃芩　漂白朮　杭白芍

杭麥冬　炙甘草

水煎服　如汗不止加地骨皮麻黃根以豬心肺

煮湯對前藥服更妙、

丁曉明按：防丰即防風

柴葛桂枝湯○治痘將出而憎寒振戰，此毒氣留連於腠理間也、

北柴胡　粉乾葛　川羌活　大揀參　北防丰

嫩桂枝　牛蒡子　炙甘草

淡竹葉十片，水煎熱服、

麻黃解毒湯○治痘未形，發熱不退，腠理閉塞，及風寒外遏不出、

陳麻黃去根節用，蜜酒炒黑　川羌活　綠升麻　荆芥穗

粉乾葛　北防風　淨蟬蛻　苦桔梗　牛蒡子

炙甘草
水煎入燒過人屎調服
托裏十補湯○治痘因泄瀉毒氣內陷而不出
官揀參　炙黃耆　當歸身　紫川樸　芽桔梗
青化桂　正川芎　北防風　香白芷　炙甘草
水煎調牛蒡子末服
枳實導滯湯○治痘因傷飲食鬱滯而不出
小枳實　淨連翹　法半夏　酒黃連　山楂肉
炙甘草　紫草茸　酒大黃

水煎調檳榔末服

升麻葛根湯○治痘證初熱將出未出以此助其升生、

綠升麻　粉乾葛　白芍藥　炙甘草

口渴加　天花粉　杭麥冬　絲茅根汁

腹痛加　小枳實　淮木通　山楂肉

腰脚痛　漂蒼术　川黃蘗　川羌活　淮木通

頭痛加　小藁本　香白芷

搐搦加　淮木通　水竹瀝　蘓薄荷　淨連翹

泄瀉加 官揀參 漂白朮 白雲苓 懷山藥

譫妄加 石菖蒲 黑梔仁 淮木通 辰砂末

四肢冷 官揀參 炙黃耆 黑薑灰 青化桂

嘔吐加 漂白朮 白雲苓 法半夏 廣陳皮

衄血加 潤玄參 黑梔仁 枯黃芩 茅根汁

咽痛加 芽桔梗 牛蒡子 鮮射干

咳嗽加 廣陳皮 家蘇葉 陳枳殼 信前胡

大便秘 懷山藥 紫草茸 鮮紅花 當歸尾

多啼哭 淮木通 黑梔仁 正雅連 大麥冬

吐舌弄舌證並加　正雅連　北防風　黑梔仁

已上皆用淨水煎服、隨證加味用之

○一見形證治歌凡一十八首共一十八方

發熱三朝痘出稀、方爲毒淺吉之機、

先期痘甚渾無制、過此多因血氣微、

凡痘發熱三日而出、常期也、出而稀者、不須服藥、如發熱一二日即出者、此毒氣太甚、冲擊榮衛、一齊湧出、難以制服、大凶之象、必欲治之、不過消毒救裏使無陷伏耳、宜消毒快斑湯、

如過期四五六日始出、此血氣本虛、不能載毒使出、當補中托裏發表、宜增損八物湯、

痘出遲遲有數般、皮膚閉塞屬風寒、
裏虛吐瀉宜分治、痘壅三焦治却難、

凡痘出有常期、若應出不出、或外感風寒、六腑閉塞、不能即出、其證頭眩身痛、發熱無汗、喜蓋覆猥倚懷中、此惡風寒之象也、當發散之、宜加味參蘇飲、若曾經吐瀉、裏虛不能快出、宜加減調中湯、如發熱煩燥狂妄大渴、脣燥舌裂、此毒氣壅併、留而

不洩毒火鬱於三焦榮衛不行、上下不通而死矣

應期不出事如何、　發表諸方切忌訛、

腹脹便堅煩燥甚、　消斑承氣理沉痾、

凡痘疹應出不出或外感風寒內虛吐瀉治各不同、如前參蘇飲、調中湯、敗毒散葛根湯之類皆良法也、若熱甚腹脹氣粗、煩燥悶亂大便秘結此毒火內蓄、急以消斑承氣湯解之、

痘出身涼吉可期、　如逢熾熱復明夷、

終朝漸密無空隙、　怪證叢生必定疑、

痘瘡之熱、毒火爲之、未出之先、毒火在內、故發熱於外、既出之後、其毒發外、熱當盡退、毒本輕而痘亦稀也、若痘既出、熱仍不退、是毒積於中、未可爲輕急、用解肌化斑升托之、服藥後熱漸退、方可言吉、更不退、其痘纍纍而出、痘空中始雖稀而終朝漸密、最怕生出他證、或狂妄、或泄瀉、或腹痛、或搔癢或失聲、或錯喉乾嘔、或喘促黑陷、皆不可治、

出現先觀面部中、其間凶吉最難逃、

進唇夾頰方爲吉、額上眉心未可逢、

人之面部、五臟精華皆見於此、故左頰屬肝木、右頰屬肺金、額屬腎水、鼻屬脾土、又正額太陽脉之所會、唇頰陽明脉之所經、兩耳旁少陽脉之所過、瘟爲陽毒、故隨陽位而見於面、但陽明胃與大腸、積陳受污、氣血俱多、先於其部出現者吉、若太陽則水火交戰之位、少陽則木火相併之衝、若於其位出現者凶、不但出形、忌於正額眉間耳之前後、凡起灌收靨、但從此處先者、皆逆象也、

頭爲元首至稱尊　更有咽喉關闔門、

若使痘瘡多出此、蒙頭鎖項受災速、

經曰、頭者精明之府、五臟精華皆現於面、至尊至貴不可凌犯者也、咽者胃腕、水穀之道路、主納而不主出、喉者肺管、呼吸之往來、主息之出入、人非此則水穀絕、呼吸廢而死矣、故謂關闌之門、痘瘡最要頭項稀少、如頭面多者、謂之蒙頭、咽喉多者、謂之鎖項、蒙頭則視聽昏廢、神明失居、鎖項則內者不出、外者不入、正所謂神出則機息、氣止則化絕、死之兆也、

頭面胸前痘欲稀、四肢雖盛毒猶微、

渾身碎密多惆悵、疏解當知發散機、

頭面諸陽之會、胸前諸陽之聚、臟腑受氣之區、陳氏曰、痘疹輕者作三四次出、頭面稀少、胸前無、以清陽之分、不可濁亂也、至於四肢、雖爲陽之本、乃身之役使、卒伍卑賤之職、故不畏其多也、若遍身稠密瑣碎、急爲解毒、疏通榮衛、令氣得其均、血得其活、一齊起發、庶無乾枯黑陷之變、用疏毒快斑湯隨證加減而調之、

痘瘡磊落不須防、　叢聚相黏定見傷、
蠶殼蛇皮生不久、　蚤斑蚊跡禍難量、
凡痘瘡初出、須看相去遠近、若相去三五寸一粒者、
輕證也、一二寸者頗密、如二三成叢者、必密而重、
其候多變癢塌、如蠶之殼、蛇之皮者、此氣至而血
不隨也、當行氣補血、宜袪風匀氣散、　如蚤之斑
蚊之跡者、此血至而氣不隨也、當凉血補氣、宜參
耆和氣飲、
一出形來艷色嬌、　定知皮嫩氣虛枵、

溶溶破損生難久　個個成漿喜氣饒、

痘瘡出形、如平日正色者吉、痘色帶艷而赤、其後多皮嫩易破、癢不可救、但見帶艷、即防後日癢塌之變、早用疎風固表消毒之藥、使血氣充實、邪火漸退、正氣不虧、光壯乾收、如期不亂可也、宜固陽散火湯解毒固表、

最怕頭焦黯色封　又愁皮嫩水溶溶、

頭焦變黑多歸臀、　皮嫩須防癢塌攻、

痘瘡初出、所喜明潤而鮮、堅實而厚、若頭焦帶黑、此

毒在血分、不急治之、則變黑歸腎而難救矣宜涼血解毒湯、解散血中之邪、 黰音晦、青黑色也

若皮嫩質薄、此毒在氣分、不急治之、則癢塌而死宜加味固陽散火湯、

痘瘡切要解咽喉、 喉痺咽瘡毒火浮、
但恐一朝封管籥、 鎖喉聲啞枉營謀、

凡痘瘡未有咽喉不痛者、如煙窓之狀、火焚於下、煙升於上、宜乎作痛、宜鼠粘子湯、外用一聖散吹之

惟恐斑瘡入眼中、 膏煎黃蘗妙無窮、

但觀眼內多紅赤、急瀉心肝免損瞳、

痘瘡之毒第一防眼、所以古人用護眼之法、其慮深矣、宜黃蘗膏塗之、若眼內有紅筋縈纏、或眼腫閉、多生眵淚、急瀉心肝之火、宜蟬花散清解之、

痘瘡只出一般奇、斑疹相參最不宜、

消疹化疹宜急解、倘仍不解勢傾危、

錢氏曰、痘只一樣爲善、若已現形、間有碎密如芥子者、此夾斑也、皮內鮮紅成塊、此夾疹也、皆毒火熏

爍於內，故使斑瘡夾出於外，急宜解毒，使斑瘡消散，痘得獨成，宜荆防解毒湯消散之。

痘標纔見兩三窠，　爬搔渾身瘙癢多，
此是火邪留腠理，　急清風火證應瘥。

凡痘初出之時，遍身作癢，爬搔不止，此火邪留於肌肉皮膚之間，不能即出故耳，與傷寒不出汗作癢同，非癢塌之例也，宜瀉心肝火邪，其癢自除，宜清風去火化毒湯升散之。

口中腥臭氣衝衝，　邪毒炎蒸肺作癰，

瀉火清金須急用、　淹延七日禍相從、

凡痘初出、若口中之氣腥臭衝人、此肺中邪火熬煎炎燥、故令腥臭出於口、急與清金瀉火湯解之、倘淹延不治、至七日而死矣、經曰肺絶者七日死、此證之變、或失聲、或喘、或乾嘔、皆其候也、

皮中簇簇如寒粟、　肉腫隆隆似熱瘑、
如此豈能延日月　哀哉不久返瀛洲、

凡痘初出、欲其顆粒分明、皮肉柔潤、若簇簇生於皮間、似風寒、粟子之狀、此痘變於反掌、不待起發即

隱而不見啼叫煩悶而死矣、或有正面腰背胸膈手足腫硬成塊似、丹瘤之狀、此證候起發之時、其處瘡先黑陷破爛、不能漿乾較而死皆爲不治、

出形未定先涵水、　起發之時便戴漿、
膿水未成收靨急、　休誇妙術有靑囊、

凡痘初出一點血、血、血化爲水水化爲膿膿成而毒解、此自然之序若初出之時、半爲水泡或將起發便戴白漿或膿水未成、忽然收較、此毒火太甚、失其自然之序、不應至而至、謂之太過、不久倒陷入裏

而死無有治矣蓋不應至而至所謂早發還先萎也比之應至不至者因其氣血不充尚有補救所謂人奪天功此則不相侔矣

鼻如竈突而烘煙　皮似塗硃或槁然
唇舌咽喉痘叢聚　任教和緩莫回天

凡痘瘡之證始終歸重於太陰陽明手太陰肺手陽明大腸足太陰脾足陽明胃者是也蓋鼻者肺之竅貴於滋潤鼻乾黑燥如竈突之狀火刑金也面者陽明經所聚貴於鮮明而黑而枯精華散矣皮

者脈之合、欲其色紅白如常、色若塗硃、火之象也、或如橘柚、火極如土、則黃矣、咽喉脈胃之管籥、脣吻脾之竅也、舌者脾之絡也、痘甚於此、其毒極矣、安可治哉、

○入方

消毒快斑湯○治痘未期而出、毒氣太甚、

芽桔梗　荊芥穗　北防風　京赤芍　炙黃耆

牛蒡子　當歸尾　潤玄參　淨連翹　信前胡

淮木通　天花粉　炙甘草

水煎熱服、

增損八物湯○治痘過期而出氣血虛弱

官揀參　漂白术　炙黄耆　自當歸　正川芎

牛蒡子　荆芥穗　京赤芍　淨連翹　北防風

芽桔梗　粉乾葛　炙甘草

水煎不拘時熱服、

加減參蘓飲○治痘應出不出由外感風寒玄府閉

塞、

官揀參　家蘓葉　粉乾葛　廣陳皮　信前胡

香白芷　苦桔梗　陳枳殼　川羗活　北防風
炙甘草
竹葉十片爲引水煎服、
加减調中湯○治因吐瀉內氣虛弱痘出不快、
官揀參　漂白术　炙黄耆　南木香　上薄桂
白雲苓　法半夏　廣陳皮　炙甘草
生薑一片爲引水煎服
消斑承氣湯○治痘因毒火鬱遏應出不出大便秘
結宜下之、

錦莊黃 陳枳殼 川厚樸 片黃芩 川黃檗
黑梔仁 淨連翹 淮木通 炙甘草
熱甚者加芒硝紫草、
生薑三片引水煎滚熱服

解肌化斑湯○治痘出熱仍不退由毒氣未盡也
綠升麻 粉乾葛 淮木通 牛蒡子 苦桔梗
天花粉 地骨皮 荊芥穗 片黃芩 川黃檗
大便結加紫草茸
水煎熱服

疏毒快斑湯○治痘出渾身瑣碎稠密

官揀參　北防丰　荆芥穗　淨連翹　牛蒡子

當歸稍　芽桔梗　赤芍藥　炙甘草

熱甚加　酒黄芩　酒黄連　地骨皮

渴者加　粉乾葛　天花粉　太麥冬

氣虚加　炙黄耆　南木香

便堅加　紫草茸　陳枳殼

溺赤加　車前子　淮木通

食少加　漂白朮　京楂肉　廣陳皮

癢者加　上薄桂　南薄荷

腹脹加　川厚樸　大腹皮

喘咳加　淨知母　桑白皮

泄瀉加　上薄桂　柯子肉　黑薑灰

作痛加　白芍藥　酒黄芩

俱燈心引、水煎熱服、

祛風勻氣飲○治痘出如蠶殼如蛇皮、由氣至而血不隨也、

官揀參　正川芎　大當歸　赤芍藥　杭麥冬、

北防風　杭青皮　荆芥穗　南木香　上薄桂
炙甘草
水煎半錢服、

參耆和氣飲○治痘出如蚤之斑、蚊之迹、由血至而氣不隨也

官揀參　炙黃耆　淨連翹　牛蒡子　酒黃芩
粉乾葛　淨蟬蛻　當歸身　淮木通　苦桔梗
炙甘草
水煎服、服後氣血均隨者吉、如舊者凶

固陽散火湯○治痘出色艷而赤切防癢塌、

官揀參　炙黄耆　炙甘草　綠升麻　當歸尾

北防風　懷生地　淮木通　荆芥穗

大棗三枚為引、水煎服、

凉血解毒湯○治痘出頭焦帶黑血分有毒防變黑陷

京赤芍　當歸尾　懷生地　淮木通　牛蒡子

淨連翹　紫草茸　芽桔梗　鮮紅花　山豆根

生甘草

水煎入燒過人屎一錢調服、

固陽散火湯

方見前此加　漂白术　白雲苓　減去生地黄

鼠粘子湯○治痘出咽喉作痛、

鮮射干　芽桔梗　淨連翹　牛蒡子　生甘草

水煎入竹瀝和勻服、

一聖散

苦參不拘多少、切片畧焙乾、研爲細末每用一二分、吹之甚效若不早治、咽喉瘡煩燥、吸門腫塞、水入

則噏食入則嘔咽啞失聲救之遲矣

黄蘗膏○治出痘預護其眼免致痘瘡入目

厚川蘗一兩　粉甘草一兩

二味研爲細末用新菉豆五合汲新水三碗浸豆一晝夜去豆入紅花一兩煮之其水約減二盞又去紅花然後入前二末慢火熬成膏每用敷眼胞上下厚塗之則痘瘡不入眼矣

蟬花散○治痘出兩目壓閉多生眵淚此非封眼之時急治

净蝉蜕　密蒙花　酒黄连　当归尾　淮木通

草龙胆　北柴胡　正川芎　黑栀仁　北防风

白豆蔻

淡竹叶十片为引，水煎热服。

荆防解毒汤○治痘出夹斑夹疹，

官拣参　北防风　荆芥穗　枯黄芩　牛蒡子

净知母　川黄檗　生甘草　润玄参　绿升麻

煅石膏　净连翘

淡竹叶为引，水煎服，服此斑疹仍不消者不治。

清風去火化毒湯○治痘初出風熱作癢表未解也、非癢塌之謂、

北防風　綠升麻　杭白芍　柳桂枝　荆芥穗

粉乾葛　牛蒡子

淡竹葉爲引、水煎服、

清金瀉火湯○治痘出口中腥臭之氣衝人謹防肺癰、

淨知母　懷生地　枯黄芩　鍜石膏　芽桔梗

黑梔仁　杭麥冬　紫菀茸　淮木通　天花粉

生甘草
鮮桑葉七片爲引、水煎、竹瀝對服、
○一起發證治歌凡二十六首共五十方
起發由來無定期、庸常計日強猜疑、
不知毒氣分深淺、妄執方書只補脾、
時俗醫云、三日發熱、三日出形、三日起發、此鄙論也、
蓋毒氣有深淺、元氣有厚薄、出之先後、壯亦因之、
大抵不出五六日間、彼毒淺氣厚者、其起發常易
毒深氣薄者、至五六日始壯者有之、未可以常期

準也俗醫見其起發之遲不認毒之淺深槩謂五氣不足妄用補脾之劑殊不知會因吐瀉不能食者補脾以助長可也若無吐瀉能食六根堅固復用補藥不免黨邪爲害非徒無益而反害之

起發如期貴適從　過猶不及類皆凶

先期痘出充膚腠　過後斑瘡腹裏壅

凡痘瘡起發只在六七日謂之得中盖自發熱算起正當六七日也如未及期而驟發此毒火太甚槩衛氣虛直犯清道而出謂之邪氣太過法當固表

解毒、以防癢塌之變、宜黃耆芍藥湯、
如過六七日不起發、此臟腑虛弱、毒留於中、壅塞不
出、謂之正氣不及、法當托裏解毒、以防倒陷乾黑
之變、宜內托護心散、

出形已定視根窠、　紅活充肥氣象和、
倘若青乾兼紫黑、　急宜解托勿蹉跎、

凡痘出現已盡、將當起發、僅視根窠、以決輕重、如形
充滿、色紅潤、此氣血和暢、毒氣發越、大吉之兆、不
須服藥、若形扁而塌、色枯而黑、此氣血多乏之毒氣

壅遏不能起、急用解毒托裏之藥、用十宣散內托之、

痘出稀疏正得宜、　如斯平順不須醫、

若然稠密休輕易、　解毒常常慮險危、

凡痘出稀少、不須服藥、若稠密其毒必盛、防氣血不足、起發不透、漸生變易、當服解毒托裏散服藥之後、紅活光壯、此氣血內實、毒不能留、即止後服、如服後病勢淹延、此邪氣盛、正氣虛、不能成就、宜屢服之、如服此藥當起不起、此必有變、不可治之、反

取怨尤也、

郛郭充肥完且堅、　色多蒼蠟或紅鮮、
如逢破損多囂薄、　縱有良方恐莫延、

凡痘郛郭充實皮囊堅厚以指擦之堅實不破其色蒼蠟而紅活皆順證也、不喜乾燥淫濕若瘡雖紅鮮反乾燥而不充肥此火甚而血不足宜輕清之劑退火凉血用四物快斑湯、

如瘡充肥而帶濕浮此濕盛而氣不足宜利濕補氣兼風藥治之盖風能勝濕故也四物快斑湯、

如瘡紅活充肥、以指擦之隨破、此名皮嫩易破、後必
癢塌、不可治、宜大補快斑湯、

如當起發、如浮囊空殼、如蠶之殼、麥之麩、皮中無水
色者、此血氣俱虛、用大補快斑湯治之、服藥後若
轉而潤澤、中涵水色者可治、否則癢塌悶亂叫哭
而死矣、

形色須教着意觀、　紫紅實熱白虛寒、
倘然錯認分毫處、　咫尺雲泥禍害端、

凡痘瘡起發、須諦觀形色、以定重輕吉凶、如根窠紅

潤、頂蒼蠟色者上吉、根窠紅、頂灰白色者次之、根窠赤頂亦赤而帶艷者、此火勝、用解毒瀉火湯清之、服藥色退者生、不退者凶、

如純白色者、作寒論、此血寒氣虛也、虛則補之、十全大補湯、加丁香鹿茸、回其陽氣、四肢冷者加附子、

如純紫赤色者、作熱論、此血熱氣實、實者瀉之、黃連解毒湯加犀角之類、以平為期、服藥磨色回者十死一生

四圍起發陷居中、陽氣虧衰尚未通、

若是中枯成黑子、此名疔痘類非同、

痘瘡起發、其形不一、有緊小而充實者、俗呼珍珠痘、此痘易壯易靨、有粗大而飽滿者、俗呼天痘、此痘早壯遲靨、有四圍起中心落陷者、俗呼茶莢痘、此痘有吉凶、有輕重、稀者輕而吉、密者重而凶、蓋因中氣不足、時日未到、但四圍起發而中心尚是好肉、未得起發耳、時日既到、自然充拓而成血漿、輕稀者不須治、重密者用解毒化斑湯、若先有水、忽然乾枯黑陷、此名疔痘、不可與中氣不足同例論

中心微起四圍乾、不久焦枯變一般、
毒火熏烝津液竭、開關啟竅治應難、

凡痘有中心微起含水色、四畔乾枯者、此毒火熏烝津液枯竭、急以疔痘之法治之、否則盡枯、又復煩躁叫哭喘渴者不治、

痘疔只為火傷陰、濟急無如砭與鍼、
解毒透肌兼發散、胭脂四聖效應深、

大抵痘之初出一點血、此一點屬正氣被毒氣衝擊、隨腠理而出現、其後毒與血化為水、水化為膿、膿

成毒解若毒太甚熬煎陰血其血乾枯而變黑色不得化水反閉塞毒出之路以致毒氣陷伏不得出此名倒陷其人煩燥腹脹喘滿口渴多不可救故古方外以鍼刺破吮出其血或用燈火焠之無非欲其開闢啟籥而使毒氣得出也宜四聖珍珠散治之用藥後其瘡便回者吉如不回反添黑陷死證也不可妄治內服之藥有用穿山甲燒人牙者藥既非解毒發表之藥又無托裏快斑之能感者執而用之遣足快事又不若四聖快斑散屢多

奇效、

審齋曰、錢氏用百祥丸、牛李膏、必其人大小便秘結、煩燥作渴、故宜服之、若其人大便自調、身無大熱、則必不可用、今改去百祥丸、牛李膏、以宣風快斑散代之、服此以通爲度、通後瘡回、以四君子湯徐調之、若或因泄瀉、其瘡由灰白而變黑陷、此名倒靨、宜木香快斑散治之、

予按痘中壞證、惟黑陷最惡、凡見黑陷者、大便未必自調、身體未必不熱、神情未必不擾攘、宣風快斑

散或可治其輕者若大便秘結煩燥悶亂大熱口渴舌上黃黑者捨百祥無以挽回盖黑陷凶危之證非峻厲之方不足以制其猖獗今仍加入百祥丸及棗變百祥丸無價散胡荽酒併外治忍冬湯五方以便臨證酌用萬氏錢氏兩存可也

黑陷瘡爲壞證先　此名惡候古今傳
若教出現渾身上　盧扁無功莫怨天

凡黑陷用以前治法其瘡紅活依期光壯吉兆也倘服藥如故則不可治若痘本稀其中起發者多畧

有數個黑陷此則可治、假如稠密又不起發、或灰白或紫赤、或青乾、又加黑陷者、治之無功、

灰白遲延頂復平、　紫紅掀腫候須明、
且將氣血分虛實、　莫棄圓機執一行、

凡痘瘡喜紅活充實、若不紅活充實、虛也、紅腫太過實也、假如灰白色、當起不起而頂平陷者、此氣虛也、必問其人初起證候、如初因吐瀉不能飲食、其後瀉止而灰白頂平者、此正氣虛弱、宜大補快斑湯以補之、

如泄瀉一向不止，用異功快斑湯，兼荳蔻丸。如服巳上之藥，泄瀉仍甚，用附子理中湯以溫其中。

若其人素日虛怯，而吐瀉不止，此元氣不足，用補元快斑湯；如誤服解毒寒涼及悞飲冷水者，用調中快斑湯。

若灰白色，又加癢塌頂陷腹脹，此不治之證。假如紅掀紫腫，血熱也，宜涼血快斑湯。

若其人素實，初起悞服熱藥，以致紅掀紫腫，宜三黃解毒湯清解之。若紫赤變黑，喘渴不寧者，不治。

起發猶如錫餅鏽、皮膚光若水精壺、
其人能食方無慮、不食將爲鮑肆枯、
凡痘瘡稠密、要依次起發、紅活尖者吉、一齊起發遍
身白色如錫餅形、頭目浮腫、此惡候也、但看其人
之食飮何如、若能食大便堅、小便清、無他證、往往
延至日久、渾身皮脫而愈、若不能食、後加吐瀉熱
渴、搔癢必死之證、能食者、宜服解毒之藥、用助脾
快斑湯扶其中氣、
起發之時未試漿、口唇瘡色早焦黃、

如斯惡候無人識、　慢自矜誇強立方、

口唇脾之候也、脾司運化以養血氣、所以痘瘡不宜脾胃受傷、如初出起發之時、漿水未試、口唇瘡色內帶黃漿、此惡候也、時人不識、喜其成漿、便呼為吉、不知六七日間、其瘡先靨、剝落一層而死矣、

瘡頭起發漿先白、　不問何經皆是賊、
慢誇妙手有仙方、　七日應為泉下客、

凡痘由紅點而水泡、由水泡而膿泡、而結痂、有自然之序、初起發時頭帶白漿、此逆癘也、不可治、

發時磊落最堪誇、　相串牽連事可嗟、
若又四圍添小粟、　定然搔癢證來加、
凡痘起發顆粒分明尖圓磊落者吉、若彼此牽連成一片者凶、如上分氣血虛實用解毒快斑治之或本痘起發或於根窠四畔又旋出小者、攢簇本痘、成叢似粟者、不待養漿即加搔癢而死矣、
起發時常驗四肢、　發而不透或凶危、
此緣脾胃多虛弱、　發散還須當補脾、
凡痘瘡宜視手足何如、若手足循序起發此脾胃素

強、毒氣得越、不必憂慮。若遍身俱起、手足起不遲、此脾胃本弱也。蓋脾胃主灌溉四肢、今既虛弱、不能行其津液、使毒得越、所以手足起發不齊、宜補脾快斑湯助長可也。

起發之時貴謹扶、調和何必問醫巫、
暑寒食飲須當慎、後悔噬臍莫可圖、

痘瘡有輕變重者、犯禁、或誤醫藥、或犯風寒、有重變輕者反是。然輕重吉凶之變、存乎起發之時、調護不可縱弛也。或遇暴風驟雨、迅雷閃電、即當以密

布幃幔、緊飾房戶、以防客風怪氣之侵、如失調護爲寒凉所欝、不能起發、宜正氣快斑湯、

凡痘起發之時、遇久陰雨不能起發宜平胃快斑湯以燥其濕、

凡痘當起發、遇天氣暄熱、俗人不知、謂痘欲温暖盖覆太厚、以致毒火欝遏、不得發越、此壯火食氣、反虛其氣、宜白虎快斑湯、

凡痘當起發、悞傷生冷、以致脾虛不能起者、用理中快斑湯

凡痘瘡起發、內傷飲食、腹中飽悶或痛、以致中氣鬱遏不能起透者、宜寬中快斑湯、

自此常宜大便堅、　如常調理保安然、
若逢泄瀉無休歇、　寒熱須教仔細研、

痘瘡自起發之後、大便要堅、雖三四日一次亦無事、
小便常要清利、若見小便赤少、宜四苓新加湯、
或有忽然泄瀉、宜分寒熱治之、視其所泄之物、或焦
黃酸臭、此內熱也、或傷飲食、宜胃苓和中湯、
若泄出之物清白澄冷、裏寒也、用附子理中湯、方見前

如久泄不止、用理中湯吞送荳蔻丸、方見前

其人能食素脾強、大便雖溏也不妨、
但用補中消導藥　六君加味信良方

其人能食雖有泄瀉不能為害、當用補中之藥宜六君子湯固其中氣、

起發預防頭面腫、大頭時氣可兼醫、
瘡宜磊落色宜潤、反此傾危命必隨、

凡痘瘡起發、有頭面由漸而腫、此毒氣發越聚於三陽欲作膿血、故皮肉掀腫、此雖正病、亦當解毒護

目救咽喉而兼治之宜清毒化斑湯、

若頭面不腫、必瘡本稀疏磊落、痘根輕淺、雖作膿血

却不占處故宜不腫、不必治之、

若痘稠密、應腫不腫、此毒鬱於內、不能起發、急服托

裏快斑湯、服藥後瘡起者吉、不起者凶、

至於腫時、又要觀其皮色何如、磊落紅活者吉、模糊

黑黯灰色者多不可治、

亦有痘將起發、便頭目先腫、此天行疫癘之氣、名大

頭瘟者是也、急解其毒、宜苦參散、

面腫頭浮眼不開、　如斯惡候實堪哀、

未應開處偏開早、　搔癢頻加凶禍來、

痘瘡起發、頭面浮腫、有不閉目者、但觀其痘之輕重疎密、若疎輕者、目雖不閉亦不防、重密者其目要閉、宜閉不閉者凶、蓋眼封鼻塞、神氣内固而不外馳、吉兆也、但遇封眼之時、必待其收靨之時而後漸開可也、若未及收靨、漸生搔癢、而腫消目開者大凶、

痛癢原來有實虛、　癢虛痛實載於書、

都來痛者終爲吉、　諸癢難言吉自如、

大凡諸痛爲實、癢爲虛、謂之實者、邪氣實也、謂之虛者、正氣虛也、蓋痘瘡始終、氣以載之、血以養之、氣血充實、則禁固其毒、不得橫行、所以緊實而爲痛也、痛乃美事、不須服藥、苟欲治之、宜涼血芍藥湯、痘瘡作癢、邪氣橫行、泛濫皮肉、不任條約、侵螫是爲癢也、蓋痘瘡惟回頭作癢、容或有之、此否極泰來之兆、若發熱及起漿時作癢、皆危證也、內宜托裏解毒之藥、外用熏洗之法、令無致於癢塌破陷、可

矣、仍要分虛實治之若能食而大便秘者、此邪氣
內實正氣外虛宜加味四聖解毒湯、外用洗法
若有泄瀉而作癢者、乃正氣裏虛邪氣外實宜調元
托裏湯、外用熏法、

起發之時渴又臨、　火邪內迫熱偏深、
急宜解毒生津液、　休得俄延向外尋、

凡痘瘡起發身上作熱不可除其熱若不熱則痘不
發如熱太過甚於常時唇焦口燥皮短少不可
不治宜導赤解毒湯微解之、

若痘瘡作渴、此是常事、蓋由胃中津液不能滋養本元、内則熾於毒火、外則灌潤於瘡、故宜渴耳、凡一切瓜菓生冷之物、不可與食、惟炒米湯飲之爲宜

若渴太甚、看其人虛實而治、

若飲食如常、大便堅實而渴者、此内熱也、宜生津地黄湯潤之、

若泄瀉而渴、此内虛津液不足、不能上潮於口、宜七味白术散滋之、

聲啞無音更咬牙、　憎寒燥擾亂紛譁、

錯喉乾嘔多昏悶、　形氣俱傷最可嗟

痘瘡始終要聲音清朗、人事安靜、五臟堅實、飲食如常、若起發之時、忽然失聲、咬牙寒戰、煩燥昏迷、嗆水錯喉、乾嘔、痰氣喘急、泄瀉不止、腹痛悶亂、俱皆凶證、古人云、痘出而聲不變者、形病也、痘未出而聲變者、氣病也、痘出而聲不出者、形氣俱病、將欲治之、誠難爲力、咳嗽而失聲者非此論、

痘兒嘔噦不堪聞、　不是寒邪是火焚、

妄進湯丸如拙匠、　內傷臟腑匪妖氛、

凡痘瘡乾嘔無物或時常噦遂此臟腑內傷衝任之火上犯清道故為嘔噦之惡聲經曰絃敗者聲必嘶木陳者葉必落臟敗者聲必噦鍼灸無功湯藥無效此之謂也若飲食而嘔當分寒熱而治如曾傷冷物受寒氣此寒嘔也宜二陳理中湯如未傷冷物及寒氣此熱嘔也宜二陳一運湯和之若飲食哽塞而嘔噦者咽中有瘡必作痛悶塞而嘔宜加味鼠粘子湯外用搽涎散吹之

渾身痘瘡精神耗　補瀉無功煩復躁

狂言啼哭見鬼神、臟腑敗傷天命到、

凡痘稀少自然易壯密者切防氣血虧損起發不透

即是病之所在、如前法治之、虛則補之、實則瀉之、

在氣補氣、在血補血隨機應變毋中權衡不可執

方以悞人命、若補瀉無功、反增沉重或啼哭不止

日夜呻吟煩躁悶亂、狂言妄語、如見鬼神、此臟腑

傷敗神魂離散復何爲哉、

○入方

黃耆芍藥湯○治痘起發太快、毒火作祟

官揀參　炙黃耆　生白芍　酒黃芩　淨連翹

北防風　牛蒡子　芽桔梗　粉乾葛　荆芥穗

炙甘草

淡竹葉十片為引水煎服

內托護心散○治痘起發大遲正氣不足

官揀參　大當歸　北防風　酒黃連　酒黃芩

酒黃蘗　牛蒡子　荆芥穗　淮木通　青化桂

淨蟬蛻　炙甘草

水煎入燒過人屎調服　便秘加大黃紫草

十宣內托散○治痘起發之時、形扁塌、色枯黑、

官揀參　炙黃耆　全當歸　正川芎　苦桔梗

荆芥穗　牛蒡子　北防風　炙甘草

大便秘加酒大黃、紫草、小便澁加木通、

渴加花粉、麥冬、葛根、

水煎、入燒過人屎同服、燒人屎痘科之聖藥也

解毒托裏散○治痘出過於稠密、防起發不透、

苦桔梗　牛蒡子　荆芥穗　鮮紅花　北防風

當歸尾　淨蟬蛻　綠升麻　粉乾葛　赤芍藥

淨連翹　炙甘草

水煎入燒過人屎同服，令易壯易靨

四物快斑湯○治痘瘡乾燥，形不充肥，

全當歸　正川芎　京赤芍　懷生地　綠升麻

粉乾葛　淨連翹　鮮紫草　荆芥穗　牛蒡子

水煎和燒過人屎服，

四君快斑湯○治痘雖充肥，而帶淫濕

官揀參　炙黄耆　白雲苓　梛桂枝　荆芥穗

香白芷　北防風　廣陳皮　杭白芍　炙甘草

淨水煎熱服、

大補快斑湯○治痘起發皮嫩易破防癢塌、

官揀參　炙黃耆　全當歸　大川芎　赤芍藥

懷生地　牛蒡子　炙甘草　北防風　連翹殼

柳楊桂

水煎入燒過人屎同服、

解毒瀉火湯○治痘出根窠紅赤頂赤帶艷、

酒黃芩　牛蒡子　當歸稍　黑梔仁　淨連翹

山荳根　生甘草　芽桔梗　綠升麻　粉乾葛

地骨皮

水煎入燒過人屎調服、服後色退者生、不退者凶、

十全大補湯○治痘出純白色此血寒氣虛也、

官揀參　漂白朮　白雲苓　懷生地　青化桂

當歸身　大川芎　杭白芍　炙黃耆　公丁香

嫩鹿茸　炙甘草

煨薑三片、大棗三枚引、水煎服、

黃連解毒湯○治痘出純紫赤色、血熱氣實也、

正雅連　川黃檗　枯黃芩　黑梔仁　懷生地

牛蒡子

燈心十根爲引、水煎熱服、

解毒化斑湯○治痘四圍起發、中心陷下不起、

官揀參　炙黃耆　生甘草　當歸梢　正川芎

牛蒡子　北防丰　淨連翹　荊芥穗

冬、月加　上薄桂

水煎入燒過人屎服、

四聖珍珠散○治痘疔、

新豌豆　新菉豆各四十九粒　油頭髮一握

燒灰存性　　燒灰

海蚌珠七粒研末

右將四味研爲細末，用胭脂取汁，和上四末調勻，

以鍼挑破其疔，納藥於中，更以胭脂汁塗四圍，其

瘡色同者吉，不同反漆黑陷者死。

四聖快斑散○治痘瘡黑陷，解毒托裏。

准木通　淨連翹　生黃耆　鮮紅花　鮮紫草

炒麻黃　人中黃　鏡辰砂另研　絲瓜連蒂燒灰

燒過人屎俱等分

共爲細末，白湯調服二三錢。

宣風快斑散○治黑陷而身無大熱大小便調者、

淮木通　陳枳殼　尖檳榔　川大黄　牽牛末

生甘草 俱等分

水煎服以大小便通利爲度、

木香快斑散○治由灰白而變黑陷、

官揀參　南木香　炙黄耆　青化桂　杭青皮

柯子肉　炙甘草　當歸身　漂白朮　廣陳皮

薑棗引水煎服中病即止不可多服恐增熱證、

百祥丸○治痘黑陷大小便秘煩燥悶亂喘急舌黑

紅芽大戟不拘多少、水煮極軟去骨、日中曬乾復內原汁中煮汁盡焙乾爲末、水丸如粟米大、每一二十丸研赤脂麻湯下、

棗變百祥丸○治證如前方稍緩、

紅芽大戟去骨一兩　青州大紅棗三十個去皮核

右用水一碗以前二味同煮水乾爲度去大戟不用、將棗肉搗爛爲丸、從少至多、木香湯下以利爲度、

無價散○治黑陷由癍毒而致、

用人猫猪狗糞等分、於、臘月內燒灰、磁餅收貯、用
時以沙糖水調服二三錢、

胡荽酒 即芫荽也 ○治痘疹倒陷不起、

胡荽四兩切碎、以好酒入瓶內、先煎一二沸、入胡荽在內、蓋定勿煎、勿令泄氣、放冷、每吸一口、微噴患者從背至足、勿噴頭面、病人常令聞此胡荽氣、

外浴忍冬湯 ○治痘疹倒陷、黑陷、不起皆良、

忍冬、藤俗名金銀花是也、春冬、用枝、夏用枝葉、剉碎、以長流水一大釜煎七分、將三分之一、置浴盆

内，以手試之温熱得中，先服宜用湯藥，然後浴洗

漸漸添湯，以痘起光壯爲度，不拘數次。

予按：忍冬湯浴痘焦枯倒陷不起，誠爲良法，第嚴寒時令深爲可慮。予嘗見寒月當風浴洗，痘未起而作搐死者矣，蓋傷於寒也。愚意必於帳中捲去被褥，用小盆盛湯，抱兒入帳中，垂帳以洗，則暖氣熏蒸，斷不致受寒生變，此法有益無損，不可不知。

大補快斑湯○治痘起發，由吐瀉不能飲食而灰白，

官揀參　炙黄耆　漂白术　炙甘草　杭白芍

全當歸　正川芎　南木香　上薄桂　廣陳皮

藿香葉

大棗三枚爲引、水煎、半饑服、

異功快斑湯○治痘證久瀉不止、

官揀參　炙黃耆　炙甘草　漂白朮　南木香

全當歸　青化桂　廣陳皮　公丁香　白雲苓

柯子肉

大棗三枚爲引、水煎、半饑服、

荳蔻丸○治證同前、服異功不愈者、

肉荳蔻煨　南木香煨　西砂仁炒　石龍骨煆
柯子肉煨　赤石脂煆以上各五錢　白枯礬七錢五分
共爲末，麪糊爲丸，胡椒大，每服十五丸，米飲化下。

附子理中湯〇治痘證中寒泄瀉，糞色青白。
官揀參　漂白术　黑炮薑　製川附　炙甘草
量兒大小加減分兩，水煎溫涼服。

補元快斑湯〇治痘兒脾胃元氣素弱，而吐瀉不止
官揀參　炙黃耆　漂白术　全當歸　炙甘草
當歸土拌炒　薑棗引，水煎服。

調中快斑湯○治痘疹誤服寒凉及冷水以致泄瀉
官揀參　漂白术　白雲苓　法半夏　炙甘草
青化桂　南木香　廣陳皮　漂蒼术　川厚樸
藿香葉
生薑三片引水煎服
凉血快斑湯○治痘疹紅掀紫腫血熱故也
淨連翹　當歸尾　懷生地　鮮紅花　綠升麻
牛蒡子　生甘草
大便秘加紫草甚者加大黃小便秘加木通

燈心十莖爲引，水煎熱服，

三黃解毒湯○治痘初起誤服熱藥以致紅掀紫腫

酒黃芩　酒黃連　酒川檗　淮木通　生甘草

黑梔仁　綠升麻　淨連翹　牛蒡子

淡竹葉爲引，水煎熱服，

助脾快斑湯○治痘稠密，一齊起發，形如錫餅，

廣陳皮　山楂肉　荆芥穗　牛蒡子　南木香

杭青皮　陳枳殼　淮木通　炙甘草

水煎服，一二劑，不宜多，

補脾快斑湯○治痘疹手足起發不齊

大官揀　炙黄耆　北防風　漢防巳　柳楊桂

炙甘艸

水煎服若手足痘見而復隱、起而復塌、此本根已撥、枝葉先萎之象、必死不治、

正氣快斑湯○治痘犯暴風疾雨、寒凉所鬱、不能起發

川羌活　漂蒼术　北防風　芽桔梗　當歸身

粉乾葛　香白芷　正川芎　炙甘艸

冬月加上薄桂

生薑爲引水煎服、

平胃快斑湯○治痘値天時久雨濕滯不能起發

漂蒼术　廣陳皮　川厚樸　川羌活　北防風

上薄桂　結猪苓　白雲苓　炙甘草

淨水煎半饑熱服

白虎快斑湯○治痘値炎天暑月誤用蓋覆以致毒

火鬱遏閉其腠理不能起發、

官揀參　煅石膏　大麥冬　粉乾葛　綠升麻

淡竹葉　生甘艸　昏迷者加辰砂末
小便赤者加木通　大便堅者加生石膏
粳米一撮爲引以米發爲度熱服
理中快斑湯○治痘誤傷生冷寒凝不能起發
大官揀　漂白术　白雲苓　靑化桂　黑薑灰
南木香　炙甘草　嘔加半夏　泄瀉加懷山
生薑三片大棗三枚引水煎服
寬中快斑湯○治痘誤傷飲食中氣抑遏不能起發
廣陳皮　法半夏　漂白术　陳枳殼　六神麯

山楂肉　西砂仁　正雅連　南木香　川紫樸

杭青皮　淨連翹　炙甘草

生薑一片爲引，水煎熱服。

四苓新加湯○治痘已起發，小便赤少。

結猪苓　宣澤瀉　赤茯苓　淮木通　白滑石

淨連翹　甘草梢

燈心、淡竹葉爲引，水煎服。

胃苓和中湯○治痘已起發，忽然泄瀉，或傷飲食。

結猪苓　宣澤瀉　漂白术　白雲苓　廣陳皮

柯子肉　炙甘草　川黄連　南木香　綠升麻
藿香葉
粳米一撮爲引，水煎服。
六君子湯○治痘起發能食而泄瀉，雖無害，亦宜調
其中氣。
官揀參　漂白术　白雲苓　廣陳皮　法半夏
炙甘草　炙黄耆　六神麴　南木香　綠升麻
西砂仁
生薑大棗爲引，水煎服。

消毒化斑湯。治痘瘡起發，頭面作腫，

芽桔梗　牛蒡子　淨連翹　北防風　紫草茸

綠升麻　淨蟬蛻　密蒙花　草龍膽　人中黄

水煎，食後服，

托裏快斑湯。治痘稠密，頭面應腫不腫，

川羌活　北防風　牛蒡子　芽桔梗　綠升麻

荆芥穗　淨連翹　粉乾葛　當歸梢　上薄桂

炙甘草

竹葉十片爲引，水煎服

苦参散○治痘瘡初出頭面未應腫而腫、天行瘟疫也、

川羌活　北防風　牛蒡子　苦桔梗　淨連翹

酒黄芩　荆芥穗　人中黄　嫩苦参

水煎入竹瀝薑汁調勻、徐徐服、

四聖解毒湯○治痘瘡作癢能食而大便秘、

紫草茸　淮木通　爛枳殼　炙黄耆　柳桂枝

錦大黄酒炒

水煎空心熱服、

洗法○治痘瘡作癢、

綠升麻　漂蒼朮　全麻黃　槐樹枝　柳樹枝

煎濃湯乘熱拭之

調元托裏湯○治痘瘡作癢而兼泄瀉、

大官揀　炙黃耆　炙甘草　南木香　廣陳皮

柯子肉　嫩柳桂　北防風　川羌活　赤芍藥

荆芥穗

生薑爲引水煎服、

熏法○治痘瘡作癢泄瀉內虛者、

茵陳蒿　蘄艾葉

二味燒烟熏之、如用上二法而癢止者吉、反甚者凶不治、

導赤解毒湯○治痘起發時、身熱太甚、唇焦口渴、

淮木通　北防風　大麥冬　淨連翹　地骨皮

綠升麻　白芍藥　粉乾葛　懷生地　天花粉

炙甘草

燈心十根爲引、水煎服、

生津地黃湯○治痘起發、大便堅實而渴、

懷生地　大麥冬、　淨知母　天花粉　炙甘草

竹葉十片爲引、水煎、熱服、

七味白朮散○治痘起發、泄瀉而渴、

官揀參　漂白朮　南木香　藿香葉　白雲苓

粉乾葛　炙甘草

生薑大棗爲引、水煎服、

二陳理中湯○治痘曾傷冷物、受寒氣而嘔者、

官揀參　漂白朮　廣陳皮　法半夏　炙甘草

生薑三片爲引、水煎服、

二陳一連湯○治未傷冷物寒氣而嘔者、熱也、

廣陳皮　法半夏　白雲苓　酒川連　炙甘草

竹茹生薑爲引、水煎熱服、

加味鼠粘子湯○治咽喉中生瘡、閉塞而嘔者、

苦桔梗　牛蒡子　新射干　北防風　山豆根

廣陳皮　荊芥穗　淨連翹　炙甘草

水煎熱服、

控涎丹○吹咽中生瘡、

辰砂五分　明雄黃三分　兒茶五分　川檗五分

共爲末吹喉中、

鼎鐫幼幼集成卷之六

羅浮陳復正飛霞氏　删潤

萬氏痘麻

廬陵劉　勷家孟氏　校正

遂陽周宗頤虛中氏　參定

○一成實證治歌凡二十一首共二十六方

起發之時漸作膿、毒隨膿化語無凶、

或成空殼兼清水、毒氣留連慮晚攻、

凡痘瘡自起發之後血化爲水、水化爲膿、至此膿已成、毒已化矣、飲食如常、不亦吉乎、若當起發、殼中

出清水此氣至而血不隨也、治之當益其榮宜四物化毒湯、

或內含清水、平塌不起、此血至而氣不隨也、當益其衛宜保元化毒湯、

或窠囊浮腫、中含清水、如水泡之狀此氣血俱虛、不能制毒、反爲毒逼、漸變癢塌、治之當托其毒、固其榮衛、使無癢塌、以十全化毒湯主之、

亦有飲食如常、六腑充實若見空殼清水之證、雖能收歛、未免發爲癰毒、不可不早治之、

膿成毒化笑顏開、猶慮形生變證來、
莫謂清安無個事、風雲不測霎時災、

痘瘡至成膿疱、此收功之時、手足常要和暖、過熱過寒者變也、人事常要安靜、煩燥悶亂者變也、六腑常要充實、忽吐利者變也、聲音要常响亮、忽嘈啞者變也、飲食要漸進、忽不食反作渴者變也、色要蒼蠟形、要飽滿、忽灰白平塌者變也、瘡要安和、忽癢痛者變也、或觸風寒、或犯禁忌、或傷食、或悮服湯丸、醫者當詳察其所因而治之、

四肢温暖始相宜、寒熱乖常勢漸離、

補瀉無偏能謹慎、折肱端的信良醫、

凡痘瘡手足常要和暖、不宜太熱太寒、寒熱太甚、則水火偏勝而殘矣、假如病人六腑閉結、狂妄煩躁口乾作渴、其脉洪數沉緊者實也、手足熱本病也若手足冷、陽極似陰、謂之陽厥、下之勿疑、宜承氣化毒湯、

若曾經吐瀉、其脉沉細微弱者虛也、手足冷本病也若手足熱、乃陰極似陽、謂之陰躁、宜補之回陽化

毒湯溫之、

養漿安靜吉堪誇、　戰惕鳴牙禍必加、

痛癢躁煩雙足冷、　縱教仙手枉諠譁、

凡痘瘡已成漿或寒戰或咬牙單見一證者可治若

寒戰因瘡出太甚表虛而振振搖動者有之、宜養

衛化毒湯、

若咬牙者、必肝火甚、其牙相戛而鳴也宜清神化毒

湯涼解之、

若寒戰咬牙並作者、此陽脫神喪不可治矣若因瘡

痛、由膿血糾急而脹痛者、宜導神化毒湯、
若吐利而手足冷者、宜回陽化毒湯、方見前 更兼寒戰
咬牙、悶亂煩躁、癢塌者不治、
有膿有血毒歸瘀，端的其人正氣強、
莫遇中虛生吐瀉、功虧一簣費消詳、
凡痘瘡成漿之時、不宜吐瀉、如吐而無物、惡證也、因
衝任之火上冲於胃、直犯清道而逆出之、為不治、
若吐而有物者、用養胃化毒湯和之、
凡泄瀉視其所出之物何如、若色黃而臭、小便黃赤、

熱也、宜香連化毒湯、

若瀉出之物、清冷不臭、小便清長、舌上無苔寒也、宜

理中化毒湯

如瀉久不止、不論冷熱、皆宜止之、通用理中化毒湯

肉豆蔻丸方見前

若吐瀉不止、手足厥冷、此脾胃之氣將絕、急宜附子

化毒湯、

其有無時溏泄、手足和暖、飲食如常、雖治之不止、亦

可言無事也、

身外諸瘡膿血成、　咽喉自此貴寧清、

反加嗆水聲音啞　咽爛喉穿鬼伴行、

凡痘瘡初出、失於調解、以致毒火熏蒸、喉舌生瘡、又失於解毒、其瘡稠密、然外瘡未發、至於養水之時、則先發者又先靨矣、所以咽喉宜漸和平、聲音清亮飲食不難、此吉兆也、若當此時、飲水則嗆、食穀則嘰、甚者失聲、此內瘡糜爛、舌上成坑、咽門腐爛、肺管壅塞、以致呼吸皆廢、飲食卒絕而死矣、亦有先本無瘡、因誤食辛熱之物、或誤投辛熱之藥、其

後旋生是證者可急用甘桔化毒湯、服藥後、病退者吉、不退者凶、

或咽門無瘡而暴瘖者此少陰之血不榮於舌也宜養心化毒湯

若有聲而不清此火毒乘於肺也宜瀉白化毒湯、中病卽止不中勿治、

陷起平尖脚潤紅、　窠囊飽滿蠟漿充、
自然氣色咸如式、　畧見差池便不同、

凡痘養漿之時若平日中陷者盡起、頂平者盡尖根

腳紅活，窠囊飽滿，其色蒼蠟，氣如烝豆，自然安吉。

益灰白雖爲膿之正色，亦由氣之不足，宜大補化毒湯。若因泄瀉而灰白者，宜固本化毒湯。

若其氣腥臭，此有濕熱，宜解其標，用解肌化毒湯，外以益元散薄敷瘡上，勿令至於潰爛可也。

正値成漿忽癢搔，用心調護莫辭勞。

不分乾濕皆凶候，能食神清福自高。

凡痘至成漿，切防搔癢抓破，以洩其氣。俗云抓破出血者吉，不出血者凶，殊不知起發之時，其瘡未漿而內是血抓破宜出血若養漿之時其瘡已發而內是膿抓破有血無血何足以定吉凶大抵不宜作癢如作癢而人清爽自知其候抓破或言其癢欲人搯之者吉若癢而悶亂煩躁語之不聽禁之不止搖頭扭項手足舞亂者凶也如其人清爽癢癢不住者當視其形體虛實未曾吐瀉者宜四聖化毒湯如元氣素弱而有吐瀉宜參歸化毒湯

又要看其抓破處復灌成瘡則吉破而不灌皮肉焦黑者不可治也

正面將膿早破傷、依然腫灌復成瘡、
莫嗟敗面留殘喘、腫若消時愈斷腸、

凡視痘瘡以正面爲主、蓋五臟精華皆聚於面、如他處痘瘡破損正面完全可言無事、若正面成片破損別處雖完全亦何益哉、若破處復得腫灌成瘡、膿血淋漓、却又無事、面雖敗穿鼻破唇、但留殘喘耳、豈不愈於死耶、若破處不灌不腫、或腫而又消、煩躁悶亂、此毒氣倒陷、决不可治矣、

眉心鼻準耳輪邊、唇口諸瘡貴活鮮、

但有焦枯兼黑黶、　慢求醫卜命難全、

凡痘欲成膿之時、眉心鼻準耳輪兩頰、若先有焦枯黑黶、此名倒陷、醫之不能、禱之無效、凶矣哉、

正待行漿漿灌濯、　惟愁乾塌成空殼、
倒陷由來證本乖、　勞君着意毋偏駁、

凡痘自出現而起發、自起發而至養漿之時、便要成漿、如當養漿、而反不成漿、依舊平塌、與未起發相似、或起發內有空虛、乾枯無水者、名倒伏、謂之倒者、膿根在裏也、謂之伏者、毒伏而不出也、謂之陷

者毒出而復入也此等之時人事清爽飲食如常

別而治之小便大便秘結壯熱煩渴宜下之以承

氣化斑湯方見前若吐瀉頻數六脈虛弱宜溫之以

回陽化毒湯方見前若人事昏悶寒戰咬牙足冷腹

脹喘促者死

額上渾如沸水澆　溶溶破爛氣殘凋

漸延兩頰多虧損　泄盡元陽魂魄飄

凡痘瘡起發養漿額上似沸湯所澆之象皮溶易破

不成顆粒大片損爛此因失下之過毒火熏烝漸

延兩頰、破損水出而乾、似靨非靨、則陽脫陰畱、徒增煩悶呻吟而死矣、

瘡頭有孔出膿腥、　結聚成堆雞屎形、
此個未聞人救得、　徒教醫禱恐無靈、

凡痘最要皮囊堅厚、包裹完全、若瘡頭有孔、膿水淋滴漏出、堆聚乾結、其色灰白、如天泡瘡、及癩瘡之形、或清水非膿、無事自破、水出乾黑、未有能治者矣、

雖然痘寄黏床久、　瘡好皮堅無敗板、

如逢擦破更焦枯、　任彼天人應費手、

凡痘稠密最難爲背膊腰臀之間、其處久着床席、展轉挨磨、若非堅厚、鮮有不破者、但破須要腫灌、若焦乾黧黑如火燒湯潑之狀必死、又見其人手足破爛、成片而不灌者亦死、

畧見漿膿起發時、　休教人物往來馳、
邪風穢氣相侵觸、　變亂無常悔却遲、

凡痘瘡起發之後、漸漸養漿、即當謹飭房戶、禁止人物内者休出、外者休入、謹防穢厭、觸犯其瘡、輕者

作痛作癢、變而爲重、重者癢塌振破煩悶而死矣
故房戶內外、常須燒蒼朮大黃、以避不正之氣、但
二味氣味惡劣、不可使痘兒聞之、更不可焚燒諸
香、蓋香能助火透入關節、所以禁之、其諸穢厭房
事最毒、酒次之、五辛又次之、死屍之氣烈於糞穢
狐狸之氣甚於犬羊、烈風暴雨亦能爲害、飲食之
偏寒偏熱者、勿恣於口、天氣太熱則薄其衣衾、常
令凉爽、大寒則溫其蓋覆、常令溫暖、皆調理切要
之法、不可不知、凡用僧道灑水滌穢與醫家用藥

必用老誠之人、既能清心寡慾、而且經驗復多、自能司人之命、凡被房事生產月經所厭、以大棗燒烟解之、被酒所厭、以葛根茵陳燒烟解之、五辛所厭、燒生薑烟解之、被死屍瘦腐厭、以蒼朮大黃烟解之、狐狸犬羊厭、燒楓樹毬烟解之、凡遇風雨、須燒楓樹毬以避濕氣、

膿血淋漓心臟處、　合空神亂君邪居、

睡中妄語難甦省、　養血安神病自除、

凡痘稠密成漿之時、或昏昏而睡、呼之不醒、口中喃

喃妄語，如被邪祟之狀，時人不知，多生驚怪，殊不知此由膿血出多，心臟空虛，神無所依而然，當養血安神，病當自退，宜寧神化毒湯，與安神丸相間服之。

瘡成腹痛果何因，便秘腸中火爍津，又恐誤傷生冷食，消詳補瀉貴情真。

痘出之初腹痛，乃爲毒氣，瘡成無膿而腹痛，未可以爲毒也，當審其人便解飲食何如耳，向若未得大便，此燥屎在裏而痛，宜大黄化毒湯微利之，不可

拘於首尾不可下之說、坐以待變也、

若因誤傷生冷、或飲冷而痛、宜溫中化毒湯、發之效

痘毒無邪證遂中、忽然腹脹氣麤鴻、

此因食飲多生變、消導天然不用攻、

凡痘順正、表裏無邪、膿血已成、可無苦矣、忽然腹脹氣喘色變而煩悶者、必傷食得之也、何以知之以其瘡正、故也、宜消導之用、助脾化毒湯、

膿成盡說毒將升、誰料其間未足憑、

飽滿堅牢誠可愛、塌平淊濕最堪憎、

世俗之見但知痘瘡已過一七發起作膿便言無事不知膿成之時尚未可凴信若郛郭堅厚膿漿飽滿言其無事信矣若平塌不飽滿淫濕不堅厚莫言無事至於十二三日之後尚有變異延綿日久而有死者矣

險逆諸瘡且勿云　聊將順證語諸君

緣何業已成漿日　尚有凶危不可垠

凡痘分三等有順有險有逆順者不須治險者治之吉逆者無可治今除險逆不必論然順者亦有成

發之日，反變爲險逆者，此何故也。蓋有失調理，觸
犯禁忌，恢服湯丸，恃其輕少而不調護，故令輕者
變重。此人事之害也。又有只出一二粒而殞命者，
厲氣使然也，豈人能逆料者哉。

○入方

四物化毒湯○治痘已起發，氣至而血不至，殼中出
清水。
全當歸　正川芎　懷生地　白芍藥　大麥冬
牛蒡子　淮木通　生甘草等分　上薄桂減半

燈心爲引水煎熱服、

保元化毒湯○治痘血至而氣不至內涵水色平塌不起、

官揀參　炙黄耆　全當歸　正川芎　荆芥穗

上溥桂　牛蒡子　北防風　赤芍藥　炙甘草

粳米一撮爲引水煎服、

十全化毒湯○治血氣俱虛窠囊浮腫中涵清水如水泡、

官揀參　漂白术　白雲苓　炙甘草　正川芎

當歸身　白芍藥　懷熟地　炙黄耆　上薄桂
牛蒡子　粉乾葛
生薑大棗爲引，水煎温服。
承氣化毒湯○治痘陽極似陰，手足厥冷。
小枳實　紫厚樸　川大黄酒炒　尖檳榔
生甘草
生薑三片爲引，水煎滚熱服。
回陽化毒湯○治痘陰極發躁，手足大熱。
官揀參　青化桂　漂白术　白雲苓　川附片

炙甘草

大棗爲引水煎溫服

養衛化毒湯○治痘出太甚表處而振戰

官揀參　炙黄耆　桃桂枝　當歸身　炙甘草

生薑三片大棗三枚引水煎服

清神化毒湯○治肝火太甚而咬牙

綠升麻　懷生地　杭麥冬　淮木通　北防風

炙甘草

燈心十莖爲引水煎服

導神化毒湯○治痘瘡太甚膿血綳急而痛以致唆

呆

淮木通　杭揀冬　黑梔仁　炙甘草　炒棗仁

鏡辰砂研

燈心十莖爲引水煎熱服

養胃化毒湯○治成漿時嘔吐而有物胃虛也

漂白术　廣陳皮　白雲苓　西砂仁　薑炒連

生薑一片爲引水煎服

香連化毒湯○治泄瀉色黃而臭熱也、

角木香　炒黄連　結猪苓　漂白术　炙甘草
燈心十根爲引水煎服
理中化毒湯○治泄瀉所出之物清冷不臭寒也
官揀參　炙甘草　漂白术　白雲苓　黑炮薑
大棗三枚爲引水煎服
附子化毒湯○治吐瀉不止手足厥冷脾胃將絕也
嫩川附　官揀參　漂白术　炙黄耆　炮薑灰
炙甘草
炒米一撮大棗一枚引水煎温冷服

甘桔化毒湯○治誤食辛熱之物或誤服熱藥以致
咽喉破爛
大粉草　芽桔梗　鮮射干　淨連翹　牛蒡子
水煎入竹瀝和服
養心化毒湯○治咽中無瘡而暴痳
大當歸　懷生地　大麥冬　綠升麻　天花粉
川黃蘗　漂蒼朮　荆芥穗
生薑一片引水煎服
益元散

白滑石（一兩研細水飛） 粉甘草（五錢）

共爲細末，蜜水調敷，瘡焦痛，胭脂浸汁調敷。

四聖化毒湯○治成漿之時，忽然搔癢無吐瀉者。

淮木通　當歸尾　赤芍藥　北防風　柳楊桂

淨水煎服

參歸化毒湯○治元氣素弱，又兼吐瀉而作癢

官揀參　大當歸　炙黃耆　赤芍藥　桂枝梢

漂白朮　炙甘草

水煎服　已上二證俱用熏洗法（熏洗二方俱見前）

寧神化毒湯○治成漿後膿血去多心虛神無所主口中囈語

官揀參　當歸身　懷生地　大麥冬　淮木通

石菖蒲　赤芍藥　黑梔仁

燈心引水煎服

安神丸○治證如前

炒川連一錢　當歸身五錢　白茯神一錢　炙甘草五分

遠志肉一錢　石菖蒲一錢　炒棗仁五分

共爲末猪心血搗勻爲丸如芡實大辰砂爲衣每

二三九、燈心湯下、

大黄化毒湯○治槃成大便秘結而腹痛内有燥糞、

綠升麻　當歸身　懷生地　火麻仁　光桃仁

鮮紅花　陳枳殼　錦大黄　尖檳榔

生薑爲引、水煎空心熱服、

温中化毒湯○治悮傷生冷冷水而腹痛、

官揀參　公丁香　南木香　漂白术　青桂心

炙甘草　炒白芍　西砂仁　小枳實　廣陳皮

炮薑灰

大棗生薑引，水煎服。

助脾化毒湯○治飲食過傷，抑遏脾氣，所以腹脹而喘。

廣陳皮　法半夏　川厚樸　陳枳殼　家蘓子

蘿蔔子　尖檳榔

生薑為引，水煎服。

○一收靨證治歌凡一十五首　共一十六方

收靨難拘日數文，但憑稀密實虛分，

緩收循序多堅穩，太急須防餘毒熏。

痘瘡收靨，不可以日數拘也，大抵痘稀元氣實者，易出易靨，痘密元氣虛者，難出難靨，只要循序緩收，倘收太急，乃毒熬煎，血氣枯焦，非正收也，必發癰毒怪證，甚則喪軀，微則殘形矣，

人中上下別陰陽，　收靨先於此處良，
若是足巔先靨黑，　多凶少吉早隄防，

人中者，督任二脈交會之衝，痘疹先從此處出，壯收靨，爲陰陽和暢，若於額顱手足，必先靨，乃邪氣攻心，莫救，

收靨從來貴整齊、臭腥煩爛便蹺蹊、
其間順逆宜詳審、慎勿逡巡當局迷、

痘瘡收靨、貴於整齊、乾如螺靨者上也、頂破膿出、結如雞屎者次也、破爛無痂者下也、凡遇此等收靨便須詢察曾犯何逆、如血氣本實、悞投補藥、以邪得補反饋正氣、如火爍爛、宜天水散解之、則邪火退而收靨齊矣、

如初飲冷水浸淫脾胃、以致收靨不齊、以除濕湯滲之、則內滲其濕、外燥其表、令好收靨、

若頭面潰爛其氣腥臭及遍身手足和皮脱去宜分順逆果膿成毒化、飲食如常、更無他苦者順也、膿水未成是名倒靨未可量、

痘到收時膿自乾、封藏收服殼團圞、
莫教腐爛和皮脱、此個還將倒陷看、

痘瘡成膿之後、結爲螺靨、此毒從外解、若不能結痂、反成腐爛、和皮脱去、此倒陷毒氣入内也、

但逢倒陷毒深潛、復腫翻生始不嫌、
頭面腫消空未補、剝膚灾近易前占、

凡痘倒陷，係中氣不足，急用溫中托裏湯托之，服藥後破者復加腫灌，無痘處又復出一層，謂之補空，俗云翻生痘是也。此正氣不虧，邪氣不留，雖過期延日，不爲害也。如頭面不腫，空處不補，即易所謂剝以膚，切近灾矣，安可爲哉。

靨時自利，忽然便，順逆中間仔細尋。

膿血痂皮爲順候，不分水穀定歸陰。

收靨之時，忽然瀉痢，若膿血痂皮之物，此脾強腎弱爲順候，痢盡自愈，不可強治。若不分水穀，此腎強

脾弱爲逆候，用炒米湯送荳蔻丸，瀉止則吉，不止則凶。荳蔻丸方見前

過期不靨事蹺蹊，臭爛渾身靨不齊，
黏席黏衣何所治，白龍敗草指群迷。

凡痘成膿之後，過期不靨，渾身潰爛，以致黏席黏衣，用白龍散、敗草散襯貼鋪床最佳。

收靨遲延須治急，勞君察證毋拘執，
縱意庸師徒自傷，臨危施濟終難及。

凡痘當靨不靨，須要詳察，不可忽畧，如冬寒之時，蓋

覆少薄被寒風鬱遏不能發者宜桂枝解毒湯疏解之、

如夏月衣被太厚熱氣熏蒸不能發者宜去其衣被少令清凉用甘露解毒湯清之、

倘一向大便秘結裏熱太甚不能發者宜當歸解毒湯微利之膽導法尤妙、

如泄瀉氣虛不能發者此只收發不齊俗呼坐漿乾也不須妄治如元氣素弱以致難發宜參歸化毒湯解之、

膿水將乾結靨時、休教愚昧失支持、
不知禁忌多變變、却似為山一簣兒、
世俗於痘收靨之時即殺雞食之或薑椒之類謂其和暖殊不知雞屬巽能動風辛能助火脾胃強者無害弱者反助火邪以致發癰傷目口舌生瘡則至壞病者有之矣又或宜溫而過熱宜涼而過寒皆為犯禁亦能生變切宜慎之、
一向渾身涼且和、靨時忽熱事如何、
微微發熱乾膿水、太甚焦枯病轉多、

痘瘡始終要有微熱不可盡去若收靨之際反大熱作渴煩躁此毒在內更防陷伏急用生津凉血葛根湯以清之

破瘡復灌依然爛及至收成功愈慢

淋漓膿血苦難當以大補湯丸君莫憚

凡痘瘡犯着皮嫩易破本不治之證但破損之後重復腫灌此正氣尚强毒不能入而發於外亦當依期收靨若不能靨乃正氣被邪氣剝削雖能逐邪出外不能逼邪成痂也急宜大補湯溫之不可因

循反生災變、

數個頑瘡不肯收、犯時鮮血却長流、

如逢此證休輕易、破膜傷筋命必休、

疽瘡破損灌膿作痛、不能乾水、一名痈蝕瘡、一名陽瘡、猶着即出血不止、乃難治之證、內服大補湯、方見前、外以綿繭散敷之、若遂延不治、以致灌傷筋骨穿膜破窓、夭人生命者多矣、

灌瘡滿面血膿多、敗面傷睛奈若何、

垢在良醫施妙手、調和中外起沉疴、

如面瘡破爛、反復腫灌、濃血侵淫、却防壞眼殘形、宜
升麻解毒湯清之、
痘瘡抓破狀多般、有出血成坑水更乾、
搔癢焦疼微小事、若傷筋潰肉便形殘、
其痘瘡抓破之證非一、有破而出血者、陽瘡也、宜當
歸涼血散解之、
有破而無水便乾枯者、此陷伏也、要瘡復灌、肉復腫
者爲佳、內服托裏同生散、有破而成坑者、此內陷
也、內服托裏同生散、外用白龍散敷之、方見後、若不

詳審已上三證治之微則殘形甚則傷命、

收靨依期更着疵、　或時戰慄或言邪、

三元正氣將回復、　不必巫醫不必嗟、

凡痘欲收靨之時、痂皮圓靜、但時或戰慄、譫言妄談

此爲正氣將復、不能自持、不必憂疑、須臾自定、

○入方

天水散○治痘誤投補藥反饋正氣而不收靨、

白滑石水飛一兩　粉甘草細末五錢

共研勻、蜜水調、以鵝毛蘸藥拂拭瘡上、

除濕湯○治脾胃受濕、收靨不齊

川羌活　漂蒼朮　北防風　淮木通　結豬苓

宣澤瀉　漂白朮　赤芍藥　上薄桂

淨水煎服、

溫中托裏湯○治痘瘡倘未收靨、忽然倒陷、中氣虛

也、

官揀參　炙黃耆　炙甘草　牛蒡子　當歸身

淨連翹　上薄桂　杭青皮　南木香

大棗三枚為引、水煎服、

白龍散○治痘瘡渾身破爛、不能懷抱者、

用乾牛屎燒灰取中間白者、研末篩過、敷爛處、

敗草散

用茅屋上爛茅、燒灰、研細篩過、鋪於席上、任其展

轉此草多受霜露、功能解毒故也、

桂枝解毒湯○治痘爲風寒鬱遏、不能收靨、

上薄桂　赤芍藥　牛蒡子　北防風　淨蟬蛻

生薑大棗引、水煎服、

甘露解毒湯○治夏月天令炎熱者、氣熏蒸、不能收

魘、

結猪苓　宜澤瀉　大麥冬　淮木通　小條芩

地骨皮　上薄桂　淨連翹　炙甘草

水煎熱服、

當歸解毒湯○治裏熱太甚、大便秘結、不能收靨、

懷生地　大當歸　火麻仁　陳枳殼　淨連翹

酒大黄　紫草茸

淨水煎、空心滚熱服、

臍導法

治大便結燥，血不潤腸，以此通之，不損元氣。

用大猪膽一個，以小竹管插入膽內，以線扎定，吹

氣令滿，另以線打活結，收住其氣，以竹插入穀道

內，解去活結，捏其膽，令膽汁射入腸中，直待氣透

然後去膽，便即通矣。

參歸化毒湯

官揀參　炙黄耆　當歸身　牛蒡子　炙甘草

水煎服。世人不知此等關係，視若泛常，不早求

治，待斃而已，悲夫。

生津涼血葛根湯

治收靨忽然大熱煩渴此裏有毒也、

粉乾葛　天花粉　地骨皮　當歸梢　淮木通

淨連翹　牛蒡子　酒黃芩　北柴胡　淡竹葉

大揀參　炙甘草

水煎熱服、

大補湯○治痘破爛復灌元氣傷殘不能收靨、

官揀參　炙黃耆　當歸身　淨連翹　上薄桂

牛蒡子　炙甘草

大棗爲引，水煎服、

蠶繭散○治痘瘡破爛，水不能乾、犯之血出、

用出了蠶蛾綿繭，不拘多少、以白生礬搥碎，納入繭內，炭火煅之，待礬汁乾，研末，乾摻瘡上，即安、

升麻解毒湯○治靣瘡破爛，復灌膿血不乾、

綠升麻　香白芷　酒黄芩　淨連翹　淨蟬蛻

淮木通　牛蒡子　密蒙花　白蒺藜　荆芥穗

北防風　大當歸　炙甘草

燈心爲引，水煎熱服、

當歸活血飲○治痘瘡抓破而出血者、

當歸尾　鮮紅花　酒黃芩　淨連翹　炙黃耆

官揀參　地骨皮　牛蒡子　生甘草

燈心爲引水煎熱服、

托裏回生散○治痘瘡破而無水卽便乾枯者、

炙黃耆　大當歸　淨連翹　上薄桂　牛蒡子

炙甘草

水煎入燒過人屎調服、

○一落痂證歌凡五首共三方

痂皮應落偏遲落、但恐斯時還作惡、
補脾實表有奇功、未可逡巡輕棄藥、
收靨之後痂殼自殘若黏着皮肉不脫乃表虛也尤當禁忌不可因循恐生他變宜調元固本湯治之
收靨之時不落痂、昏昏喜睡莫咨嗟、
只因脾胃多虛弱、調治專從戊己佳、
此證乃脾胃虛而好睡也胃屬戊土脾屬已土宜健脾開胃調元清神湯醒之、
落痂之後察瘡瘢音盤平整紅鮮日漸安、

若是凸凹兼黑黯、好將敷藥補形完、

其瘡落痂之後瘢痕平整紅活者吉若瘢肉凸起或凹陷紫黑吉凶未可知也用滅瘢散敷之、

瘡痂自落何勞急、搊掐須防邪氣襲、

他年終作血風瘍、此際侵淫空涕泣、

痂落依期不必憂、緣何頭足更遲留、

陰陽孤獨如鰥寡、安得同時取次收、

凡陽生者以陰成之陰生者以陽成之經曰孤陽不生孤陰不成其瘡收靨自人中平分上下髮際以

上陽之陽也，謂之孤陽。足膝以下，陰之陰也，謂之孤陰。所以瘡之收靨，至此二處每每遲留不能便乾，不可服藥，聽其自然則吉。

○入方

調元固本湯○治痘痂黏肉不脫。

官揀參　炙黃耆　當歸身　淨蟬蛻　炙甘草

生薑、大棗引，水煎服。

調元清神湯○治痘痂黏肉不脫，而昏沉好睡。

官揀參　炙黃耆　大當歸　杭麥冬　廣陳皮

炒棗仁　炒川連　炙甘艸

大棗爲引水煎服、

滅瘢散○治痂落瘢肉凸凹紫黑、

密陀參研爲細末以乳汁調搽瘡疤如無乳汁蜜調亦可若此藥搽上凸凹者自平紫黑者自退應効者吉不應効者凶、

○一痘後餘毒證治歌凡三十一首共四十六方

借問何爲痘後癰、　只因平塌少成膿、

毒邪蘊聚難消散、　透節尋關出要衝、

凡痘初出一點血、由血而化至膿、膿成而毒解矣、若出形之後、應起發不起、發應成膿不成膿、一片空殼、狀如蛇皮、或平塌破損、都無膿水、本爲死證、緣其人脾胃素強、又能飲食、亦可以引日收靨、只是毒邪蘊蓄於裏、必尋出路於關節之間、而爲癰癤、但發一二處可治、若流注於手足、發之不止、腫灌不愈、久而死矣、

人痘癰先要明經絡、解毒調元兼裏托、
凡癰決膿去毒急施功、莫待殘形變爲惡、

凡癰之發先看在何經絡、分氣血多少而治之、次看
人之虛實、以解毒托裏爲先、不可亂施敷藥、以致
毒不得出、內炎筋骨而成壞證、如腫而未成膿者、
用必勝膏貼之、已成膿者、將鈹針決破其膿、以
生肌散敷之、若腫毒而元氣素弱者、以十六味
流氣飲流通之、若氣血虛而泄瀉者、加附子以
溫之、若元氣素強者、用連翹解毒湯主之、如
癰毒日久、膿血去多者、以十全大補湯扶元解毒
凡瘡惡證無如痘後丹、皮膚蘊火毒相干、

看他所發歸何部、心腎之經治亦難、

赤火丹瘤惡候也、流移紅腫、其痛手不可近、痘瘡之後、有發丹瘤者、因蓄火太甚、不能發洩、鬱於肌肉之間、故發而爲丹、從頭上起過心即死、從足下起過腎即死、内服玄參化毒湯解之、外用鍼鋒砭法

癮疹何爲痘後呈、　肌膚蘊毒未全清、
若教發盡無停滯、　免得重重怪證生、

癮者皮膚間隱隱成疙瘩也、俗人謂之風丹、疹者皮膚點點狀如蚊蚤咬迹也、痘後發癮疹、因毒火未

發盡藏於皮膚之間或搔癢因抓而成或因受風火相搏而成皆吉兆也正欲其發洩無使停留以變他證如發太甚内服防風敗毒散外以益元散拭之（益元散方見前）

痘已收成靨不乾 或時出血病難安

從前毒氣藏肌表 觸肉傷肌不忍看

此與前頸瘡不收相同凡覺痘瘡當靨不靨即防此證當内服大補湯外以綿繭散敷之（綿繭散方見前）

翳膜為何眼内攢 怪他熱毒壅於肝

還睛去翳多奇術、　點洗徒拾廢棄端、

小兒出痘之時即用黄蘗膏和胭脂塗眼防斑瘡入眼也、但斑瘡入眼本不在初多在收靨之時或滿面破爛、重復靨灌膿血膠固毒火鬱烝在内其斑瘡入眼、或痘出已甚、成就遲緩醫用辛熱之藥發之亦令斑瘡入眼、又或收靨之時喜啖辛熱謂之乾漿以致二火相爍亦令斑瘡入眼、但在白珠上不必治、久而自去、惟在黑輪上者或掩蔽瞳人、恐用密蒙花散治之、

兩目今朝乍畏明、肝虛邪火暗傷睛、
涼肝養血功無比、解使雙眸炯炯清、

凡痘後雙目見明不開、暗則開者、謂之羞明、宜涼肝明目散治之、若向暗處亦不開者、却妨目中有瘡、當如上法治之、

收後緣何便下紅、多由倒陷毒歸中
利完膿血應須愈、强治翻爲聚怨叢、
膿血痂皮一路來、任他自止莫疑猜、
和中清熱施殘着、刼澁輕投病轉乖、

痘後忽利膿血待其自止然後用和中清熱之劑不可便用止澁但痢勢甚者宜黄連解毒湯清解之膿血盡後宜和中湯

痘證從前無倒陷　緣何膿血利無時
大腸鬱火多潛毒　解毒通腸貴早施

痘無倒陷之證却有膿血之痢由於平日食煎炒素有積熱今因痘後氣血虚不能勝積故痢膿血也此名滯下必然腸鳴作痛裏急後重或因痘出之後飲食太多水停作泄熱毒乘虚入裏便下膿血

此名腸垢、宜調胃承氣湯以徹其毒、次用黃芩湯調其陰陽、

最怕收成嘔噦頻、　咽疼胃弱毒潛湮、
錯喉嗆水宜施治、　乾噦無聲鬼作鄰、

有聲有物謂之嘔、有物無聲謂之吐、有聲無物謂之噦、食穀即吐謂之錯喉、飲水而噴謂之嗆水、令痘後凡有此等由熱毒壅塞胃口、故令嘔吐、咽門澁塞、故令錯喉嗆水也、惟乾嘔、乃胃瘡腐爛、不能納穀、故時時張口似吐不吐、乃不治之證、亦有咽喉

作痛而嘔吐失聲者，乃咽喉腐爛，亦不可治，惟但嘔吐，陳皮竹茹湯，咽喉痛甘桔湯。

身已清安熱不除，或因毒甚或元虛，調元解毒分投用，寒熱分明效自如。

痘既收靨，則毒解而熱當除矣。如熱一向不已，非毒氣之餘烈，必元氣之素虛，惟以脉辨之，如脉數形勇煩燥而熱，此邪氣實也，宜知母解毒湯，如脉遲形怯熱而喜睡，此正氣虛也，宜黄芩調元湯。

收後渾身一向温，乍然發熱細評論，

內傷外感須分治、此個眞機妙法門、

瘟(瘖)醫之後、一向溫暖和平、並無餘熱、今忽發熱、不可

以餘毒未解、正氣之虛同論、必因外感風寒、其證

頭目昏痛、惡寒、脉浮、宜桂枝湯

或因內傷飲食、其證肚腹飽悶、不喜飲食、其脉弦滑

以補中益氣湯、加消導藥而運用之、

食飲如常腹裏疼、蓋由脾弱化難能

看他虛實行消導、方顯明良三折肱、

收醫之後、忽然腹疼、或嘔或泄、不思飲食、此傷食之

證虛則用上補中益氣湯治之、如無吐利、腹痛氣急宜丁香脾積丸下之、若腹滿而痛、煩悶不寧、此毒火入中、急用雄黃解毒丸利之、不然漸加喘急手足厥冷、則難治矣、

收後緣何食不思、　偶然傷食少人知、
補脾消導為良法、　強忍成痾悔是遲、

向能食收後反不能食、聞食氣即嘔逆、此必食傷甚、可以脾積丸治之(方見前)微則以保和丸調之、若隱忍不急求治、久則消瘦漸成痞癖矣、

寒熱纏身似瘧侵、不分早晚應期臨、

只緣脾胃多虛弱、補氣升陽貴酌斟、

此因痘後氣血兩傷、陰虛則內熱、陽虛則外寒、乍寒乍熱、儼然瘧疾、切不可以爲瘧治、但以補中益氣湯升舉之、其病自愈、

收後渾身手足寒、好將氣血作虛看、

六經脈細如將脫、急早回陽病自安、

凡痘收靨之後、手足厥冷、六脈沉細、元氣大虛、急用調元生脈散以温之、稍用寒涼、必取敗亡也、

強打精神睡思昏、終朝何事不惺惺、
此因毒解神虛倦、氣血和平體自寧、
收靨而好睡、乃毒解神虛、此常事也、不必調治、有等苟且之流、欺人不知而取利、庸下之徒、妄用湯丸而致禍者、戒之戒之、
睡思沉沉不識人、恍惚中酒妄言頻、
只因熱伏心包絡、保護心君妙入神、
凡收後昏睡、連日不醒、口中妄語、或有醒時亦似醉人、每多錯語、此熱邪攻心、心君不肯受邪傳於包

絡宜導赤解毒湯清之或用安神丸亦佳、

收靨之餘搐搦禁、　責其火毒未全清、
清心散火風應退、　發作無休命必傾、

痘出發熱作搐此常候也、若收靨之後反發搐者乃瘡發未透毒火內侵故也、然此候發於收靨之餘血氣已衰治之甚難、宜清神散火湯如藥對病者可治、若連發不已死證也、

身已康寧手足攣、　分明血少致斯愆、
補脾養血誠仙訣、　不遇知音莫浪傳、

凡痘後手足忽然攣拘不能屈伸轉運乃血少不能養筋又或外被風寒水濕以致然耳不可用發散併疎風之藥以耗其血只宜當歸桂枝湯補脾養血則手足自和

痘後還愁咳嗽多　總由毒火肺中磨
清金降火兼調氣　肩息胸高若命何

痘疹之後惟肺受傷至於收靨毒解宜乎寧矣若反咳嗽喘急乃毒火流入肺中也當清金降火宜寧肺湯保肺解毒服藥嗽不止胸高龜殻肩息者不

治、

忽爾渾身腫脹形、 或風或水食偏停、

腫因肺受宜清表、 脹屬脾家利解寧、

痘收之後或面目浮、四肢腫、此屬於肺、因表虛而受

風寒、仍宜汗解、用加味五皮湯、

若腹脹如鼓、眼胞微腫、此屬於脾、由脾胃虛、飲水過

多、蓄濕於內、所食過多、積熱於中、仍宜利解、宜厚

樸湯、倘屬虛脹、不可妄攻、但宜兼服子丸、

小便宜清偶澀遲、 膀胱蓄熱少人知、

不將導赤爲良法、只恐遷延有變時、
凡痘疹小便始終宜清若收後不利此熱積膀胱宜
加減導赤散以清其心、
便貴滋榮乍覺難、誰知腸胃液津乾、
潤腸膽導宜兼用、縱有餘邪便後安、
凡大便始終須宜潤澤一二日一次爲佳若至於收
靨後而大便秘結乃痘出太多血枯氣不潤腸宜
潤腸丸兼膽導法、膽導法方見前
腠理疎通兩汗傾、衛虛榮弱兩無情、

建中自汗湯偏勝、盜汗歸黃六味平、

經曰衛氣者所以溫肌肉充皮毛肥腠理司開闔也痘瘡之後衛氣受傷故收靨之後衛弱而汗出也醒時常出爲自汗宜建中湯睡着而出者爲盜汗當歸六黃湯

血在身中本自寧、火邪逼血血違經、鼻中細出衄調治、便尿中來命不停、

痘收靨後忽見血證大爲危候蓋鼻血出於肺吐血出於胃溺血出於小腸便血出於大腸皆由毒入

於內廹血妄行，急宜凉血地黃湯止之，服藥後血
不止者不治，
急吐蚘蟲證已非，要知內熱又常饑，
但聞食臭蟲斯出，嘔吐心煩蟲作戾，
傷寒，吐蚘責之胃寒，痘證吐蚘責之裏熱，由熱蒸拂
鬱於裏，又不能食，蟲無所養，但聞食臭即湧出者，
宜黃連止蚘湯，
炎炎胃火盛痟餓，辛熱頻飡陽毒熾，
牙齦臭爛怕穿腮，藥有神功休論值，

凡痘疹後、牙齦生瘡時時出血、謂之牙宣呼吸息臭
謂之息露此走馬疳也、由熱在陽明少陽宜內服
洗心散外以蠶蛻散敷之、
如舌上生瘡、赤者謂之赤口瘡、此熱在心脾二經內
服洗心散、外用陰陽散敷之、
其瘡白者名白口瘡、又名鵝口瘡、此熱在心肺二經
亦服洗心散外以硃礬散敷之、

食飲緣何不發肌、　多因氣血兩相虧
和平丸散常宜服、　偏熱偏寒愈見離

凡兒素常肌肥痘後羸瘦雖能飲食而不爲肌膚乃氣血虛故也治之須兼陰陽不可偏勝偏陽則傷血偏陰則傷氣愈見乖離矣陰日宜服參苓白朮散陽日宜服當歸益榮丸

痘後分明皮肉嫩、切宜保護在昏朝、
風寒暑濕常宜避、洗拭捋撾爾莫饒、
痘後中虛食易傷、辛香生冷莫輕嘗、
若貪口腹渾無忌、犯却中和變内傷、

此二條言收後調理之法在外也皮膚薄嫩易於感

冒、若不避風寒暑濕梳洗搔掐則至於癰腫者有之、生瘡癬者有之、在內也、腸胃並弱難於尅化若不分生熟輭硬寒熱涼溫任意食之、則成脹滿者有之、至於瀉痢者亦有之、可不慎歟、

○入方

必勝膏○治痘癰初腫而未膿者、

馬齒莧取汁　公猪肪熬油　好冬蜜

三味等分同入砂鍋內熬成膏厚塗癰上、

生肌散○治痘癰已成膿破爛不能收口、

香白芷一錢　石龍骨五分　浙貝母二錢　赤石脂一錢

新白芨一錢

共爲極細末敷之

十六味流氣飲○治瘡癰腫痛元氣素虛者

官揀參　大川芎　當歸身　赤芍藥　北防風

角木香　炙黃耆　上薄桂　香白芷　苦桔梗

尖檳榔　川厚朴　台烏藥　紫草茸　陳枳殼

炙甘草　氣血虛而瀉利者加熟附子　大便秘

結者加酒蒸大黃

淨水煎半饑服、

連翹解毒湯○治瘡癰腫痛能食而元氣強者、

淨連翹　香白芷　大川芎　當歸尾　赤芍藥

牛蒡子　穿山甲　炙甘草

淨水煎服、

屬太陽經者、本方加　川羌活　漢防已

屬陽明經者、本方加　綠升麻　粉乾葛

屬少陽經者、本方加　北柴胡　枯黃芩

屬太陰經者、本方加　青化桂　北防風

屬少陰經者，本方加　川黄連　淮木通
屬厥陰經者，本方加　北柴胡　杭青皮
予按但云六經加味，而不指明處所，未免闕畧。今
分晰之，以便治療。
太陽經所屬　項、背、腰、膂、足外臁、足腨。
陽明經所屬　額、眉、眶、面、腑、兩乳、牙齦。
少陽經所屬　左右頭角、耳前、左右兩脇肢。
太陰經所屬　中脘、四肢、兩足胕。
少陰經所屬　臍腹、手足心、手足内臁、足跟。

厥陰經所屬、　頭頂小腹男婦陰器、

十全大補湯○治痘癰破爛膿血去多速救元氣、

官揀參　正川芎　當歸身　赤芍藥　懷熟地

白雲苓　炙黃耆　青化桂　香白芷　金銀花

淨連翹　炙甘草

生薑大棗爲引、水煎服、仍照以前加入引經藥、凡見癰毒以上法治之、不可因循、恐成大患、微則殘形、甚則殞命、

玄參解毒湯○總治痘後餘毒、十種火丹、

潤玄參　當歸尾　懷生地　鮮紅花　淨連翹
地骨皮　煅石膏　赤芍藥　北防風　淮木通
荊芥穗
淡竹葉十片爲引、水煎熱服、

磁鋒砭法

法見四卷丹毒門、

防風敗毒散○治痘後身發癮疹、出而過多者、

北防風　赤芍藥　綠升麻　粉乾葛　生甘草
水煎燈心引、熱服、

大補湯○治痘靨而不乾犯之出血、
官揀參　炙黃耆　當歸身　淨連翹　上薄桂
牛蒡子　正川芎　杭白芍　香白芷　炙甘草
大棗三枚爲引、水煎服、
密蒙花散○治斑瘡入眼翳障瞳人、
密蒙花酒洗五錢　穀精草五錢　淨蟬蛻去翅足洗晒乾五錢五分
望月砂一兩炒
共爲細末、用臢豬肝一兩竹刀剖開、每用末藥一
錢摻在肝內水煮肝熟、飲汁食肝神效、不可輕用

點洗之藥，反成廢棄、

凉肝明目散○治痘後雙目羞明怕日、

當歸身　草龍膽　北柴胡　正川芎　北防風

密蒙花　酒黄連

用臘猪肝煎湯，煮藥服之、

黄連解毒湯○治痘後患痢其熱甚者、

酒黄連　酒黄芩　陳枳殻　當歸尾　酒大黄

生甘草

水煎滾熱服、

和中湯○治痘後患痢膿血既潰以此和之

官揀參　大當歸　陳枳殼　淮木通　炙甘草

薑棗引水煎溫服

調胃承氣湯○治痘後熱毒作痢腹痛裏急後重

陳枳殼　錦莊黃　尖檳榔　生甘草

生薑三大片為引水煎滚熱服

黄芩湯○治痘後痢以經下後以此調其陰陽

酒條芩　酒黃連　當歸身　大川芎　淮木通

南木香　赤芍藥　炙甘草

水煎服　久不止加綠升麻　腹痛加酒大黃、

陳皮竹茹湯○治痘後嘔吐有聲有物、

雅黃連川吳茱萸同炒去茱萸用連、　正廣皮　白雲苓君

竹茹一丸爲引水煎熱服、

甘桔湯○治痘後餘毒不清咽喉塞痛、

芽桔梗君　大甘草君　牛蒡子臣

燈心爲引水煎服、

知母解毒湯○治痘後餘邪作熱、

淨知母　懷生地　煅石膏　地骨皮　酒黃芩

牛蒡子　綠升麻　天花粉　生甘草

淡竹葉爲引、水煎熱服、

黄芩調元湯○治痘後元氣怯弱、虚熱身倦、

官揀參　酒炒芩　大麥冬　當歸身　炙甘草

生薑大棗爲引、水煎服、

桂枝解肌湯○治痘後熱已盡除、忽因外感作熱、

椰楊桂　赤芍藥　片黄芩　官揀參　粉乾葛

北柴胡　炙甘草

生薑大棗竹葉爲引、水煎服、

補中益氣湯○治痘後久已無熱因傷食發熱、

官揀參　炙甘草　漂白朮　廣陳皮　小枳實

杭青皮　南木香　六神麴　老麥芽　炙黃耆

生薑大棗爲引水煎服、

丁香脾積丸○治痘後傷食腹痛氣急、

京三稜（去毛醋浸煨熟）　蓬莪朮（去皮如上製）　公丁香

南木香（已上各五錢）　杭青皮（去穰）　肥烏梅（連核燒存性）

豬牙皂（燒存性已上各三錢）　巴豆仁（四十九粒煨搥去油極淨）

共爲細末醋煮麪糊爲丸如菉豆大每三丸或五

丸七丸，量兒大小，白湯送下。

雄黃解毒丸○治痘後傷食，腹滿而痛，煩悶不寧。

明雄黃另研一錢　川鬱金三錢　巴豆霜一錢

共爲末，米糊丸菉豆大，小茴香煎湯下三五丸。

保和丸○治痘後一向能食，今不思食，聞食氣即嘔。

官揀參焙切　漂白朮各二錢　白雲苓五錢　炙甘草

山楂肉　老麥芽　六神麯各一錢

共爲細末，米糊丸極小，每服一二錢，米飲下。

補中益氣湯○治痘後脾虛寒熱似瘧，非真瘧也。

官揀參　漂白朮　北柴胡　綠升麻　廣陳皮

上薄桂　當歸身　南木香　炙甘草　虛甚者

加製附子

生薑大棗爲引、水煎服、

調元生脈散○治痘後手足冷脈沉細、虛極之徵、

官揀參　炙黃耆　炒白朮　全當歸　大麥冬

北五味　青化桂　虛冷甚者、加製附片、

生薑大棗爲引、水煎服、

導赤解毒湯○治痘後神昏妄語、餘熱未除也、

淮木通　懷生地　大麥冬　白茯神　黑梔仁
上揀參　石菖蒲　炙甘草
燈心爲引，水煎服，
安神丸○治證同前，
真吐黃五分　正雅連炒三錢　當歸身　黑梔仁各二
錢五
分
共爲細末，以猪心血和勻爲丸，如菉豆大，硃砂爲
衣，每五七丸燈心湯下，
清神散火湯○治痘後毒邪未盡，忽然作搐，

淮木通　潤玄參　大麥冬、　正川連　大當歸

官揀參　白茯神　炙甘草

水煎去渣、以辰砂末調服、大便秘者、微加酒大黃、

自利者倍人參、

當歸桂枝湯○治痘後血少、手足拘攣不能轉運、

官揀參　當歸身　正川芎　白芍藥　炙黃耆

漂蒼朮　川黃檗　炙甘草　氣虛肢冷加附片

感冒風寒、以致筋骨痛、加羌活防風、血氣大虛者、

加鹿茸虎脛淮牛膝、

蘆薺爲引、水煎、微加好酒一杯對服、

寧肺湯○治痘後邪火未退、侵擾肺臟、致令咳嗽、

淨知母　牛蒡子　北沙參　懷生地　地骨皮

大麥冬　煅石膏　生阿膠　信前胡　杭白芍

炙甘草

新桑葉七片、枇杷葉一片、引、水煎、入竹瀝對服、

加味五皮湯○治痘後面目浮四肢腫、

川羌活　五加皮　漂蒼术　桑白皮　上薄桂

北防風　淮木通　漢防巳　結猪苓　炙甘草

生薑皮

燈心爲引、水煎、熱服、

厚樸湯○治痘後腹脹如鼓、眼胞腫、由水濕飲食所致、

漂蒼朮　川厚樸　廣陳皮　結猪苓　大腹皮

茯苓皮　因於食者加　六神麯　山楂肉

京三稜　蓬莪茂　小枳實

生薑大棗爲引、水煎、熱服、

萊菔子丸○治痘後虛脹、面唇白、四肢冷者

萊菔子炒五錢另研　洋胡椒厚樸煎湯浸過晒乾用二錢

漂白朮二錢土炒

共爲末蜜丸每一錢陳皮湯下

加減導赤散○治瘟後餘熱欝積膀胱小便赤澁

淮木通　車前子　瞿麥穗　白滑石　赤茯苓

黑梔仁　淡竹葉

燈心爲引水煎熱服

潤腸丸○治瘟後大便秘結血枯氣弱也

當歸尾　懷生地　火麻仁　光桃仁

萊菔子爲引、水煎熱服、

建中湯○治痘後陽虛自汗、醒眼而出者、

栁楊桂　白芍藥　當歸身　炙黃耆　炙甘草

生薑大棗爲引、水煎熱服、

當歸六黃湯○治痘後陰虛盜汗睡着而出者、

當歸身　懷生地　懷熟地　炙黃耆　片黃芩

酒黃連　酒黃蘗

小麥一撮爲引、水煎熱服、

凉血地黃湯○治痘後毒火流行傷陰動血、

眞雅連　當歸尾　懷生地　黑元參　炒梔仁

生甘草

鼻血加　絲茅根　新桑葉

吐血加　煅石膏　淨知母　乳童便　香附米

尿血加　淮木通　白滑石

便血加　北秦艽　槐角子　荆芥穗

不止加　蒲黃茸　生藕節　生栢葉

蓮蓬殼燒灰爲引、水煎服、

黃連止蚘湯〇治痘後吐蚘、此即仲景烏梅丸之變

制、

官揀參　漂白朮　川附片　川黃連　川黃蘗

肥烏梅　真黎椒

淨水濃煎入參湯對服、

洗心散○治痘後走馬牙疳并赤口瘡白口瘡、

川黃連　當歸尾　懷生地　錦莊黃　淮木通

南薄荷　淨連翹　牛蒡子　生甘草

燈心十根爲引水煎熱服、

蠶蛻散○治痘後走馬牙疳以此吹之、

蠶蛻紙燒灰一錢　枯白礬二錢　人中白取久年者火煅二錢

五倍子二錢

共爲末洗淨敗血以此藥掺之

陰陽散○治瘡後赤口瘡

正川連二錢　黑炮薑錢

共炒研細末用茶洗淨敗血以此藥敷之

硃礬散○治瘡後白口瘡

鏡辰砂二錢　枯白礬一錢

共研爲末茶洗口瘡以此敷之

參苓白术散○治痘後飲食不爲肌膚、

官揀參二參　漂白术三錢　白雲苓二錢　真廣皮二錢

懷山藥錢五　南木香一錢　六神麴一錢　桄青皮一錢

共爲末、米飲調服一錢、陰日服此、

當歸益榮丸○治證同前、

當歸身　正川芎巳上俱二錢　正川連薑汁炒一錢五分

真蘆薈二錢二分烝鎔　使君肉一錢二分

共爲末、蜜丸米飲下、陽日服此、

○婦女痘疹證治歌凡十二首共十一方

女人痘疹最難醫、陰質從來血易虧、
待得疹瘡將發日、只愁天癸有常期、

正理論云嬰兒女子益以滋甚以女人陰質血常不足痘疹始終以氣血爲主一或不足則變生爲故女子十四歲已後有出痘疹者常恐天癸之行血走氣虛每成伏陷

發熱經行非正期、火邪迫血血奔馳、
急須涼血停爲美、莫待中虛悔却遲、

痘疹發熱經水妄行却非天癸之期此毒火內蘊擾

亂血海廹經妄行月事不以時下宜玄參地黄湯
或四物合黄連解毒湯以凉血爲主必欲其止如
久不止中氣虚弱致生陷伏者有之
發熱時逢經水行　毒邪已解汚方清
過期不止須當慮　補氣温經熱自平
發熱之時經水適逢其期此積汚得去毒亦輕解不
須治之若過四五日尚不止以熱邪乘血室之虚
廹血妄行宜先服小柴胡加生地黄湯以清血室
之熱後用十全大補湯以補氣血之虚令其出勻

易壯易蹙、

適逢發熱經斯斷、　血室空虛怕煩蒸、

若然譫妄神不清、　熱入子宮醫莫緩、

發熱時經水適斷、宜早服柴胡四物湯、以防血室空虛毒邪乘虛而入、致生他疾若已憎寒壯熱神識不清妄誕見聞言語錯亂此爲熱入血室宜四物湯合導赤散、與安神丸相間服之、

女子居經日已睽、　豈堪痘疹證來加、

却愁血海停汚垢、　猶慮胞門隱毒邪、

女子經閉，謂之居經，滿而不瀉，病在心脾。經曰：二陽之病發心脾，女子不月。痘疹之毒發於心，又以脾爲主。心脾先病，血室不行，衝任之間已多積垢，一旦痘疹之火鬱於命門胞戶之中，當出不出，毒邪留伏，致生乖戾者有之。故發熱之初，即當滌除停垢，以桃仁承氣湯主之；後以四物湯合匀氣散調理之。

崩漏多時血已枯，瀉而不滿有餘無，豈堪當此天行病，濟弱扶傾在吸呼。

女子一向崩漏未止、氣血已虛、若當天行痘疹、必不能任其毒、惟宜大補氣血爲主、十全大補湯、痘出灰白平陷、難發難靨者、更加附一二錢、

起發成漿忽動經、氣隨血散豈能停、
食多胃足無他慮、不食須防陷伏形、

痘既出現已後、最宜表裏俱實、飲食能多、若當起發胞漿之時、天癸忽動、人但知恐被穢氣觸犯正氣、不知自身之血、不足爲厭、但血出而氣亦虛、毒邪乘虛陷入於裏、惟元氣素壯能食者、必無是變、如

氣虛食少之人未有不成陷伏者宜十全大補湯主之虛甚者加熟附鹿茸

經行暴啞毒邪侵　血出津枯乍失音
養血通心言語出　一朝聲價值千金

女子出痘經水忽行暴啞不能言蓋心主血舌乃心之苗血去則心虛心虛則少陰之脉不能上榮於舌故卒失音不語先以當歸養心湯養其心血利其心竅自然能言以十全大補調之

起發經行證已乖　內虛伏陷早安排

藥靈中病終須吉、　證逆違師事不諧、

月事大行、其瘡不起發、不光壯、不飽滿、不紅活、頂平陷、灰白色、或青乾黑陷、此裏虛之候、瘡復陷入也宜十全大補湯、與奪命散相間服之、其瘡肸壯紅綻、或瘡空中再出一番、大吉之兆、若加腹脹喘滿、譫妄悶亂、寒顫咬牙、手足厥冷、必死也、

妊娠出痘有真傳、　惟有安胎法最先、

不可令胎輕觸動、　胎元觸動命歸泉、

孕婦出痘、始終以安胎為主、不可觸動其胎、其初發

熱以參蘇飲發之、痘出現後多服安胎飲爲佳、起
發收靨遲、十全大補湯去肉桂、

痘正豐時產正臨、　幾人得法有規箴、
滌除惡露休輕易、　補益元神功效深、

孕婦出痘、正當盛時、忽臨正產、只以大補氣血爲主
十全大補湯、若腹中微痛、此惡露未盡也、宜滌去
之生化湯、

產後如逢出痘瘡、　此時胎去免憂惶、
只憑補益收功效、　莫犯寒涼生氣傷、

婦人產後出痘只以大補氣血爲主十全大補湯其白芍用好酒炒獲不可妄用寒凉以傷生發之氣也、

○入方

玄參地黃湯

治婦女痘疹作熱經水不依期而至此妄動也、

懷生地　潤玄參　粉丹皮　綠升麻　黑梔仁

炒蒲黃　生甘草

燈心十莖水煎熱服、

四物合黄連解毒湯○治證同前火盛毒重者用此

當歸身　懷生地　杭白芍　正川芎　正雅連

川黄蘗　條黄芩　黒梔仁

淨水濃煎熱服

小柴胡加生地黄湯

治婦女痘初作熱正值經期若四五日不止宜清

血熱

官揀參　醋柴胡　小條芩　法半夏　懷生地

炙甘草

生薑一片、大棗一枚、水煎熱服、

十全大補湯

治婦女痘疹發熱經行之後當補之以免陷伏、

官揀參　漂白朮　白雲苓　當歸身　正川芎

杭白芍　懷熟地　炙黃耆　青化桂　炙甘草

生薑一片、大棗一枚、水煎溫服、

柴胡四物湯

治婦女經血方淨適逢痘疹作熱宜升提、

官揀參　軟柴胡　小條芩　當歸身　正川芎

懷生地　杭白芍　地骨皮　杭麥冬　光知母
淡竹葉
生薑一片引，水煎熱服。
四物合導赤散
治婦女經後出痘，熱入血室，神識不清，譫妄。
全當歸　正川芎　杭白芍　懷生地　川木通
懷熟地　炙甘草
燈心十根，水煎熱服。
安神丸○治證同前，與前方間服。

真川連　全當歸　杭麥冬　白雲苓　炙甘草

已上各五錢　鏡辰砂一錢　梅花片二分半

共爲細末，以臘豬心血搗和，少加煉蜜，杵千餘下

爲丸，芡實大，每一丸，燈心湯下

桃仁承氣湯

治婦女經閉日久，正值瘟臨，宜疎去垢穢，免留伏

大桃仁二十個，去皮尖，研泥　川莊黃二錢，酒潤　鮮紅花一錢

生甘草五分　桂枝尾五分

先煎大黃桂枝紅花甘草湯，成去滓，入桃仁泥化

開空心服、

四物合匀氣散○治疏通經水之後以此調其氣血

當歸身　川芎藭　京赤芍　懷生地　南木香

京楦肉　炙甘草

水煎不拘時服、

十全大補湯○方見前

當歸養心湯○治婦女痘疹經行之後忽然暴啞、

官揀參　大揀冬　綠升麻　全當歸　懷生地

炙甘草

燈心十二根爲引、水煎熱服、

奪命丹○治痘方起發、正值經期、其血大下、以致陷伏、以此與十全大補間服之、

淨麻黃蜜酒炒黑　綠升麻各三錢　山豆根　鮮紅花

牛蒡子　淨連翹各二錢五分　淨蟬蛻　紫草茸

人中黃各三錢

共爲細末、酒蜜和丸芡實大、每二丸、薄荷葉煎湯化服、

參蘇飲○治孕婦出痘、發熱之初、以此疏通腠理、

官揀參　紫蘓葉　芽桔梗　粉乾葛　信前胡
廣陳皮　白雲苓　陳枳殼　南木香　炙甘草
生薑一片紅棗一枚水煎服

安胎飲○治孕婦痘已出現以此固其胎氣
揀人參　漂白术　實條芩　懷熟地　正川芎
全當歸　杭白芍　西砂仁　老蘓葉　廣陳皮
炙甘草
生薑三片紅棗三枚水煎溫服

生化湯

治孕婦出痘遇逢正產產後腹痛惡露未盡、

當歸身五錢　正川芎二錢　光桃仁二十　黑炮薑一錢

炙甘草一錢

淨水濃煎服、

痘疹卷終

麻疹骨髓賦

麻雖胎毒、多帶時行、氣候寒溫非令、男女傳染而成其發也、與痘相似、其變也、比痘匪輕、愚夫愚婦、每視爲泛常、若死若生、總歸於天命、不知毒起於胃、熱流於心、始終之變、腎則無證、臟腑之傷、肺則尤甚、閉戶問途、何若出門尋徑、揚湯止沸、不如去火抽薪、

初時發熱、儼似傷寒、目出淚而不止、鼻流涕而不乾咳嗽太急、煩躁難安、以火照之、隱隱皮膚之下、以

手抹之亭亭肌肉之間其形若疥其色若丹隨出隨沒乍隱乍現根窠若腫兮麻而兼癮皮膚若赤兮麻以夾斑似錦而明兮十有九吉加煤而黑兮百無一痊

麻毒最重治法不同微汗常出熱勢越而不留清便自調毒氣行而無壅腠理拂鬱兮即當發散腸胃秘結兮急與疏通苟視大而若細恐變吉而爲凶故衄血不必憂邪從衄解利血不必止毒以利鬆所喜者身中清涼可畏者咽中腫痛飲水不休法

在生津養血飲食若藏、方須清胃和中、

又如出之太遲、發表爲貴、出之過甚、解毒堪宜、毋伐天和、常視歲氣、寒威凛凛、毒勢鬱而不行、火熱炎炎、邪氣乘而作癘、或施溫補、勿助其邪、若用寒凉、休犯其胃、制其過但取其平、誅其暴必欲其正、遠寒、遠熱、陰陽之勝負不齊、責實責虛、人稟之強弱或異、

麻疹既出、將息尤難、坐臥欲暖、飲食宜淡、風寒、若襲兮、爲腫爲熱、鹹酸一不禁兮、爲欬爲喘、異氣縱感、變

證宜參便多膿血兮，倉廩血熱致多涎沫兮，華蓋
易寒，口爛脣裂心火未退，皮焦髮槁榮衛將枯，苟
不詳於臨證，何以見其折肱

麻痘西江月　凡二十首

麻痘俗呼麻子，蓋因火毒熏蒸，硃砂紅點遍身形，發
自胃經一定，切忌黑斑死證，最宜赤似朱櫻，人都
治法喜涼清，不許辛甘犯禁

麻疹因何欬嗽，蓋由肺胃相連，肺金被火苦熬煎，以
致欬嗽氣喘，治法清金降火，不宜悞用辛甜，烝籠

包予譬如然，只要氣鬆火遍，
麻疹如何辨認，分明狀似傷寒，此多欬嗽有紅斑，噴嚔眼中水現，或見腹疼陣陣，或時吐瀉相兼，疹麻吐瀉不須嫌，正要毒除熱減，
麻與痘瘡異治，二家不可同方，痘宜溫解疹宜凉，又要現形為上，若受風寒不出，其間凶吉難量，急宜發散保安康，最怕神昏腹脹，
大凡麻痘未出，詳看天令如何，假如日暖又風和，敗毒荊防堪可，若是時行疫癘，芩連消毒宜多，用心

調理救沉疴、坐井觀天莫學
且論荆防敗毒真爲發散仙方、荆防生地要相當、酒
炒芩連二樣、桔梗人參甘草、連翹牛蒡無雙、玄參
酒檗炒真良、竹葉升麻停當、
又有芩連消毒散火解毒、尤推芩連梔子及升麻、桔
梗石膏多把、甘草人參知母、連翹牛蒡紅花、引尋
竹葉要多加、此個方兒無價、
發散仍前不出、令人真個憂疑、麻黄酒蜜炒如煤、梔
檗芩連一例、更着大黄酒炒、連翹蒡子相宜、石膏

蟬蛻最爲奇，不效命難再立、

如見出時紫黑，此般自古多凶、急求人屎路朝東，火煅成灰取用、研碎酒調吞下、須臾黑變爲紅，若還依舊黑朦朧、縱有神丹何用、

麻已現形發熱，化斑湯用爲先，石膏甘草及人參，桔梗連翹靈驗，若是毒多熱甚，芩連消毒眞傳，大腸秘結大黃添，務用微通數遍、

麻疹類多咽痛，火邪熏爍無他，連翹甘桔要多加，牛蒡射干同下、外用十宣妙散，吹喉休要吁嗟，假如

藥後有爭差消毒芩連妙也、

麻疹再兼瀉痢須先用藥調醫、瀉時減桂五苓宜加
上甘草滑石、如是痢兼赤白、香連丸子相隨大端
痢止便爲奇、不效令人疑忌、

麻欬聲聲氣促只消降火清金赤茯梔子併黃芩、桔
梗石膏靈應知母人參地骨瓜蔞杏子玄參麥冬、
牛蒡妙如神、竹葉將來作引、

麻後切防四證因循多致悞人遍身久熱欠清寧欬
嗽連聲牽引、牙齒疳生走馬痢下赤白難禁各求

方法貴精純，始是醫中絕品、

爲甚身中壯熱、只因餘毒連綿、金花丸子用芩連龍膽梔仁堪羡、犢金雄黄解毒燈心地骨湯煎、若還脚弱熱長延、集聖丹苓任選、

致嗽頻頻不止、或因不忌酸鹹、又加火毒肺家延、尤恐胸高氣喘、體實兼行葶藶、補虚清肺爲先、如斯調理保安痊、莫向風波受險、

葶藶丸除肺熱、杏仁防己爲奇、牽牛葶藶棗相隨、萊菔共研成劑、清肺神丹降氣、鹽湯煮焙陳皮芩連

甘草杏仁泥蕪子同丸甚美、
口齒生瘡臭爛、此名走馬兒疳、金花丸子好求安、外
用除疳妙散、先取尿缸白垢、火燒白色如鹽更將
五棓銅綠添、砒棗燒灰靈顯
赤痢下時鮮血、黃連栢葉槐花枳殼荆芥穗同加、痢
止血除方罷、白痢吳萸滑石、樗根枳殼升麻烏梅
取肉作丸住、赤白香連可下、
四疾更防死證、臨門休要殊差、兒多體熱瘦如柴、欬
嗽面青聲啞、走馬唇穿齒落、痢多禁口吁嗟、此般

即是死冤家，任是神仙也怕。

○麻疹證治歌　凡二十五首　共二十九方

麻爲胎毒發於心，　胃腑相連熱毒侵。

欬嗽鼻中清涕出，　且觀雙目淚淋淋。

疿麻皆胎毒所爲毒者，火也。疿爲少陽相火，陽道常饒，故疿大而擬腫；麻乃少陰君火，陰道常乏，故麻小而碎密。心火旺則肺受之，故治麻當以肺爲主。凡欬嗽者，火炎於肺也；鼻流清涕者，以火鑠金而液自流也；目中淚出，乃肺熱移於肝也。凡手掐眉

目鼻面者、肺熱證也、

凡遇冬温最不祥、　民多疫癘發瘡瘍

若逢斑疹相傳候、　可用湯丸預解良、

春温夏熱秋燥冬寒、此四時之主氣也、冬應寒而反温、陽先暴泄、火令早行、人感其氣、至於來春必生瘡疹、未出痘麻者、必感而發、雖曰胎毒、未有不由天行癘氣、故一時傳染、大小相似、但見麻疹之出宜服代天宣化丸方見前痘疹總畧以預解之、可使毒微不爲已甚也、

痳出須明歲氣先、忽輕汗下致顛連、
察人虛實施方法、暗損天和壽不堅、

痳初發熱與傷寒相似、但痳疹則面頰赤、欬嗽噴嚏鼻清涕流目中淚出、呵欠喜睡、或吐瀉、或手掐眉目鼻面、宜升痳葛根湯、方見前痘疹發熱條不可作傷寒妄用汗下也、汗之則增其熱、爲衄血、爲欬血、爲口瘡咽痛、爲目赤痛、爲煩燥、爲大小便不通下之則虛其裏、爲滑泄、爲滯下、經曰必先歲氣毋伐天和、此之謂也、

麻喜清凉痘喜温、须知麻痘不同门、

麻苗痘實無人解、寒熱宜分未可渾、

麻喜清凉、痘喜温煖、此法人皆知之、然麻疹初發、亦宜和煖、則易出、所以發苗之初、只要發出得盡、則毒便解矣、若痘必苗而秀、秀而實、毒斯解也、然成實之時、若太温熱、則反潰爛不收、是痘後亦宜清凉、故治痘麻、無過熱、無過寒、温凉得宜、陰陽自和、是爲得之、

麻毒從來不可留、出完毒解便無憂、

腹中脹痛邪猶伏、　喘促昏迷命必休、

麻疹只怕不能得出、若出盡毒便解矣、凡麻疹發熱之時、當審時令寒暄以藥發之、如時令大寒以桂枝葛根湯發之、大熱以升麻葛根湯合人參白虎湯發之、不寒不熱以荆防敗毒散發之、如兼疫癘時行以人參敗毒散發之、外以胡荽酒用苧麻蘸酒遍身戛之、務令亟出、若發而不出、反加腹中脹痛、氣上喘促、昏悶譫妄者死證也、

過期不出勢淹延、　毒伏身中未得宜、

急用透肌休怠玩、　豈堪臟腑受熬煎、

發熱六七日已後、明是麻證、却不見出、此皮膚堅厚、腠理閉塞、又或爲風寒襲之、曾有吐瀉、乃伏也、急用發表之劑、麻黃湯去杏仁、加蟬蛻升麻、外以胡荽酒散麻刮之、如一向未更衣者、毒甚於裏、伏而不出、涼膈散加牛蒡子、發而解之、再不出者、死證也、（更衣謂大便也）

肺爲華蓋臟稱嬌、　毒火炎蒸津液消、

喘嗽連聲痰唾少、　急須清潤救枯焦、

痳疹初發熱時未見出現欬嗽百十聲不已上氣喘急面浮目胞腫時臥時起此火毒內蒸肺葉焦舉宜甘桔湯加石膏知母牛蒡主之

火熱熏蒸汗不停　毒邪併迫血遺經
汗多衛表邪從解　血去榮中毒少寧

痳疹發熱自汗或鼻血出不須止之亦發散之義故汗者毒從汗散衄者毒從衄解但不可太過如汗太多人參白虎湯合黃連解毒湯清之衄太甚玄參地黃湯涼之

發熱乍然生吐瀉、由他頻出不須怕、
腸胃停汚自此清、胞胎之毒全消化、

麻疹發熱吐瀉純是熱證不可作寒論乃火邪內迫毒在上焦則吐毒在下焦則瀉毒在中焦則吐瀉並作單瀉黃芩湯吐而兼瀉黃芩加半夏湯自利裏急後重黃連解毒湯合天水散、

毒火熏蒸氣上騰、咽喉自此痛煩增、
從來麻痘多斯證、解毒清咽效自能、

麻痘咽痛、本爲常候、乃火毒熏蒸而痛也、勿與喉痹

同論妄用鍼刺、蓋喉痺之證、內作癰腫、故宜以鍼
決去惡血、麻疹只是咽乾作痛、宜甘桔湯或鼠粘
子湯、細細嚥之自愈、

麻毒加焚飲水饒、　炎邪未許一盃澆、
咽喉急燥心家熱、　津液須枯胃腑焦、

麻疹渴喜飲水、純是火邪、肺焦胃乾、心火內亢故也、
初發熱作渴、升麻葛根湯、方見前加天花粉麥門
冬、渴甚人參白虎湯合黃連解毒湯、方見前

一齊湧出莫驚惶、　頃刻渾身朱錦莊、

似痘出時還又沒、　如瘢紅處却成瘡、

痘疹貴三四次出、謂出勻、痳疹貴一齊湧出、謂出盡

痳疹只要得出便輕減、以火照之、遍身如塗朱之

狀、此將出之兆、出形細密、與痘疹密者相似、但痳

疹粒粒成瘡、非若瘢之皮紅成片如蚊咬之迹也

痘瘡赤豔癢來攻、　痳見紅鮮毒得鬆、

白色血虛猶可療、　黑斑惡證莫相逢、

痘痳之色不可同論、大抵痘怕太紅、皮嫩易破、必生

癰癢、痳喜通紅、痳發於心、紅者火之正色、若痳色

淡白心血不足、宜養血化斑湯主之、色太紅艷或微紫或出太甚、並宜大青湯、黑者死證也、

麻之出沒合陰陽、 出以溫和沒以涼、
速出不收陽氣盛、 遲遲間出是陰強、

麻疹出沒、常以六時爲準、假如子後出、午時即收、午後出、子時即收、乃陽生陰成、陰生陽成、造化自然之數、凡此旋出旋收者輕、若一出連綿三四日不收、乃陽毒太甚、大青湯解之、方見前 逡巡不出、乃風寒外束、皮膚閉密、宜荊防敗毒散、方見前

痲出渾身似火燒、毒邪壅甚急難消、
解肌只許皮膚暖、救裏還期便溺調、
痲疹欲出、則遍身發熱、或煩躁、或頭眩、或身拘急、及
既出則身即清凉、諸病悉解、此一層痲疹隨收矣、
如痲既出、熱甚不減、此毒壅遏、宜大青湯方見前
以解其表、小便濇、大連翹湯以解其裏、大便秘凉
膈散加牛蒡方見前
痲疹出盡得安和、毒未清時奈若何、
拂拂熱煩邪尚熾、頻頻嘔瀉毒猶多、

凡麻疹只要出得盡、則毒邪解散、正氣和平、如拂拂發熱煩悶不寧、如蛇在灰、如蚓在塵之狀、或嘔吐或泄瀉、此毒邪壅遏、尚未出盡、煩熱、黃連解毒湯嘔瀉、黃連橘皮湯、二者並外用胡荽酒、以苧麻蘸酒戛之、方法見前 待麻出盡、則煩熱自除、嘔瀉自止矣、

麻毒流殃爲伏邪、　幾經惡候致嗟呀、
雖然疫癘由天降、　也是因循人事差、

麻疹欲出未出之時、即當早爲發散、以解其毒、庶無

餘灾若不預解，使之盡出，以致毒蓄於中，麻後必爲壯熱，日久枯瘁，或成搐搦，或爲瀉痢，或欬血喘促，或作瘡癧而死，此雖一時疫癘之染，未有不由人事之未盡。

麻後留連熱不除，　蒸蒸烙手髮毛疏，
肉消骨立成瘡瘦，　幸有良工藥可茹。

麻疹收後，身有微熱，此虛熱也，不須施治，待氣血和暢，自然清涼。若熱太甚，或日久不減，以柴胡麥冬散清之。如髮枯毛豎，肉消骨立，漸漸羸瘦，柴胡四

物湯主之、

發熱無休神漸昏、　忽然瘛瘲乍驚魂、

莫將瘧病同調治、　退熱凉心命可存、

麻後熱不除、忽作搐搦、不可稱爲驚風而用風藥、宜導赤散加人參麥冬、煎湯送安神丸、方見女人痘疹條

小便清者可治、短少者不可治、

麻毒流殃走馬疳、　牙齦潰爛藥空含、

穿喉漏頰聲音啞、　早賦歸歟疾似驂、

凡麻後牙齦黑爛、肉腐血出、息臭冲人、曰走馬疳、馬

鳴散主之，若面頰浮腫，環口青黑，頰漏齒脫，唇崩鼻壞者，死證也。宜從四卷齒牙門參攷。

麻後洩瀉名麻痢，晝夜無停真可畏，勿輕劫澁圖霸功，禁口毒深凶莫避。

麻後洩痢日久不已，曰休息痢，不可妄用澁劑以圖霸功，宜黃芩湯合六一散煎送香連丸。若嘔吐不能食，謂之禁口，更加腸滑不止，或下鮮血，或如烟塵水者，死證也。

炎炎胃火金遭迫，欬嗽自聲痰阻隔，

胸高肩息目虚浮、擺手搖頭泉下客、

麻疹收後微欬此肺氣未平不須調治若欬嗽甚喘氣上逆發則連綿不已此肺中伏火宜人參清膈散主之身熱門冬清肺湯主之若欬久不止面浮目胞腫胸高而喘息則聳肩血自口鼻中出面色或青或赤鼻燥昏悶搖頭擺手者死證也、

麻收禁忌切須防、鹽醋鷄魚慎勿嘗、

欲莫從心終是禍、物多爽口定爲殃、

麻後通禁鷄魚炙煿鹽醋之類須過七七之後方可

食之惟宜食淡不可縱口以遺後患也、

麻收無恙將平復、飲食如常未縱欲、
心胸絞痛忽傾亡、痧痛侵淩名中毒、

曾見痘麻收後動止出入飲食如常忽然心胸絞痛
而死者還是元氣怯弱痧痛之毒乘之正不能勝
邪伏於中外若無病內已虧損故一中而死謂之
中惡、

嬰稚初離胎殼中、遍身斑駁似硃紅、
胎中熱毒於今現、莫作時行麻疹攻、

凡小兒初生未滿月者遍身紅點俗呼奶麻子是也此胎中受熱故生下即發現於皮膚不可作時行麻毒論治妄用湯劑葢臟腑嬌嫩不能勝湯丸也宜遡源解毒湯與乳母食之

○入方

桂枝葛根湯○治嚴寒時令麻毒難出以此發之

柳楊桂　粉乾葛　赤芍藥　緑升麻　北防風

炙甘草

生薑三片淡豆豉一錢爲引水煎服

升麻葛根合人參白虎湯

治炎天暑月毒爲熱隔以此凉解之

綠升麻　粉乾葛　白芍藥　炙甘草　淨知母

熟石膏　上揀參

糯米一撮水煎服

荆防敗毒散○治天時不寒不熱以此平解之

上揀參　北柴胡　正川芎　芽桔梗　荆芥穗

白雲苓　陳枳殼　信前胡　川羗活　川獨活

北防風　炙甘草

薄荷五片爲引、水煎熱服、

人參敗毒散

時逢疫癘流行、適値麻疹以此凉解之、

官揀參　川羌活　川獨活　信前胡　北柴胡

川芎藭　白雲苓　陳枳殼　芽桔梗　炙甘草

生薑三片、水煎服、

胡荽酒　俗名芫荽○治麻疹不出、以此發之、

胡荽四兩切碎、先以好酒二盃壺內煎滚、方入胡荽在內盖定勿煎、勿令洩氣、以苧麻蘸酒遍身戛

之使麻易出，眞神法也、

麻黄湯○治麻疹六七日，應出不出，或風寒閉寒、

淨麻黄　煅石膏　淨蟬蛻　綠升麻　炙甘草

葱白三寸爲引，水煎服、

凉膈散○治麻毒深重，裏氣不通，而應出不出、

錦莊黄　白芒硝　淨連翹　黒梔仁　南薄荷

淡竹葉　甘草稍

水煎去渣，加生蜜三匙和服、

甘桔湯○治麻疹胃火炎肺金欬嗽而浮，應出不出、

生甘草　苦桔梗　穀石膏　淨知母　牛蒡子

生薄荷葉五片爲引水煎服

人參白虎合黃連解毒湯

治麻疹自汗太過恐防衛弱以此止之

官揀參　淨知母　穀石膏　生甘草　正雅連

川黃蘗　片黃芩　黑梔仁

糯米一撮爲引水煎熱服

玄參地黃湯○治麻疹衄血太過恐防傷陰

潤玄參　懷生地　粉丹皮　黑梔仁　綠升麻

杭白芍　生蒲黄　生甘草
茅根七莖爲引、水煎熱服、卽綵茅根也
黄芩湯○治麻疹發熱自利、
枯黄芩　白芍藥　炙甘草
大紅棗一枚爲引、水煎熱服
黄芩加半夏湯○治麻疹發熱吐瀉、
卽前黄芩湯加半夏生薑、
黄連解毒合天水散
治麻疹自利、裏急後重、欲作痢也、

正雅連　川黄蘗　枯黄芩　黑梔仁　飛滑石

炙甘草

淨水濃煎，空心滚熱服。

甘桔湯〇治麻疹咽喉疼，痛飲食艱難。

生甘草君　芽桔梗臣　牛蒡子使

燈心十莖爲引，水煎服。

鼠粘子湯〇治證同前，稍重者用此。

鼠粘子炒　緑升麻　鮮射干　生甘草

燈心爲引，水煎熱服。

養血化斑湯○治麻疹色淡白、心血不足、
官揀參　當歸身　懷生地　鮮紅花　淨蟬蛻
生薑大棗引、水煎服、
八青湯○治麻疹色太紅或微紫或出太甚、
鮮大青　潤玄參　懷生地　蔟石膏　淨知母
川木通　地骨皮　荆芥穗　生甘草
淡竹葉十二片為引、水煎熱服、
大連翹湯○治麻疹既出、熱盛不減、小便短濇、
淨連翹　北防風　瞿麥穗　荆芥尾　淮木通

車前子　當歸尾　北柴胡　淨蟬蛻　赤芍藥
枯黄芩　白滑石　黑梔仁　紫草茸
燈心十莖水煎熱服、

黄連解毒湯○治麻疹出後仍發熱煩燥麻出未盡也、

川雅連　川黄蘗　黑梔仁　枯黄芩
淨水煎滚熱服、

柴胡橘皮湯
治麻疹熱邪未盡麻未出完而兼吐瀉、

官揀參　軟柴胡　廣陳皮　枯黄芩　法半夏

白雲苓

竹茹一團、生薑一片為引，水煎服。

柴胡麥冬散○治麻疹收後大熱不退，毒未出盡也。

官揀參　軟柴胡　北沙參　大揀冬　潤玄參

草龍膽　炙甘草

燈心一團為引，水煎熱服。

柴胡四物湯○治麻疹收後發熱不退，毛焦肉削。

官揀參　北柴胡　枯黄芩　當歸身　正川連

懷生地　杭白芍　地骨皮　杭麥冬　淨知母

淡竹葉

桑葉三片爲引，水煎服。

導赤散○治麻後熱不除而作搐。

懷生地　淮木通　麥門冬　生甘草

淡竹葉七片爲引，水煎送安神丸。方見女人痘疹

馬鳴散○治麻後牙齦潰爛，臭氣衝人。

馬鳴蛻 即蠶蛻也，火燒過存性，二錢五、　人中白 即尿桶垢括取，火煅如鹽，五錢

五棓子 二錢　白明礬 二錢，將礬打成塊，裝入五棓子內，火煅以礬枯爲度。

共爲極細末以米泔水洗日然後敷此、

黃芩湯合天水散

治麻後患痢日久不已仍宜清解、

枯黃芩　杭白芍　白滑石　粉甘草

大棗二枚爲引水煎熟去滓送後香連丸、

香連丸○治證同前、

真雅連一兩以吳茱萸五錢同炒去茱萸不用　南木香五錢銼細末

廣陳皮五錢　建蓮子去心皮二錢五分

共爲細末醋打神麴糊丸如菉豆大每服一錢、

人參清膈散○治麻後欬嗽日久連綿不已、
官揀參　北柴胡　當歸身　杭白芍　淨知母
鮮桑葉　漂白术　白雲苓　炙黄耆　地骨皮
枯黄芩　白滑石　煅石膏　生甘草
生薑一片爲引、水煎服、
門冬清肺湯○治麻後欬喘不已、身熱而煩、
天門冬　麥門冬　淨知母　鮮桑葉　懷生地
枯黄芩　地骨皮　信前胡　北沙參　炙甘艸
遡源解毒湯

治乳子出胎後遍身奶麻、

大當歸　懷生地　正川芎　杭白芍　北沙參

正川連　廣陳皮　上揀參　淮木通　淨連翹

生甘草

水煎乳母服之不可令兒服、

贛州　池田曉明頫節

男　恒成夫　校訂

幼幼集成卷之六終、

跋

嶺南羅浮修士陳公天生靈敏、學窮樞要、於河洛疇範、天人理數之際、確有心得、其綱羅百氏、淹貫羣言、則自宋五子書、及叅同契以下、皆能折衷而論定之、嘗因侍麈座、進質易義、剖晰詳明、發揮曉暢、覺先聖微旨、後人疑團不無了然心口之間、就教日久、乃悔向之僅兼公爲高曠玄妙者、殆淺之乎視公也、公於醫事、頗嘗究心、所經治全活無筭、近以幼科驚風法門傳習貽害、將以掃除而廓清之、著爲幼幼集成、凡六卷、計數十萬言、凡例十有二、論辨證治治案、及痘麻正變總賦雜歌、共百數十條、蓋自胎稟護持、迄於甫生稍長、諸凡病因治要、罔不備具於册、可謂無義不周、無隱不到矣、又其言明白顯易、雖山農野老、皆得習其讀而用之、將以消造化夭折之憾、全天地生物之心、是書之行、良非小補、而公之天根淨徹、學識周通、其所以取精而用弘

者、亦於此窺見一端云耳

乾隆十六年一陽月廬陵

後學劉勷謹識於幼幼集

成六卷之末

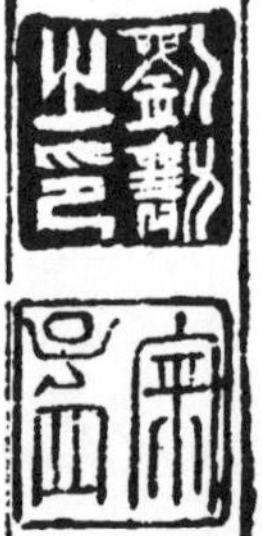